栄養科学イラストレイテッド

解剖生理学

人体の構造と機能

編/志村二三夫, 岡　純, 山田和彦

第3版

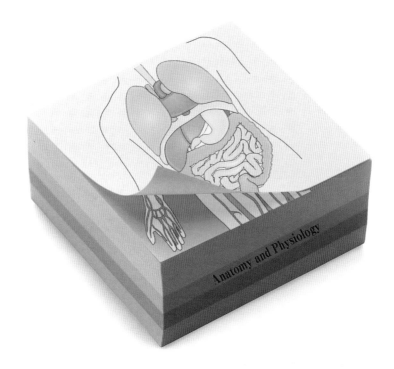

JN047398

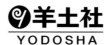
羊土社
YODOSHA

第3版の序

　この『解剖生理学　人体の構造と機能』は2010年に初版が刊行され，2014年の改訂第2版を経て，このたび，第3版を発行することになりました．しかし，基本的なコンセプトや編集方針は初版刊行以来変わりません．本書は管理栄養士養成のための教科書として，管理栄養士にとって大切な「人間栄養を理解するための解剖生理学」という考えに基づいて，人体の全体像を栄養と関連づけて理解するのに役立つよう，人体のしくみを，その構成単位である細胞レベルから組織・器官・器官系レベルまで，構造と機能との密接な関連のもとに，体系的に理解することをめざしています．栄養とかかわり深い主要疾患を中心に解説した「臨床への入門」の欄も設けられています．

　一方，管理栄養士国家試験出題基準（ガイドライン）は，4年ごとに改定するのが望ましいとされ，2019年3月に新たな基準が示されました．そこで，この第3版では，まず，新たな管理栄養士国家試験出題基準に沿って内容を見直すとともに，ブラッシュアップを図りました．また，用語の表記は管理栄養士国家試験に合わせたものに統一するようにしました．実際に本書を教科書として採用してくださっている管理栄養士養成校の教員の方々からいただいた貴重なご意見も参考にしております．さらに，高等学校の教科書で用いられる学生に馴染み深い用語も残すようにしております．管理栄養士国家試験では，医学・健康科学分野の研究の進歩や疾患診療の新しいガイドラインを取り入れた出題も見受けられるので，これらについてもできるだけ取り入れて，「臨床への入門」を充実するようにしました．第2版からは全体がカラー化されて，図などがとてもわかりやすくなっていますが，細部の見直しを図り，より正しく情報が読者に伝わるよう努めました．

　これまでの版と同様に，この第3版も「テキスト」と「演習版」の2冊セットによる効果的な学習をねらった栄養科学イラストレイテッドシリーズの1つであり，本書はそのテキスト版です．基本・重要事項が，豊富な図表とともにできる限り簡潔またやさしく解説されています．姉妹版の『解剖生理学ノート　第3版』と合わせての活用をおすすめします．

　なお，本書の内容・記述については，誤りなどがないよう努めて参りましたが，本書をよりよいものとできるよう，もしお気づきの点などがあればぜひご指摘・ご意見をお寄せくださいますようお願いいたします．

　最後に，今回の第3版の発行にあたり大変お世話になった羊土社編集部の田頭みなみ氏はじめご関係の皆様に心から感謝いたします．

2020年1月

志村二三夫

岡　　純

山田　和彦

栄養科学イラストレイテッド
解剖生理学
人体の構造と機能
第3版

はじめに 栄養を理解するための解剖生理学に向けて 志村二三夫 18

第1章 細胞と組織 齋藤淑子 32

第6章　腎・尿路系
鈴木裕一　126

第7章　生殖器系
山田和彦　139

第11章　神経系

岩堀修明　192

第 14 章　皮膚組織，体温調節

井階幸 ・ 234

Column

■ **正誤表・更新情報**

https://www.yodosha.co.jp/textbook/book/6407/index.html

本書発行後に変更，更新，追加された情報や，訂正箇所のある場合は，上記のページ中ほどの「正誤表・更新情報」を随時更新しお知らせします．

■ **お問い合わせ**

https://www.yodosha.co.jp/textbook/inquiry/other.html

本書に関するご意見・ご感想や，弊社の教科書に関するお問い合わせは上記のリンク先からお願いします．

■ 主要臓器の配置図

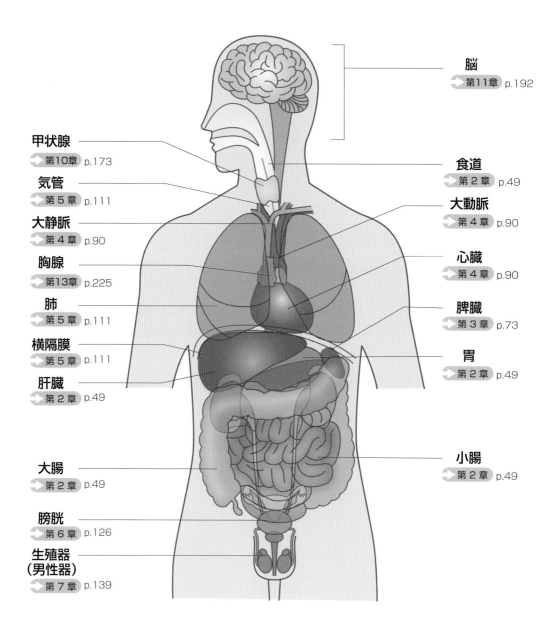

正　面

脳
第11章 p.192

甲状腺
第10章 p.173

気管
第5章 p.111

大静脈
第4章 p.90

胸腺
第13章 p.225

肺
第5章 p.111

横隔膜
第5章 p.111

肝臓
第2章 p.49

大腸
第2章 p.49

膀胱
第6章 p.126

生殖器
（男性器）
第7章 p.139

食道
第2章 p.49

大動脈
第4章 p.90

心臓
第4章 p.90

脾臓
第3章 p.73

胃
第2章 p.49

小腸
第2章 p.49

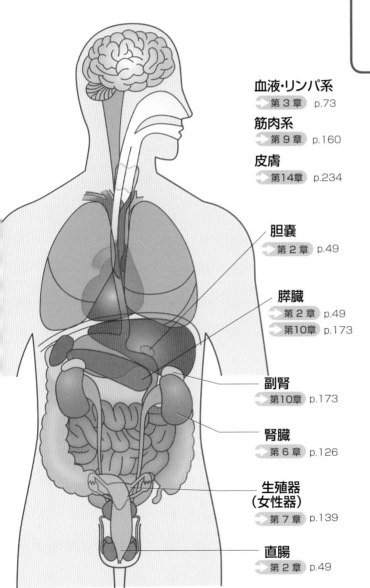

背　面

人体を構成する主要な臓器の
配置を大まかに示しました.
関連する章とページ数を示しま
したので, 詳細については本文
をご覧ください.

血液・リンパ系
第3章　p.73

筋肉系
第9章　p.160

皮膚
第14章　p.234

胆嚢
第2章　p.49

膵臓
第2章　p.49
第10章　p.173

副腎
第10章　p.173

腎臓
第6章　p.126

**生殖器
（女性器）**
第7章　p.139

直腸
第2章　p.49

骨格（正面）

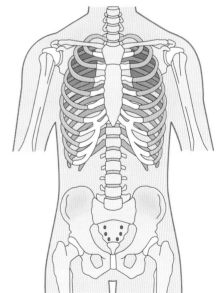

骨　　第8章　p.148

骨髄　第3章　p.73

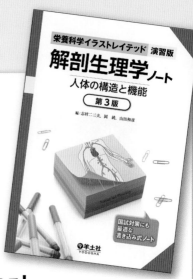

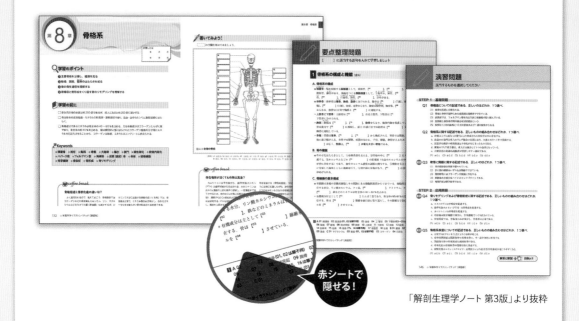

執筆者一覧

※所属は執筆時のもの

■ 編 者

志村二三夫 しむら ふみお　十文字学園女子大学 学長

岡　　純 おか じゅん　東京家政大学健康科学部リハビリテーション学科 特任教授

山田　和彦 やまだ かずひこ　女子栄養大学栄養学部実践栄養学科 教授

■ 執 筆 （掲載順）

志村二三夫 しむら ふみお　十文字学園女子大学 学長

齋藤　淑子 さいとう よしこ　宮城学院女子大学生活科学部食品栄養学科 教授

太田　一樹 おおた かずき　東京家政大学家政学部栄養学科 教授

岡　　純 おか じゅん　東京家政大学健康科学部リハビリテーション学科 特任教授

佐々木康人 ささき やすと　神戸学院大学栄養学部栄養学科 教授

竹嶋伸之輔 たけしま しんのすけ　十文字学園女子大学人間生活学部食物栄養学科 教授

鈴木　裕一 すずき ゆういち　仙台青葉学院短期大学 副学長

山田　和彦 やまだ かずひこ　女子栄養大学栄養学部実践栄養学科 教授

上原万里子 うえはら まりこ　東京農業大学応用生物科学部食品安全健康学科 教授

川中健太郎 かわなか けんたろう　福岡大学スポーツ科学部スポーツ栄養学・生化学 教授

曽根　博仁 そね ひろひと　新潟大学大学院医歯学総合研究科血液・内分泌・代謝内科 教授

岩堀　修明 いわほり のぶはる　長崎大学 名誉教授

堀尾　　強 ほりお つよし　関西国際大学人間科学部人間心理学科 教授

佐藤　和人 さとう かずと　日本女子大学家政学部食物学科 教授

井階　幸一 いかい こういち　市立長浜病院皮膚科 責任部長

　　　　　　　　　　　　　元 くらしき作陽大学食文化学部栄養学科 教授

栄養科学イラストレイテッド

解剖生理学

第3版

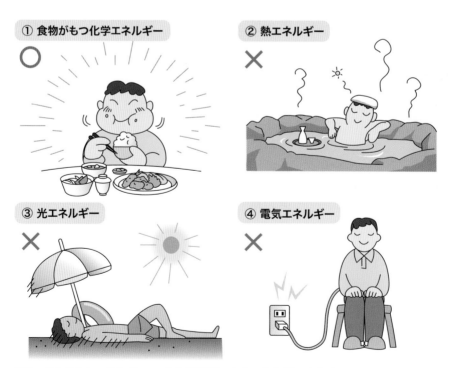

はじめに　栄養を理解するための解剖生理学に向けて

1　栄養は生存・活動の糧（かて），生命の源

A. 栄養と生命

　地球上に生命が誕生して以来，私たちの祖先は親が子を，子が孫を残す営みを40億年近くにわたり，代々くり返してきた．災害や事故・戦争，飢えや病気などにより，生物個体が子を残さずに命を失うことは決して稀ではない．しかし，今生きている私たちの祖先はどの個体も，生物の本質的な営みである子を残す仕事をやり遂げる前に命を失うことはなかった．これは確率的にきわめて稀な奇跡であり，私たちがこの世に生を享けていることは，文字通りとても有難い．

　ヒトという生物は，生存・活動のために，他の生物やその生産物を食べなくてはならない．食物は他の生物の生きている体（生体）からの賜物で，ヒトはそれを摂取，消化・吸収して，エネ

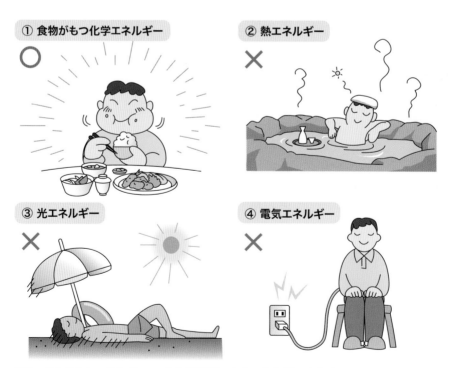

図1　さまざまなエネルギー　―ヒトが利用できるエネルギーは？

① 食物がもつ化学エネルギー
② 熱エネルギー
③ 光エネルギー
④ 電気エネルギー

ルギー源や自らの**生体構成成分**となる物質を獲得している．ヒトの食物となる他の生物も，子孫を残す営みを代々くり返してきたのであり，他の生物個体を食べることは，生命の連なりを途絶えさせることにもなる．

　人体（ヒトの体）は，子を残すことも含め，生存・活動するために，食物の摂取と消化・吸収，血液の循環，呼吸，筋肉運動，精神活動，成長，生殖，身体の構築と維持，老廃物や熱の排出，その他さまざまな**仕事**をしている．身の回りの機械は，特定の仕事のために人間が造ったものである．人体であっても，人造機械であっても，仕事をするには**エネルギー**（仕事の基盤となる根源の力）が必要である．

　エネルギーには，運動エネルギー，位置エネルギー，熱エネルギー，光エネルギー，電気エネルギーなど多様な形態がある．自動車のエンジン（内燃機関）は，燃料の燃焼で生じた高温熱エネルギーによる気体の膨張を利用してはたらく．しかし，ヒトが生存・活動の仕事に利用できるのは，食物中の物質がもつ化学エネルギーである（図1）．これが体内で**ATP**（アデノシン三リン酸）の化学エネルギーに変換され，生存・活動に利用される．

　世間でよく目にする"体脂肪を燃焼させる"といった表現は，実は方便であり，科学的に正しいとはいえない．一般的には，燃焼は酸素と可燃物質が激しく反応して光や高温の熱を生じる現象である．しかし，生体が生存・活動のためのエネルギー（ATP）を獲得する過程では，脂肪などの分子が燃焼のように酸素と反応したり，光や高温の熱を生じたりすることはない．生体内には脂肪の発火に必要な400℃近い熱源も存在しない．私たちは，体内・体外から熱エネルギーを得て生存・活動しているわけではない．炎（高温の熱源）に触れた鳥は，エネルギーをもらって火の鳥になることはなく，焼き鳥になるのが関の山である（図2）．

　一方，生存・活動に利用された食物由来の化学エネルギーは，その消費前後で体組成などの状態に変化を生じなければ，結局は等価の熱エネルギーに変換される（エネルギー保存の法則）．人体の比熱容量（1 kgあたりの温度を1℃上昇させるのに要する熱量）はおよそ0.83 kcal/kgなので，50 kgの人体が1日あたりのエネルギー消費量に近い2,000 kcalの熱量を貯留すると，50℃近くも温度が上昇する（2,000 ÷ 50 ÷ 0.83 ≒ 48）．しかし，生体では，産生された熱は皮膚などから排熱され，体内には貯留せず，こうした事態にはならない．動的秩序形成（後述）には，排

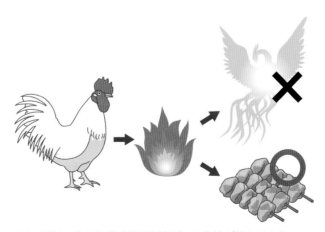

図2　燃焼で生じた炎（高温の熱源）に生体が触れると？

熱が必須要件である.

　食物由来の脂肪や糖質のエネルギーがATPの化学エネルギーに変換・利用される過程については，基礎栄養学や生化学などの科目で学習する.

　一方，食物を食べずに生存・活動できる生物がある．その代表の緑色植物は他の生物に依存せず，太陽の光エネルギーを利用して，水や二酸化炭素，無機窒素化合物（アンモニアや硝酸など）などの簡単な物質を材料に，複雑な糖質やアミノ酸などの有機化合物を合成し，それらを生存・活動に必須なエネルギー源やたんぱく質などの生体構成成分として利用している（図3）.

　このように，生物がエネルギー源や生体構成成分となる物質を獲得して利用し，生存・活動する営み・現象が**栄養**（nutrition）である．栄えの営みという意味合いのこの表現はまさに的を射ている．他の生物に依存しない緑色植物のような栄養形式を**独立栄養**，他の生物の体やその生産物の有機化合物を利用する栄養形式は**従属栄養**という（図3）．栄養は営み・現象であり，**栄養素**（nutrient）すなわち栄養のために外界から獲得する化学物質と混同してはならない.

　ヒトをはじめとする動物や菌類（キノコ・カビ・酵母など）のすべて，また細菌（バクテリアともいう）の多くは従属栄養生物である．**食物網**（食物連鎖）における**生産者**である緑色植物に対し，**消費者**または**分解者**にあたる．菌類や細菌は食べることはしないが，他の生物の体やその生産物の有機化合物を分解して菌体内に取り入れ，利用している．緑色植物は，光エネルギーを利用して二酸化炭素を体内に固定し，酸素を排出するという独立栄養を営むことで，自らはもとより，従属栄養生物の生存・活動を支え，また地球環境の保全に大きく貢献している.

　このように，形式は異なっても，すべての生物は栄養を営んでいる．**生命**は生物に共通の性質を抽象化した概念とみなせる．したがって，**栄養なくして生命なし**（No Life without Nutrition）といえる．栄養は生存・活動の糧（かて）・生命の源であり，**栄養する**ことは生きている証であ

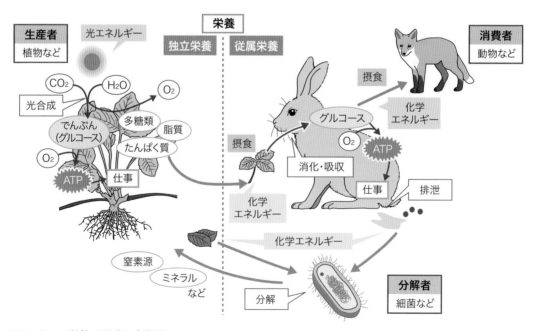

図3　2つの栄養の形式と食物網

る．**栄養の質**（quality of nutrition：QON）が過不足や偏りなくよい状態にあることは健康であることと同義であり，**生活の質**（quality of life：QOL）の向上の大前提である．

B. 生体は何でつくられているか

　私たちが生きるこの世は，物質によってつくられている物質世界である．生命は，この物質世界を構成する物質のうち，栄養素をはじめとするさまざまな化学物質の複雑な相互作用や反応によって生じる現象・過程であり，生命を宿す生体は，生き物（生物），動く物（動物），植わった物（植物）と表現されるように，化学物質（分子）によってつくられた「もの」である．

　分子の構成単位である元素のうち，人体には50種以上が見出され，酸素，炭素，水素，窒素，カルシウム，およびリンの6種だけで体重の99%を占める（表）．体重の60%近くは**水**なので，原子数では水素そして酸素が多い．化学進化説によれば，生命は原始地球において，海水に溶けた有機化合物の化学進化を通じて生じたとされる．生体の元素組成はその名残で，原始地球の海水の組成とよく似ているという．

　水素と酸素に次ぐ量がある炭素は，有機化合物の要（かなめ）の元素であり，**たんぱく質，脂質，糖質，ビタミン**などの構成元素である．これらの物質と**ミネラル**（表）は**五大栄養素**とよばれ，食物として摂取した他の生物の体成分に由来する．窒素はたんぱく質に約16%含まれる．カルシウムの99%，リンの90%近くは骨にある．

　一般に，体内含有量が最も多い栄養素は脂質である．食物には糖質が多いが，人体には体重の0.5%ほどである（表）．糖質や脂質の体内でのいろいろな役割で特に大切なのは，エネルギー源となることである．余剰の糖質は脂質の一種の脂肪に変えられ，貯蔵される．脂肪を除いた体重（除脂肪体重）に占める割合では，たんぱく質は脂質よりも多い（表）．

　たんぱく質は生体を構築する材料となる他，生体内で生じる化学反応を触媒する酵素をはじめ，多種多様な生体機能分子としてはたらく．たんぱく質の英語**protein**は「第1のもの」というラテン語に由来し，量的・質的にまさにその名に値する．思想家エンゲルスははるか19世紀の昔に「生命とはたんぱく質の存在様式にほかならない」と述べ，たんぱく質の重要性を言い当てている．

　なお，"たんぱく"の表記は臨床医学や生化学などの分野により"蛋白""タンパク"とさまざ

表　人体の化学的組成

構成元素

元素		元素	
酸素	65 (25.1)	ナトリウム	0.15
炭素	18 (9.3)	塩素	0.15
水素	10 (61.9)	マグネシウム	0.05
窒素	3 (1.3)	鉄	0.004
カルシウム	2 (0.3)	ヨウ素	0.00004
リン	1.0 (0.2)	銅，マンガン，亜鉛，フッ素，モリブデン，その他	痕跡
カリウム	0.35		
イオウ	0.25		

＊数値は体重に対する各元素の重量の割合（%）
　ただし（ ）内は酸素からリンまでの原子数の割合（%）

構成成分

	女性	男性	食物
水分	55.5	60.2	77.7
たんぱく質	15.4	15.9	2.7
糖質	0.4	0.5	15.6
脂質	23.2	17.5	1.9
ミネラル，ビタミン	5.4	5.9	2.1

＊数値は体重または食物重量に対する各成分の重量のおよその割合（%）

日本人の食事摂取基準（2020年版）では，ミネラルのうち，ナトリウム，カリウム，カルシウム，マグネシウム，リンが多量ミネラルとして，鉄，亜鉛，銅，マンガン，ヨウ素，セレン，クロム，モリブデンが，微量ミネラルとして区分されている．

まであるが，本書では管理栄養士国家試験での表記に則り"たんぱく"と表記している．

　生体内の元素は，たんぱく質や核酸などの生命現象の主な担い手である生体高分子，またさまざまな低分子などの形で存在している．しかし，生命を宿す生体は分子の寄せ集め（カオス，混沌）ではなく，これらを素材とする秩序ある構築物＝**細胞**によってつくられている．また細胞は，結局はたんぱく質が実行役となってつくられている．したがって，端的には，Protein makes Cell makes Life といえる（図4）．

2　人体の構造・機能と栄養

A. 人体の階層構造，社会・文化的存在としての人間

　生物の体は，細胞をその構造・機能の基本単位とする．**ウイルス**には病原性を示すものがあり，医学分野では病原微生物に分類されるが，細胞をもたないので，正確には生物ではない．細菌などの単細胞生物では全生命過程が1個の細胞内で進む．多細胞生物のヒトの体は，1個の受精卵の**発生**に由来する約200種類，50〜100兆個の細胞からなる[※1]．細胞が分裂して数が増すことを**増殖**，発生過程で細胞が特別の構造や機能をもつようになること（特異化）を**分化**という（図4）．

　人体はこれらの細胞の単なる集合体ではなく，**細胞→組織→器官→器官系→個体**，という秩序ある**階層構造**をもつ統合システムである（図4）．組織は器官をつくる部品となるもので，特定の機能を発揮できるように，同じあるいはよく似た細胞が集合して形成された細胞の社会的集団である．例えば，消化管は上皮組織，支持組織，筋組織，神経組織という4つの基本的な組織を部品としている（p.41，第1章 表3 参照）．器官系には消化器系，循環器系，呼吸器系，内分泌系，神経系，感覚器系などがあり，共通の目的をもつ器官からなり，個体の生存・活動に必要な諸機能を分業・兼業・協働している．

　生物の体はエネルギーを利用して仕事をするように創られており，生体機械とよべる一面がある．人体も同様である．しかし，細胞を共通の基本単位とする生物の体は，それぞれに特有な秩序ある階層構造を自分でつくる**自己組織化**の能力を備えている．この点は，共通の基本単位をもたず，ヒトが造る機械とはまったく異なる（図5）．

　熱力学によれば，自己組織化は，外界から得た物質のエネルギーを変換する装置が老廃物や熱を排出しつつ絶え間なくはたらき，そのエネルギー変換装置自体を維持し，つくり出す**動的秩序形成**を行う物質系で達成されるという．生体はこの動的秩序形成を行う物質系にあてはまり，栄養は老廃物また熱の廃棄も含め，この物質系で行われている過程あるいは生じている現象そのものである．栄養は，生体が生存・活動するという仕事を行うためのエネルギー確保，また生体の自己組織化の基盤であり，生体の秩序ある階層構造をつくるための要である．

　さらに，ヒトは他の生物に比類なく高性能な神経系と感覚系をもつ．これらを基盤とする精神活動を通してさまざまな階層の社会を構築・維持し，高度な社会・文化生活を営み，農耕・牧畜などの食糧生産や機械生産をはじめ，さまざまな生産活動を行って地球環境に適応している．そ

[※1]　約270種類，37兆2,000億個ほどだとする見解もある．

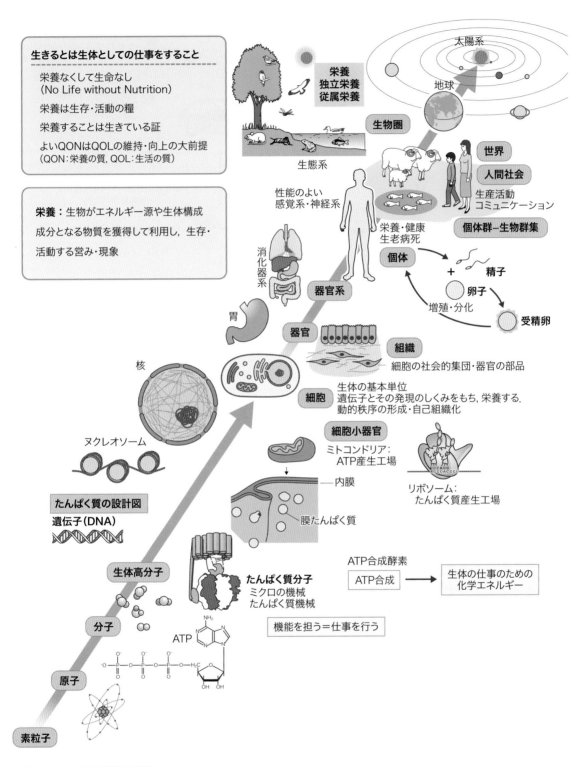

生きるとは生体としての仕事をすること

栄養なくして生命なし
（No Life without Nutrition）

栄養は生存・活動の糧

栄養することは生きている証

よいQONはQOLの維持・向上の大前提
（QON：栄養の質，QOL：生活の質）

栄養：生物がエネルギー源や生体構成
成分となる物質を獲得して利用し，生存・
活動する営み・現象

太陽系

地球

栄養
独立栄養
従属栄養

生物圏

生態系

世界

人間社会

生産活動
コミュニケーション

性能のよい
感覚系・神経系

栄養・健康
生老病死

個体

個体群−生物群集

精子

卵子

増殖・分化

受精卵

消化器系

器官系

胃

器官

組織

細胞の社会的集団・器官の部品

核

細胞

生体の基本単位
遺伝子とその発現のしくみをもち，栄養する．
動的秩序の形成・自己組織化

ヌクレオソーム

細胞小器官

ミトコンドリア：
ATP産生工場

内膜

膜たんぱく質

リボソーム：
たんぱく質産生工場

たんぱく質の設計図

遺伝子（DNA）

生体高分子

たんぱく質分子
ミクロの機械
たんぱく質機械

ATP合成酵素

ATP合成

生体の仕事のための
化学エネルギー

分子

ATP

機能を担う＝仕事を行う

原子

素粒子

図4 **人体の階層構造と栄養**

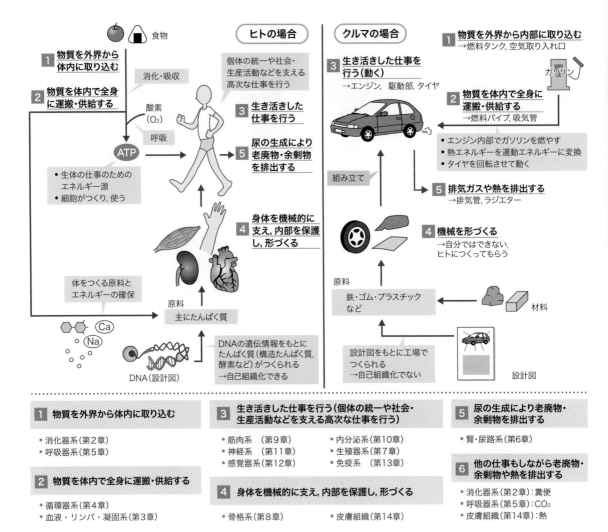

図5 ヒトの生存・活動を支える体のしくみ

1	物質を外界から体内に取り込む	3	生き活きした仕事を行う(個体の統一や社会・生産活動などを支える高次な仕事を行う)	5	尿の生成により老廃物・余剰物を排出する

1 物質を外界から体内に取り込む
- 消化器系(第2章)
- 呼吸器系(第5章)

2 物質を体内で全身に運搬・供給する
- 循環器系(第4章)
- 血液・リンパ・凝固系(第3章)

3 生き活きした仕事を行う(個体の統一や社会・生産活動などを支える高次な仕事を行う)
- 筋肉系　　(第9章)
- 内分泌系(第10章)
- 神経系　　(第11章)
- 生殖器系(第7章)
- 感覚器系(第12章)
- 免疫系　　(第13章)

4 身体を機械的に支え,内部を保護し,形づくる
- 骨格系(第8章)
- 皮膚組織(第14章)

5 尿の生成により老廃物・余剰物を排出する
- 腎・尿路系(第6章)

6 他の仕事もしながら老廃物・余剰物や熱を排出する
- 消化器系(第2章):糞便
- 呼吸器系(第5章):CO_2
- 皮膚組織(第14章):熱

の一方,例えば温暖化のように強いインパクトを与えている.

　こうした高度な社会・文化の形成には,ある個体の心から他の個体の心へとコピーされ,模倣(mimic)を生み出す情報が重要な役割を果たすように見受けられる.リチャード・ドーキンスは,このような情報を担う因子を仮想し,親から子あるいは増殖に伴い細胞から細胞へと情報を伝える遺伝子(gene)になぞらえて,ミーム(meme)と名付けた.ミームの解剖生理学的実体は不明であるが,意伝子という日本語意訳(松岡正剛による)は,学習や記憶,環境適応の効率を高め,遺伝子と同様に突然変異や進化を生じるとされるその特徴を上手く伝えている.

　ヒトは言語や情報伝達メディアなどの手段を編み出して,時間的・空間的に接点のない個体同士のコミュニケーションもできるようになった.そのおかげで,ヒトという生物種の個体は,集団のなかの単なる要素ではなく,人と人の間の関係・絆を深め・広め,社会・文化的存在である人間へと変容してきたといえる.意伝子の進化がヒトから人間への変容を支えてきたとみなせる.

　すべての生物に共通の営みである栄養は,独立栄養と従属栄養に区分されるが,その方式は生

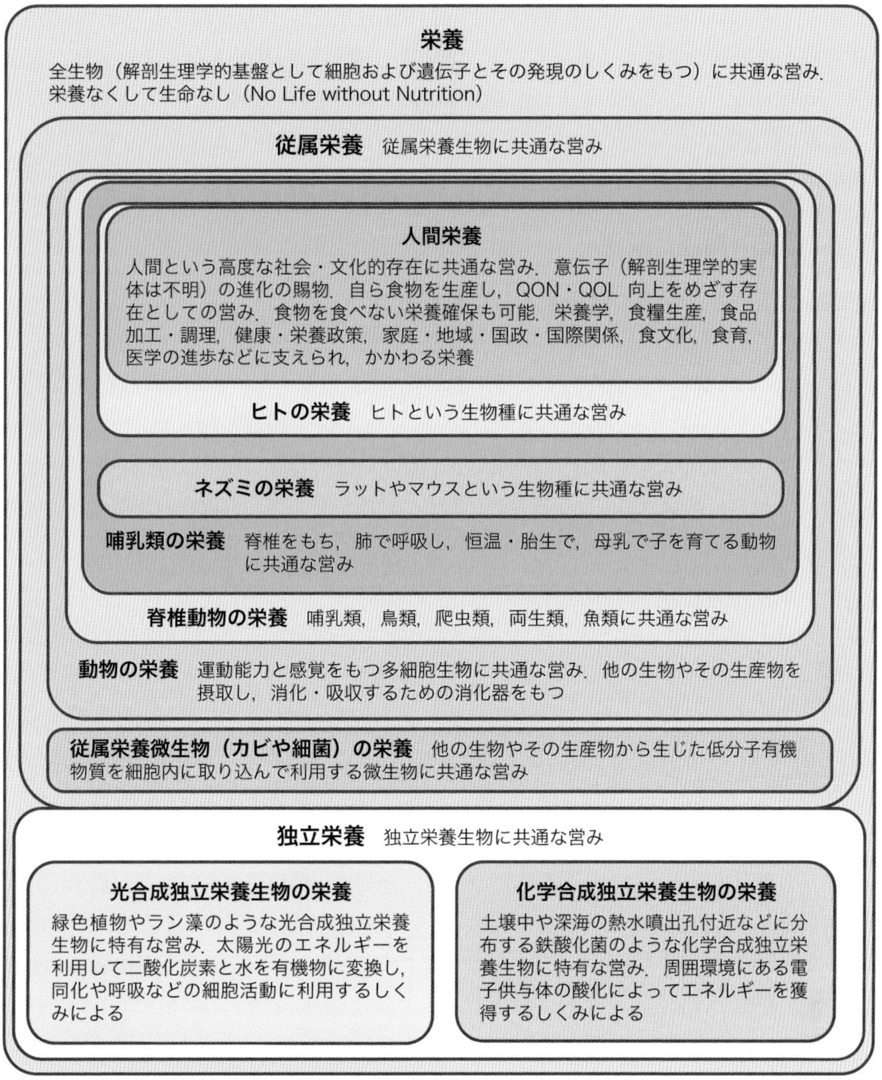

栄養
全生物（解剖生理学的基盤として細胞および遺伝子とその発現のしくみをもつ）に共通な営み．栄養なくして生命なし（No Life without Nutrition）

従属栄養　従属栄養生物に共通な営み

人間栄養
人間という高度な社会・文化的存在に共通な営み．意伝子（解剖生理学的実体は不明）の進化の賜物．自ら食物を生産し，QON・QOL 向上をめざす存在としての営み．食物を食べない栄養確保も可能．栄養学，食糧生産，食品加工・調理，健康・栄養政策，家庭・地域・国政・国際関係，食文化，食育，医学の進歩などに支えられ，かかわる栄養

ヒトの栄養　ヒトという生物種に共通な営み

ネズミの栄養　ラットやマウスという生物種に共通な営み

哺乳類の栄養　脊椎をもち，肺で呼吸し，恒温・胎生で，母乳で子を育てる動物に共通な営み

脊椎動物の栄養　哺乳類，鳥類，爬虫類，両生類，魚類に共通な営み

動物の栄養　運動能力と感覚をもつ多細胞生物に共通な営み．他の生物やその生産物を摂取し，消化・吸収するための消化器をもつ

従属栄養微生物（カビや細菌）の栄養　他の生物やその生産物から生じた低分子有機物質を細胞内に取り込んで利用する微生物に共通な営み

独立栄養　独立栄養生物に共通な営み

光合成独立栄養生物の栄養
緑色植物やラン藻のような光合成独立栄養生物に特有な営み．太陽光のエネルギーを利用して二酸化炭素と水を有機物に変換し，同化や呼吸などの細胞活動に利用するしくみによる

化学合成独立栄養生物の栄養
土壌中や深海の熱水噴出孔付近などに分布する鉄酸化菌のような化学合成独立栄養生物に特有な営み．周囲環境にある電子供与体の酸化によってエネルギーを獲得するしくみによる

図6　生物の解剖生理学的特徴と栄養の方式

物間の解剖生理学的な個性によって異なる（図6）．従属栄養生物であるヒトの栄養についての科学的理解や栄養改善には，哺乳動物としてヒトとの共通性の多いラットやマウス（一般的にはネズミ）を対象とした研究成果が大きく貢献した．しかし，ヒトとネズミは二足歩行かどうか，体表が毛に覆われているかどうかをはじめ，解剖生理学的特徴だけをみても多くの相違点がある．

　特に，社会・文化的存在である人間は人間関係を絆として，食物を自ら生産し，自らQON・QOL向上をめざすことができる．例えば，食物を食べずに栄養を確保する術も手に入れている．職種の壁を超えた栄養サポートチームが取り組む中心静脈栄養では，鎖骨下静脈や頸静脈などの太い血管に栄養素を投与することで，消化器からの栄養素補給が困難な患者の栄養・生命の維持が可能である．一方，世界には，生物学的要因よりは社会・文化的要因に起因する栄養不良（栄養障害）の二重負荷（double burden）という，過剰と不足の両方の解決すべき栄養問題が存在し

ている．生物個体としてのヒトの栄養と人間栄養（図6）の違いに目を向けることが大切である．

管理栄養士は栄養の実践のエキスパートであるが，その知的基盤となる栄養学は，No Life without Nutrition ということからもわかるように，生命科学の一翼を担うとても魅力的な学問である．このことをしっかり意識し，幅広い視点で栄養について理解する必要がある．そのうえで，ヒトの栄養よりさらに高度なものとして人間栄養の知識や技術の習得が求められる．

B. 細胞の構造・機能と栄養

1）細胞は遺伝子と遺伝子を発現するしくみをもつ

生きた細胞には，生物の種や系統の形質（形態や性質）が親から子，子から孫へと伝わる遺伝現象の担い手である**遺伝子**をもち，またそれを発現するしくみをもつという共通性がある[※2]．

分子としての遺伝子の実体は自己複製能力をもつ**デオキシリボ核酸**（deoxyribonucleic acid：**DNA**）であり，1つの特定の遺伝子はDNAの長い鎖状分子の特定の部位（遺伝子座）を占めている．DNAの大部分は細胞の**核**内に保管されており，細胞分裂の際，母細胞内で複製され，分裂で生じた娘細胞に配分される．**DNA複製**（DNA makes DNA）という現象が，細胞の分裂・増殖，また親から子へと形質が遺伝する基盤である．

一方，ある1つの遺伝子は，特定のたんぱく質の**アミノ酸配列（一次構造）**を決定する設計図のはたらきをもつ．細胞はその指示に従ってたんぱく質づくりをする．たんぱく質は基本的に，その一次構造が決定すれば，さらに高次の構造をとるようになり，特定のはたらきを担うようになる．遺伝情報という設計図がたんぱく質という成果物として姿を現すことを**遺伝子発現**という．しかし，クルマづくりのために，設計図とともに，原材料，製造装置や道具，熱や電力などのエネルギーが不可欠なように，たんぱく質づくりにも，素材のアミノ酸やエネルギー源となる化学物質の調達，また**リボソーム**などの製造装置がいる．細胞は，遺伝子だけでなく，遺伝子発現のためのこれらの要件も備えている．遺伝情報をもとにたんぱく質がつくられる際は，設計図の原本であるDNAは核内に保管されたままで，その一部をコピーしてつくられた**リボ核酸**（ribonucleic acid：**RNA**，正確にはメッセンジャーRNA）がリボソームによるたんぱく質づくりの直接の設計図となる．このDNA makes RNAの過程を**転写**（**transcription**）という．また，RNA makes Proteinの過程を**翻訳**（**translation**）という．

ある生物種の細胞がもつ遺伝情報の総体を**ゲノム**というが，ゲノムには，いつ，どこで，どの遺伝子がどのように発現するかを制御・調節するための情報も刻み込まれている．こうして，細胞は生体が自己組織化するための基本単位としての役目を果たす．生命体では，**DNA makes RNA makes Protein makes Cell makes Life** という原理が貫かれている．

2）細胞の基本構造

細胞は細胞内と外部を隔てる細胞膜で囲まれ，内部には核の他，無形の**細胞質ゾル**と有形構造物の**細胞小器官**（オルガネラ）があり，遺伝子発現をはじめ，細胞が行うさまざまな仕事を分業している（p.36，第1章 図4参照）．

3）細胞の仕事・たんぱく質の仕事のエネルギー

細胞は遺伝情報に基づいて，自らの構造と機能に必要なたんぱく質を自ら合成する．ヒトでは，

※2　血液中の赤血球や血小板は，遺伝子を収納している核や遺伝子発現のしくみをもたないが，便宜的に血液の細胞成分として区分される．正確には，赤血球は細胞の抜け殻，血小板は細胞の破片である．

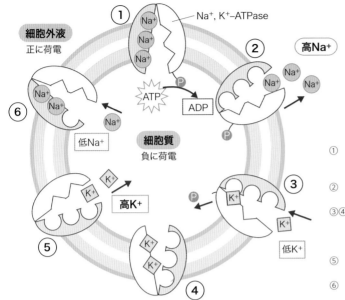

① 細胞質のNa⁺がたんぱく質に結合することで，ATPからたんぱく質へのリン酸基転移（たんぱく質リン酸化）が促進される．
② リン酸化に伴い，たんぱく質の構造変化が生じる．
③④ たんぱく質の構造変化によって，細胞質Na⁺は細胞外に放出され，細胞外K⁺がたんぱく質に結合する．K⁺の結合によって，たんぱく質から無機リン酸 Ⓟ が切り離される．
⑤ 無機リン酸が離れることで，たんぱく質構造は初期状態にもどり，K⁺が細胞内に放出される．
⑥ K⁺が細胞内に放出されると，Na⁺部位に再びNa⁺が結合する．この①〜⑥のサイクルがくり返される．

図7 ATPの化学エネルギーを利用して仕事を行うたんぱく質機械の一例（Na⁺, K⁺-ATPase：ナトリウムポンプ）

その材料となるアミノ酸，またエネルギー源となるグルコースや脂肪酸などは，血液との**物質交換**により調達される（第3章参照）．

　エネルギー源となる物質は，多彩な酵素による反応経路で代謝され，これに伴ってATPがつくられる．特に，ミトコンドリア内の**酸化的リン酸化**の過程では，ATP合成酵素（図4）による反応と酸素分子を電子受容体（酸化剤）に用いる電子伝達系とが巧みに連携して，ATPがきわめて効率よく産生される．酸素なくしてヒトが生存できないのは，この効率的なATP産生が酸素に依存しているためである．

　ATPはエネルギー通貨ともよばれ，細胞が行うさまざまな仕事に優良なエネルギー源として汎用される．例えば，細胞膜にある**Na⁺, K⁺-ATPase**という酵素は，ATPの化学エネルギーを利用してNa⁺を細胞外に汲み出し，K⁺を細胞内に汲み入れるポンプの役割をしている（図7）．こうして，均一・乱雑化しようとする自然の摂理に対抗してつくられた細胞内外のNa⁺とK⁺の濃度勾配が，神経活動，筋収縮，情報受容，内・外分泌，物質の膜輸送など多彩な細胞現象の基盤となって生命活動を支えている．

　通常の細胞ではその代謝エネルギーの約30%，興奮時の神経細胞では実に約70%をこのNa⁺, K⁺-ATPaseが消費する．Na⁺とK⁺の細胞内外の濃度勾配が維持されている状態は動的秩序が保たれた状態であり，ATPの供給が途絶えて濃度勾配が不可逆的に破綻して均一・乱雑化した状態は，細胞の死を意味する．私たちが摂取する食物からのエネルギーの多くと酸素が，この動的秩序の破綻を防ぐために消費されている．

　Na⁺, K⁺-ATPaseは**ATP分解酵素**であり，分解で生じた無機リン酸を自身がいったん受け取り，次いでこれを切り離す．この無機リン酸の着脱に伴う大きな構造変化を駆動力として，Na⁺とK⁺とを濃度勾配に逆らって輸送する（能動輸送，図7）．Na⁺, K⁺-ATPaseは，ATPを動力源として

仕事を行う多種多彩なミクロの機械，**たんぱく質機械**の代表格である．筋収縮たんぱく質の**ミオシン**もその1つで，ATPのエネルギーを利用してアクチン線維をたぐり寄せる**モーターたんぱく質**としてはたらく（p.166, 第9章 図7参照）．他にも，ニューロン（神経細胞）の軸索内の微小管上をトコトコと歩くかのように，神経伝達物質を含む小胞を運ぶモーターたんぱく質（キネシン，ダイニン）などがよく知られている．

細胞が行うATPを利用する仕事のほとんどは，結局はたんぱく質の仕事として説明できる．

4）代謝とその調節

細胞は自らが必要とするたんぱく質を合成し，それらのはたらきで構造や機能に必要な物質をつくったり，細胞外から調達する．一方，細胞内に老朽物質や用済み物質があふれると困る．そこで，生体物質は一定の寿命をもち，**合成**（**同化**ともいう）と**分解**（**異化**ともいう）により，絶えず新旧交代している．分解産物は細胞外に排出されるが，一部はリサイクルされる．消費されて目減りした分は，細胞外から調達する必要があり，身体全体では食物から栄養素として補う必要がある．

このように，体内に取り入れた物質を利用するために，生体内で化学反応や物質の移動などのさまざまな変化が常に進行している状態あるいはその過程を**代謝**という．また，生体構成分子が合成と分解により絶えず入れ替わっている状態を**代謝回転**という．ある部位でその成分の合成・分解や流入・流出の速度が等しいために，成分量が一定に保たれている状態を動的定常という．

細胞の生存・活動には，**細胞外液**の化学組成（化学物質や電解質の濃度），物理的性質（浸透圧，pH，温度），量（体重の約20％）などがきわめて重要なので，体外の**外部環境**と対比させて**内部環境**という．生体は外部環境がさまざまに変化しても，内部環境を安定な範囲に保ち，個体としての生存・活動を維持しようとする性質（**ホメオスタシス**または**恒常性**という）をもつ．

内部環境のホメオスタシスの維持には，局所的なしくみとともに，全身性の調節システムである**内分泌系**と**自律神経系**が中心的な役割を担っている．例えば，健康人の空腹時血糖値は70～110未満（mg/dL）ほどであり，食後は一時的に上昇するが，2時間後には大体元に戻る．また，飢餓や運動時であっても大きな変動は示さない．これは，血糖のコントロールに肝臓や骨格筋，脂肪組織などがかかわり，内分泌系と自律神経系が連携して調節を行っているためである（図8）．

3 人体の器官系の役割と栄養

人体の器官系は，ヒトが統一のとれた個体として環境に適応し，生存・活動するのに必要なさまざまな仕事を分業・兼業・協働している．栄養することはどの器官系にも必須な共通基盤である一方，人体全体での器官系の仕事を栄養の面からみると，**A.栄養素や酸素の摂取や供給を主とする器官系**，**B.栄養素や酸素の利用を主とする器官系**，**C.老廃物・余剰物や熱の排出を主とする器官系**，に区分される．後述，また図5にこれらの概要を示す．本書を読み進めるうえの参考にしていただきたい．

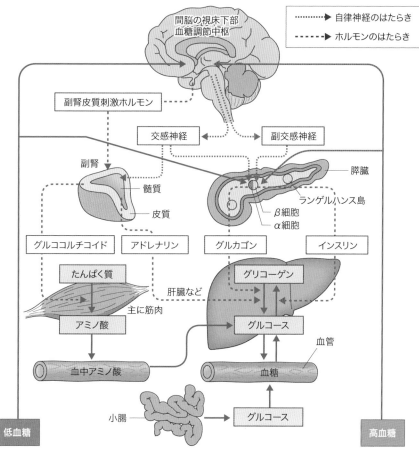

図8　血糖のコントロールとそれにかかわる器官

A. 栄養素や酸素の摂取や供給を主とする器官系

■ 物質を外界から体内に取り込む器官系

● **消化器系**：消化管（胃や小腸・大腸）と付属器（膵臓や肝臓など）からなる．摂取した食物成分
や水を消化・吸収することで，真の意味では外界に相当する消化管管腔内から体内に
取り込む（図9）．［第2章］

● **呼吸器系**：主要器官は肺である．吸気中の酸素を血液に受け渡す．［第5章］

■ 物質を体内で全身に運搬・供給する器官系

● **循環器系**：心臓，血管系，リンパ管系からなる．血液・リンパの流路であり，全身の物流網の役
割をする．心臓は血液循環のためのポンプとしてはたらく．リンパ管系は血管系の裏
街道に相当し，病原微生物などの異物が血管系よりも紛れ込みやすい．［第4章］

● **血液・リンパ系**：血液は，消化管で吸収された食物成分（低分子の水溶性成分），肺から入った
酸素，組織で生じた二酸化炭素および熱，内分泌器官から分泌されたホルモンなどを
運搬する媒体としてはたらく．リンパは，消化管で吸収された脂溶性の食物成分を運
搬する媒体としてもはたらく．［第3章］

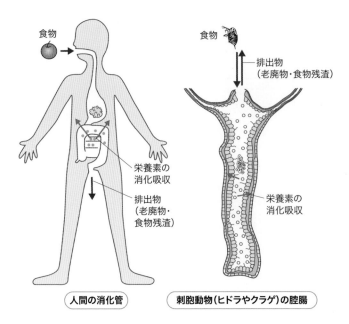

食物

食物

排出物
(老廃物・食物残渣)

栄養素の
消化吸収

排出物
(老廃物・
食物残渣)

栄養素の
消化吸収

人間の消化管

刺胞動物(ヒドラやクラゲ)の腔腸

図9 消化管の構造

ヒトの消化管は，食物の入り口である口から，老廃物や食物残渣などの排出物の出口である肛門に至る一方通行の管である．刺胞動物の腔腸では，口が食物の入り口と老廃物や食物残渣などの排出物の出口を兼ねている．消化管も腔腸も，その内腔表面は上皮組織で覆われ，非自己である他の生物由来の栄養素などの食物成分を消化して自己化し，吸収するのに適した構造をしている．消化管，腔腸のいずれも，その内腔は真の意味では身体内部と隔てられた外界にあたる

B. 栄養素や酸素の利用を主とする器官系

③ 生き活きした仕事を行う（個体の統一や社会・生産活動などを支える高次な仕事を行う）器官系

●**筋肉系** ：興奮に伴い収縮し，パワーを発揮する筋細胞のはたらきにより，骨格系と協働して身体運動を行う．［第9章］

●**神経系** ：中枢神経系（脳・脊髄）と末梢神経系（体性神経系・自律神経系）に区分される．ニューロン（神経細胞）を基本単位とする神経回路網により，生体機能を制御・調節する．体重の2％ほどの脳が，全身の酸素供給量の約20％を消費する．［第11章］

●**感覚器系**：特殊感覚，体性感覚，内臓感覚を担う．身体内外の情報を特定のエネルギー（光や音など）に反応する感覚受容器により受け入れ，生体電気信号に変換して神経系に伝え，種々の感覚を引き起こす．［第12章］

●**内分泌系**：情報伝達物質のホルモンを合成・分泌し，血流網を介して生体機能の調節を行う．［第10章］

●**生殖器系**：種族維持のために，子どもをつくる器官系である．卵巣は卵子，精巣は精子をつくる．卵子と精子が融合した受精卵は，子宮内で増殖・分化して人体を形成する．［第7章］

●**免疫系** ：自己と病原微生物などの非自己を見きわめるはたらきをもつ．非自己に対する武器である抗体たんぱく質を産生するなどして，非自己を排除する．［第13章］

④ 身体を機械的に支え，内部を保護し，形づくる器官系

●**骨格系** ：身体を機械的に支え，頭蓋と脊柱により中枢神経系，胸郭により胸部内臓を保護し，また筋肉系と協働して身体運動を行う．［第8章］

●**皮膚** ：身体内部を外部環境と区分する隔壁として機械的に保護し，また骨格系・筋肉系と協働して身体を形づくる．［第14章］

C. 老廃物・余剰物や熱の排出を主とする器官系

5 尿の生成により老廃物・余剰物を排出する器官系

●**腎・尿路系**：主要器官は腎臓である．血液を濾過し，その濾液から必要な成分を選択的に再吸収することで尿を生成し，尿素などの代謝産物や過剰な水・電解質などを排出する．［第6章］

6 他の仕事もしながら老廃物・余剰物や熱を排出する器官・器官系

●**消化器系**：肝臓は代謝産物や医薬品などの水溶性を高め，尿や胆汁中に排出しやすくする．消化管は食物残渣や胆汁成分，消化管内への分泌物を糞便として排出する．［第2章］

●**呼吸器系**：主要器官は肺である．代謝産物の二酸化炭素を血中から呼気中に排出する．［第5章］

●**皮膚** ：代謝で生じた熱を血液から受け取り，大気中に放散する．［第14章］

細胞と組織

Point

1 生物の最小単位の細胞が集まって，細胞—組織—器官—器官系そして人体 (個体) を構成していることを理解する

2 細胞を構成している膜や核，ミトコンドリアなどの細胞小器官はそれぞれの役割をもち，相互連携していることを理解する

3 各組織を形成する細胞は，組織により形，大きさはさまざまで，寿命も異なることを理解する

概略図 細胞と人体の構成関係および大きさの比較

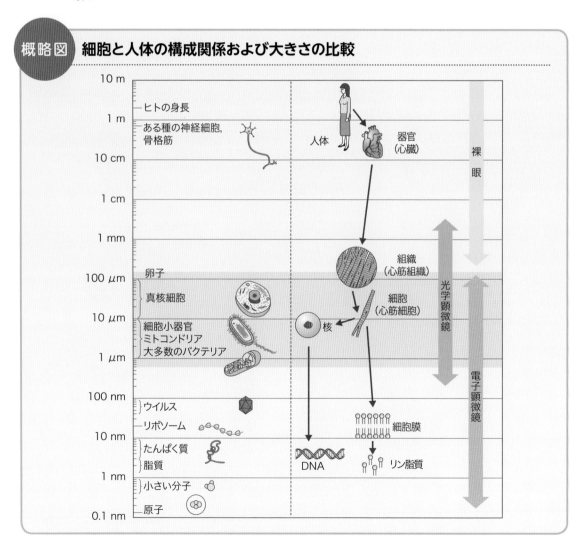

1 細胞・組織の構成と機能

A. 細胞・組織の構成

　人体は他の生物の体と同様に，**細胞**がその構造・機能の基本単位である．特定の機能を発揮できるように，同じあるいはよく似た細胞が集合して**組織**が形成されている．細胞と細胞の間には，細胞がつくった**細胞間物質**が存在する．組織を構成する細胞の形，配列様式は，機能を発揮するのに適し，合理的で無駄がない．細胞と細胞の結合は組織によって異なっている（p.40，本章**5** 参照）．

　体重1kgにつき約1兆個の細胞があるといわれており，新生児では約3兆個，成人では約60兆個の細胞から人体が構成されている（しかし最近は，成人の細胞は約37兆個といわれている）．これらは元をたどれば，1個の受精卵から発生したものである．人体の細胞は共通の基本構造をもつが，種類は200種類ほど（神経細胞，骨格筋細胞や平滑筋細胞，肝細胞，脂肪細胞，血管内皮細胞など多数）あり，バラエティーに富む

（図1）．1つの組織が複数の異なる細胞からなる場合も多い．こうした組織が部品となって**器官**がつくられ，**器官系**そして人体（個体）が構成される．

B. 細胞の新生と組織の維持

　各組織を構成する細胞は特定の機能をもたない**幹細胞**から分化する．終末分化した細胞は組織特有の役割を担うが，細胞分裂により新しい細胞をつくる能力はない．幹細胞には血液系の細胞の元となる**造血系幹細胞**や骨細胞などの元になる**間葉系幹細胞**などがある．なお，従来成体では神経細胞（ニューロン）や心筋細胞は新たにつくられることはないとされてきた．しかし，近年，脳に**神経幹細胞**，心臓に**心筋幹細胞**が存在することが明らかとなった．

　また，組織は構成する細胞を絶えず入れ替えることでその機能を維持している．

　体細胞へ数種類の遺伝子を導入して，多くの種類の細胞に分化できる分化万能性を回復し，分裂増殖後も自己複製能を維持した**iPS細胞**（induced pluripotent stem cells）が開発され，機能を失った臓器への臨床応用に向けて努力が続けられている．

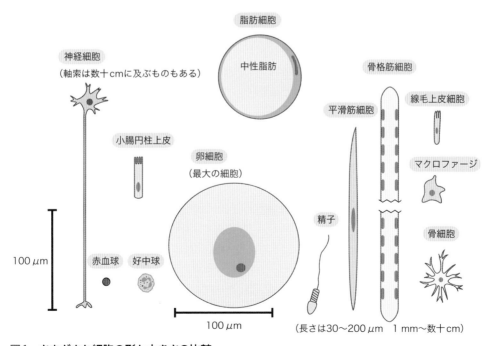

図1　さまざまな細胞の形と大きさの比較

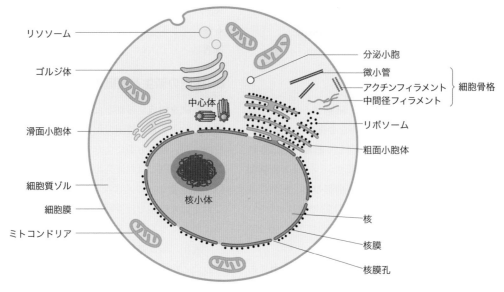

リソソーム

ゴルジ体

中心体

滑面小胞体

細胞質ゾル

細胞膜

ミトコンドリア

分泌小胞

微小管

アクチンフィラメント ⎫
中間径フィラメント ⎬ 細胞骨格

リボソーム

粗面小胞体

核小体

核

核膜

核膜孔

図2　細胞の構造

2 細胞の構造と機能

A. 細胞の構造

　細胞は，**遺伝情報**を担う**遺伝子**とそれを発現するしくみをもち，遺伝情報に基づいて役目を果たす．細胞は，**細胞膜**，**核**，**細胞質**からなる．細胞膜は細胞内を細胞外から隔てる仕切りであるとともに，外部と物質や情報をやり取りする場としてはたらく．核は遺伝情報を収納している．細胞質は，有形の**細胞小器官**（細胞内小器官，オルガネラともいう）と無形の**細胞質ゾル**（細胞質基質）からなる（図2）．

　細胞質ゾルは80～90％が水で，それ以外の主たる成分はたんぱく質である．他に脂質，糖質，核酸，電解質イオン，有機酸などが含まれていて，半透明で粘性をもつコロイド状の物質である．

B. 細胞の機能

1）物質代謝

　細胞は，成分の一部を絶えず分解し新しいものに置き換えながら，寿命がくるまで遺伝子の情報に従ったはたらきを遂行する．物質を新しく合成することを**同**化といい，分解することを**異化**という．

　細胞は生存・活動のためのエネルギー物質である**ATP**を，糖質，脂質，一部はたんぱく質の異化によって産生している．グルコースが酸素を必要としない解糖系で代謝されると，少量のATPが産生される．しかし，全身の細胞が生存・活動に必要な十分量のATPを獲得するためには，ミトコンドリア内で酸素を利用する酸化的リン酸化が行われなくてはならない．

2）物質の移動

　細胞膜の外から内，内から外に**物質が移動**している．通る物質によりその移動形式は異なる（詳しくはp.39，図8参照）．

3）増殖による新生，維持

　増殖とは，ある細胞と同じ性質をもつ細胞がつくられることであり，細胞は**分裂して新しい細胞をつくり出す**．細胞の運命を決定しているのは，核にあるDNAに刻まれた遺伝情報である．

　核は，核膜孔という孔のあいた核膜に包まれていて，クロマチン（染色質）と核小体を納めている（後述）．クロマチンは，網糸状に核内に広がっており，細胞分裂前期には構造変化が起きて棒状になり，ヒトでは長短さまざまな長さの46本の染色体（クロモソーム）が現れ，対となり，22対の常染色体，1対の性染色体と

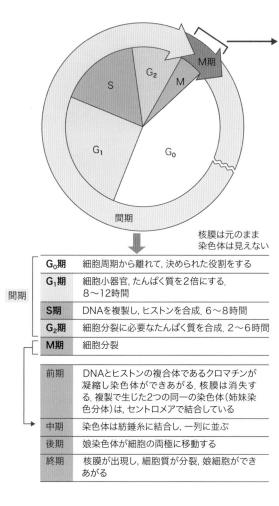

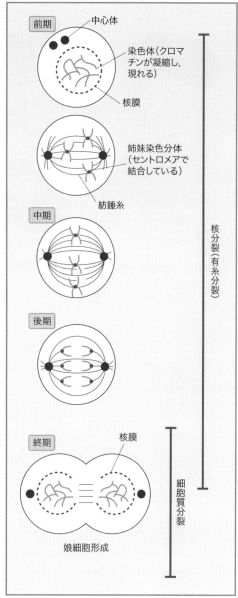

G₀期	細胞周期から離れて,決められた役割をする
G₁期	細胞小器官,たんぱく質を2倍にする.8~12時間
S期	DNAを複製し,ヒストンを合成.6~8時間
G₂期	細胞分裂に必要なたんぱく質を合成.2~6時間
M期	細胞分裂
前期	DNAとヒストンの複合体であるクロマチンが凝縮し染色体ができあがる.核膜は消失する.複製で生じた2つの同一の染色体(姉妹染色分体)は,セントロメアで結合している
中期	染色体は紡錘糸に結合し,一列に並ぶ
後期	娘染色体が細胞の両極に移動する
終期	核膜が出現し,細胞質が分裂,娘細胞ができあがる

図3　細胞周期と体細胞分裂

なる.対の染色体はセントロメアで結合している.核膜は,細胞分裂時には一時消失し終期には再形成される.

　細胞分裂に先立ち中心体は複製され2個となり,紡錘糸を形成する.対の染色体(姉妹染色分体)は紡錘糸に結合し,細胞の中央付近(赤道)に並び,中心体に向かって両極に移動し,移動後,紡錘糸の中央部がくびれ,細胞質が2つに分かれる.染色体は再び網糸状になり,核小体,核膜が現れて2つの娘細胞ができ,

細胞分裂は完成する(図3).

3 細胞小器官の構造と機能 (図4)

A. 核

　核は,内膜,外膜からなる**核膜**により細胞質と隔てられているが,核膜孔を通して核質は細胞質と連絡し

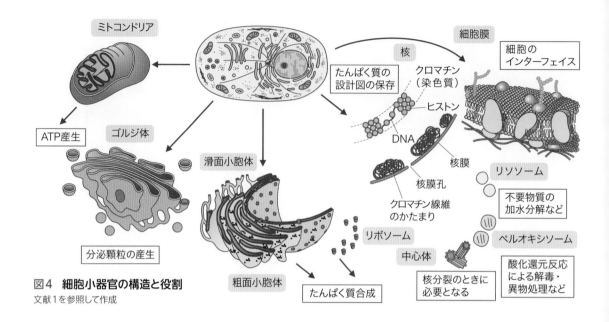

図4　細胞小器官の構造と役割
文献1を参照して作成

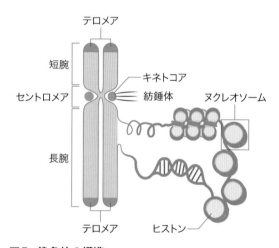

図5　染色体の構造

ている．核は，遺伝情報を担う**デオキシリボ核酸（DNA）**を**クロマチン（染色質）**の形で収納している．ヒトでは1つの核内のDNAの総延長は1m以上になるが，**ヒストン**というたんぱく質にDNAが約2回巻きついた**ヌクレオソーム**を単位としてコンパクトに折りたたまれ，クロマチンが構成されている．細胞分裂の際，クロマチンは**染色体**の構造をとる（図5）．染色体の末端は，テロメアという特異な遺伝子配列をもった構造をしており，染色体同士の融合防止，保護に働き，

分裂ごとに短くなる．テロメア短縮は，細胞老化となるが，生命の老化との因果関係は研究中であり，判明していない．また，核内には分子密度の高いリボソームのRNA部分（rRNA）を合成する**核小体**がある．

核はDNAの大部分を収納し，細胞の増殖・分化，活動という情報発現を中央管理している．核膜孔を通して，転写で生じたmRNAや部分的に組み立てられたリボソームが細胞質に出ていく．核から細胞質に出たリボソームは，mRNAを挟み込み，コドン[1]に応じてtRNAが運んでくるアミノ酸を連結させる反応を触媒する（図6）．DNAの複製，転写のための酵素や，その他のたんぱく質を細胞質から取り込む（図6）．

B. ミトコンドリア

ATPを合成して生体エネルギー産生の中核を担う．核とは異なる独自のDNAをもち分裂する．**内膜**と**外膜**の2つの膜で囲まれ，内膜には内部に向かって**クリステ**という突出部がある．内側の**マトリックス**はクエン酸回路，脂肪酸の**β酸化**の場である．内膜には**電子伝達系**と**ATP合成酵素**があり，両者の連携によってADPに無機リン酸が付加されてATPが産生される（酸化的リン酸化：詳しくは他書を参照のこと）．

※1　**コドン**：各アミノ酸に対応する3つに並んだ塩基配列のこと．

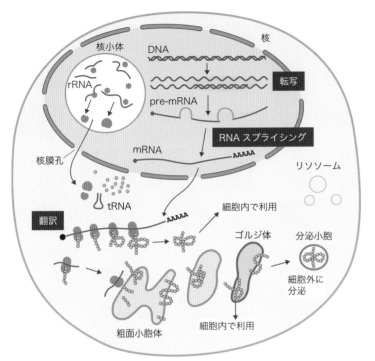

| 核 | 二本鎖DNAの情報から一本鎖RNAを合成・転写 |
| 核小体 | リボソームのサブユニット合成 |

核膜孔から細胞質に移動

mRNAの情報からたんぱく質を合成（翻訳）

⌇⌇	DNA
⌇	RNA
60S ▬	リボソーム
40S ▬	サブユニット
∘	アミノ酸
᧔	たんぱく質

図6 たんぱく質の合成と加工

C. リボソーム

　細胞質内に遊離，または小胞体に付着して存在している．rRNAとたんぱく質が結合してできた複合体で，mRNAの情報に従って毎秒3〜5個のアミノ酸が連結し，たんぱく質を合成している（図2，6）．

D. 小胞体

　細胞質内に網目状に広がる膜系で，細胞の種類によって管状，扁平ひだ状などさまざまな形態がある．膜の細胞質側にリボソームがついている**粗面小胞体**と，ついていない**滑面小胞体**があり（図2，4），粗面小胞体では分泌たんぱく質や細胞膜たんぱく質などが合成される．滑面小胞体ではリン脂質やコレステロールなどが合成されている．小胞体からちぎれて生じた小胞に含まれる分泌たんぱく質は，ゴルジ体を経て細胞膜から分泌（開口放出：エキソサイトーシス）される．

E. ゴルジ体

　扁平な袋状の膜構造が密に重なったものと，近くにあるゴルジ小胞とよばれる小さな小胞からなっている（図4）．たんぱく質はここで糖鎖をつけるなどの加工がなされ，分泌される．

F. 細胞骨格

　文字通り細胞を内部から支え，細胞の形態をつくり維持する役割をもち，細胞運動にもかかわっている．細胞骨格を構成する主な要素は**微小管，中間径フィラメント，アクチンフィラメント**というたんぱく質の線維状構造である（図2）．紡錘糸は微小管からなる細胞骨格の1つである．

G. 中心体

　微小管からできている長さ300〜500 nm，太さ約150 nmの円筒形物質（中心小体）が一対，長軸を直交した方向にならび，周りにはもやもやした物質（紡錘糸となる）が取り囲んで核の近くに存在している．核分裂のとき，中心体は自己複製し，両極に移動し紡錘糸を引っ張る（図3）．

H. その他

リソソーム（ライソゾーム）は，加水分解酵素を含み細胞内外の不要物質などを分解処理する．

ペルオキシソームは，過酸化水素を合成する酵素をもち，解毒，異物処理を行う．

4 生体膜の構造と機能

A. 生体膜の構造

細胞膜，ミトコンドリア膜，核膜，小胞体膜などは，まとめて**生体膜**とよばれ，脂質の二重層からなる．生体膜は，多様な生体物質，特に脂質とたんぱく質を含んでおり，組成は固定されておらず，環境変化に対応して常に変化する流動性がある．脂質は，リン脂質が主であり，構成する脂肪酸の不飽和度により膜の流動性は影響される（表1）．また，細胞膜全体に分散しているコレステロールは，膜の強化，膜の流動性を調節している（図7）．リン脂質は，親水性の極性基を外側に，疎水性の脂肪酸鎖を内側に向き合っている．生体膜を構成している脂肪酸は上下，左右に超高速で分子移動をする流動性により，生体内の変化に対応した受容体の数，イオンチャネル数の変化などの対応を可能としている．

また，生体膜は膜貫通型たんぱく質，表在性膜たんぱく質，細胞外に延びる糖鎖をつけた受容体たんぱく質などたくさんの量のたんぱく質を含み，たんぱく質／脂質比については，ミエリン鞘は脂質が多く，核膜は脂質の倍以上のたんぱく質から構成されている．

B. 生体膜の機能 （図8）

生体膜は，内部物質の流失を防ぐ隔壁，外部物質の侵入を阻止する隔壁であると同時に，細胞小器官が適正に機能するための物質を選択的に移動させるしくみがある．

また，膜内に酵素があり，物質を代謝する，受容体により情報を取得する，免疫機能を発揮するなどの役割もある．

生体膜における物質の輸送は，大きくわけて**受動輸送**と**能動輸送**の2つがある．受動輸送には，二酸化炭素，エタノールのような小さく，極性（電荷）のない分子の濃度勾配に従う**単純拡散**と，特異的な物質を認識し，その物質の移動を促進させる**輸送たんぱく質**による濃度勾配に従う促進的な拡散がある．反対に濃度勾配や自由エネルギー[※2]に逆らうATPのエネルギーを必要とする輸送を能動輸送という（図9）．

1）受動輸送

単純拡散には，肺や細胞での酸素の移動，水の移動がある．水は溶解する溶質の濃度の違いにより，濃度の低い領域（自由エネルギーが高い）から濃度の高い領域（自由エネルギーが低い）ところに移動する．細胞膜は，溶媒である水およびごく一部の溶質のみを通す**半透膜**であり，半透膜を通過して溶媒が拡散することを**浸透**とよぶ．

単純拡散で細胞膜を通過できない物質は，細胞膜に存在している**輸送たんぱく質**を介して移動（拡散）する．移動を促進する輸送たんぱく質には，膜の片側で溶質と結合し，立体配座変化をして反対側の膜に輸送する担体たんぱく質（またはトランスポーター），チャネル（イオンチャネル，膜貫通チャネルなど），膜貫通型たんぱく質からなるポリンなどの膜を貫通する親水性の通路がある．担体たんぱく質として有名なものにグルコースの輸送にかかわるGLUTなどがあり，チャネルとして有名なものにCa^{2+}チャネルや水を選択的に取り込むアクアポリンなどがある．ポリンはミトコン

表1 細胞膜を構成するリン脂質の主な脂肪酸

飽和脂肪酸		パルミチン酸（C16）
		ステアリン酸（C18）
不飽和脂肪酸	ω3	α-リノレン酸（C18:3）
		エイコサテトラエン酸（C20:4）
		エイコサペンタエン酸（C20:5）
		ドコサヘキサエン酸（C22:6）
	ω6	リノール酸（C18:2）
		γ-リノレン酸（C18:3）
		アラキドン酸（C20:4）

（　）内は炭素数：不飽和結合の数を示す

※2 **自由エネルギー**：等温状況で，潜在的最大の仕事量である．生体膜のような半透膜では，溶質濃度が低い（自由エネルギーが高い）領域から，濃度が高い（自由エネルギーが低い）領域に水が移動する．単純拡散では，平衡状態に向かうので自由エネルギーは減る．

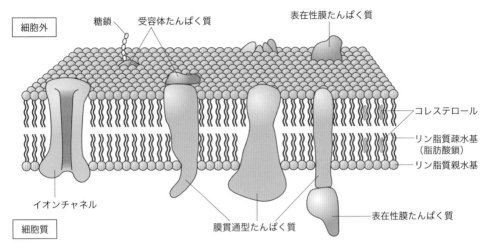

図7 **生体膜の構造**

細胞外
糖鎖
受容体たんぱく質
表在性膜たんぱく質
コレステロール
リン脂質疎水基（脂肪酸鎖）
リン脂質親水基
イオンチャネル
細胞質
膜貫通型たんぱく質
表在性膜たんぱく質

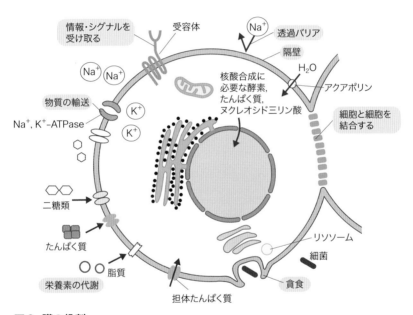

図8 **膜の役割**

情報・シグナルを受け取る
受容体
透過バリア
隔壁
核酸合成に必要な酵素，たんぱく質，ヌクレオシド三リン酸
アクアポリン
細胞と細胞を結合する
物質の輸送
Na⁺, K⁺-ATPase
二糖類
たんぱく質
脂質
栄養素の代謝
担体たんぱく質
リソソーム
細菌
貪食

ドリアに存在し，小さな分子の拡散にかかわっている．

2) 能動輸送

　能動輸送を担うたんぱく質は**ポンプ**とよばれ，細胞内のNa^+を細胞外に出しK^+を取り込むNa^+, K^+–ATPase（ナトリウムポンプ）などが有名である．能動輸送には方向性がある．

　エネルギーを使い，輸送たんぱく質を介して勾配に逆らった物質の移動を行うのが能動輸送である．能動輸送には，一次性能動輸送と二次性能動輸送がある．

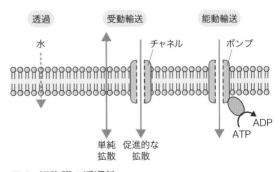

透過
水
受動輸送
チャネル
能動輸送
ポンプ
単純拡散
促進的な拡散
ADP
ATP

図9 **細胞膜の透過性**

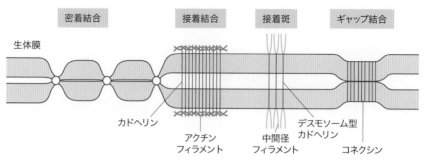

図10 細胞間結合のしくみ

表2 細胞間結合の種類とその役割

結合の名称	介在膜たんぱく質，接着物質	細胞骨格	はたらき	発達している組織
密着結合 （タイト結合）	クローディン，オクルディン， インテグリン		物質通過を遮断，情報伝達	小腸の上皮細胞， 脳の毛細血管
接着結合	カドヘリン	アクチンフィラメント	形体を保つ，情報伝達	上皮細胞，多種類の細胞
接着斑 （デスモソーム）	デスモソーム型カドヘリン	中間径フィラメント	強度を高くする，情報伝達	重層扁平上皮細胞
ギャップ結合	コネクシン		小分子の流通，筋細胞の興 奮伝達	心筋細胞，平滑筋細胞， 骨細胞

一次性能動輸送は，ATPの加水分解によってエネルギーが供給される．二次性能動輸送は，2つの溶質のうち1つが濃度勾配に従う輸送をし，それによって得られたエネルギー源を使ってもう1つの溶質を濃度勾配に逆らって輸送する**共輸送**による輸送である．小腸上皮では細胞外に高濃度にあるNa^+の電気勾配を利用して二次性能動輸送を行い，グルコース，アミノ酸を取り込んでいる．

能動輸送の機能は，栄養物質を細胞内，細胞小器官へ取り込み，分泌物質や不要物質を細胞や細胞小器官から取り除くことであり，特定の無機イオン（K^+，Na^+，Ca^{2+}，H^+）の細胞内濃度を一定の値で，しかも非平衡の状態で維持する．

5 人体組織の構造と機能

組織は細胞の集まりであり，隣接する細胞間の結合は，密着結合（タイト結合），接着結合，接着斑（デスモソーム），ギャップ結合がそれぞれ細胞のはたらきに応じて発達している（図10，表2）．例えば，細胞間に液体が流れないように小腸の吸収上皮細胞，脳の毛細血管などは密着結合が発達している．なお，心筋細胞，平滑筋細胞，骨細胞などではギャップ結合が発達しており，イオンやアミノ酸などの低分子物質が1つの細胞内から別の細胞内へと移動できる．

人体を構成する組織には，**上皮組織，支持組織，筋組織，神経組織**がある（表3）．

A. 上皮組織（図11）

体表や器官の内腔をシート状に覆う組織である．皮膚，外界と接点をもつ消化管・呼吸器・尿路系の**粘膜上皮**，血管・リンパ管の内腔を覆う**上皮（＝内皮）**，腹膜腔・胸膜腔を覆う**上皮（＝中皮）**などである．組織としての特徴は，①隣り合う細胞は接合する，②極性をもち，自由表面，隣接細胞に面する側面，結合組織に面する基底面がある，③細胞間質に乏しい，④基底膜（コラーゲン，ラミニンなどからなる）により結合組織と接している，などがあげられる．

はたらきは，①**保護作用**，②**吸収作用**，③**分泌作用**，④**感覚作用**がある．自由表面は，存在する場所のはたらきに応じて変化に富む．線毛は一定方向に波打つよ

表3　人体を構成する組織

組織		構成細胞	特徴, 存在部位
上皮組織		単層扁平上皮細胞	物質, 細胞が通過できる. 血管内皮, 腹膜上皮
		重層扁平上皮細胞	物理的, 化学的刺激に抵抗がある. 食道, 皮膚の表皮
		単層立方上皮細胞	腺の導管, 尿細管
		単層円柱上皮細胞	胃や腸の粘膜
		多列円柱上皮細胞	精巣
		線毛上皮細胞	線毛で物質を運ぶ. 気道, 卵管, 精巣輸出管
		移行上皮細胞	内容量に応じて形態を変える. 膀胱, 尿管
支持組織	結合組織〔皮下に脂肪細胞, リンパ球, 白血球（好中球, 好酸球など）〕	線維芽細胞→線維細胞	膠原線維, 弾性線維をつくる. 常在しないが外部の細胞が入ってくる
		マクロファージ	異物を取り込み処理する. 抗原認識など
		肥満細胞	ヒスタミンやロイコトリエンを分泌する. IgE受容体をもつ
		形質細胞	抗体を産生する
	軟骨組織	軟骨細胞	プロテオグリカンを主体とする軟骨基質を産生し, その中に埋もれている
	骨組織	骨芽細胞	骨表面にあり, 骨細胞, 骨基質をつくる（骨形成）
		骨細胞	骨基質中にあり, ギャップ結合で細胞は緊密なネットワークをなす
		破骨細胞	骨表面に波状縁で密着し, 酸を放出し, 骨を溶かす（骨吸収）
筋組織	横紋筋（骨格筋, 心筋）	筋細胞	平行に並んだ筋原線維は細いアクチンフィラメントと太いミオシンフィラメントがカルシウムイオンの関与で収縮する
	平滑筋	筋細胞	暗調小体に結合し網目状に存在するアクチンフィラメントは, カルシウムイオン濃度の上昇でミオシンⅡが出現すると収縮する
神経組織		神経細胞（ニューロン）	大小, 長短さまざまな細胞である. 樹状突起で興奮を受けとり, 長い神経突起（軸索）の先のシナプスで次の細胞に興奮を伝える. シナプス小胞から神経伝達物質が分泌される
		グリア（神経膠）細胞	中枢神経の栄養, 排泄などの環境維持を行い, 神経細胞の50倍程度あるといわれている. 近年さらに多様な機能が明らかにされている. 星状膠細胞は, 神経細胞と血管の間に存在して物質交換の仲介をし, 稀突起膠細胞は中枢神経系で髄鞘を形成し, 小膠細胞は食作用をもつ
		シュワン細胞	末梢神経の髄鞘を形成

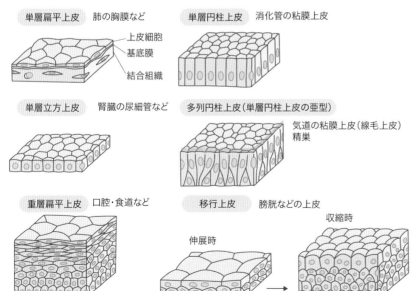

単層扁平上皮　肺の胸膜など
　上皮細胞
　基底膜
　結合組織

単層円柱上皮　消化管の粘膜上皮

単層立方上皮　腎臓の尿細管など

多列円柱上皮（単層円柱上皮の亜型）
気道の粘膜上皮（線毛上皮）
精巣

重層扁平上皮　口腔・食道など

移行上皮　膀胱などの上皮
収縮時
伸展時

図11　代表的な上皮組織
文献2を参照して作成

うに動き，表面にある微粒子，粘液などの物質を送り出すはたらきをする．微絨毛は物質輸送の場であり，細胞膜の表面積を増大させている．

B. 支持組織 (図12)

細胞成分と豊富な細胞間質（線維と基質）からなり，体の至るところに存在して，組織と組織，組織と器官の間を埋めて結びつけたり，体を支えたりする．細胞間質の特徴から**結合組織**，**軟骨組織**，**骨組織**に分類される．

1）結合組織

細胞間質には血管，神経も含まれ，組織液というコロイド状の流動性をもつ物質と多量の線維が存在し，栄養素，代謝産物などの**物質交換**や**炎症，免疫による防御**などに重要な役割を示す．細胞成分は線維芽細胞が大部分で，その他は脂肪細胞，移動能力の大きなマクロファージ（大食細胞），肥満細胞，リンパ球，形質細胞，好中球などである．結合組織の線維は，線維芽細胞が合成し細胞間質に分泌する．**膠原線維，細網線維，弾性線維**の3種がある．膠原線維は，体のたんぱく質の約4分の1を占め，主成分は**コラーゲン**で張力

に対する抵抗が強く，伸びる能力は1割程度とわずかである．細網線維の主成分もコラーゲンだが，配列が規則正しく密に並んでいる膠原線維と異なり，細胞が自由に通ることのできる空間をつくる．弾性線維の主成分は**エラスチン**で，集まると黄色になり，黄色靱帯，大動脈壁，弾性軟骨などの構成成分である．

2）軟骨組織

線維性結合組織の特殊型で，軟骨芽細胞，**軟骨細胞**と細胞間質である**軟骨基質**からなる．**軟骨基質には血管や神経は存在しない**．軟骨芽細胞はタイプⅡコラーゲン，エラスチン，プロテオグリカンなどを分泌し，軟骨細胞は分泌した軟骨基質に取り囲まれ，2，3個の軟骨細胞が軟骨小腔とよばれる場所で，組織液を介した拡散により栄養摂取，排泄を行っている．

軟骨基質は，特有の固さをもつゲル状の物質のなかに線維が埋まってできている．ゲル状物質の主体は**プロテオグリカン**が凝集したものである．プロテオグリカンはコアたんぱく質にブラシ状に**グリコサミノグリカン**（コンドロイチン硫酸，ケラタン硫酸）がついたものである．

軟骨には，繊細な膠原線維を多量に含む乳白色で半

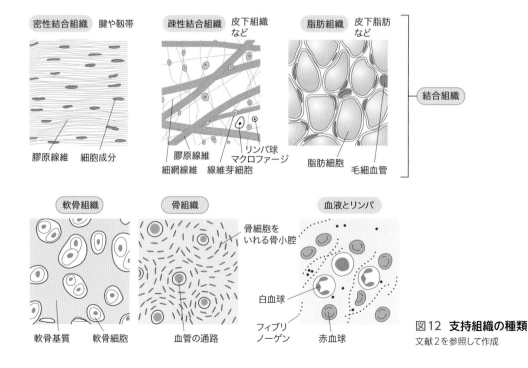

密性結合組織　腱や靱帯
膠原線維　　細胞成分

疎性結合組織　皮下組織など
膠原線維　　　リンパ球
細網線維　線維芽細胞　マクロファージ

脂肪組織　皮下脂肪など
脂肪細胞　毛細血管

結合組織

軟骨組織
軟骨基質　軟骨細胞

骨組織
血管の通路

血液とリンパ
骨細胞をいれる骨小腔
白血球
フィブリノーゲン　赤血球

図12　支持組織の種類
文献2を参照して作成

透明な**硝子軟骨**（気管軟骨，肋軟骨，関節表面を覆う関節軟骨など），太い膠原線維が束となって多量に含まれる**線維軟骨**（椎間円板，恥骨結合，膝関節半月円板など），基質線維の30%程度が弾性線維である**弾性軟骨**（耳介軟骨，外耳道軟骨，喉頭蓋軟骨など）があり力学的特性が異なっている．

3) 骨組織（図13）

骨をつくる硬い組織で軟骨組織と同様，線維性結合組織の特殊型である．体内のカルシウムの99%は骨で貯蔵されている．細胞成分は**骨芽細胞**，**骨細胞**，**破骨細胞**で，細胞間質は**骨基質**である．骨芽細胞は骨の表面に並んで細胞質突起を骨表面に伸ばし，コラーゲン線維，オステオカルシン，オステオポンチンなどの骨基質を合成しながら基質小胞を分泌し，リン酸とカルシウムからなるハイドロキシアパタイトを間に沈着させて骨を形成する（**骨形成**）．**骨細胞**は，骨芽細胞が自ら産生した骨基質中に埋め込まれたもので，無数の突起を介してネットワークをつくり，ミネラルの代謝や骨基質への機械的ストレスの感知に関与している．造血幹細胞由来の破骨細胞は極性をもち骨表面に波状縁を形成して存在し，骨を分解（**骨吸収**）する．破骨細胞内の炭酸脱水酵素により産生されたH^+（酸）を放出してミネラルを溶かし，コラーゲンはカテプシンで分解されて吸収される．

骨代謝の調節については**第8章参照**．

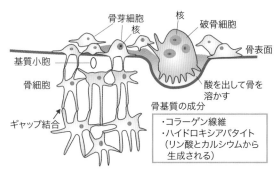

図13　骨組織

C. 筋組織（図14）

刺激されると収縮する性質をもった細長い筋原線維に満ちている筋細胞からなる組織である．筋細胞には細いアクチンフィラメントと太いミオシンフィラメントが満ちている．**横紋筋**と**平滑筋**の2つに分けられる．横紋筋は，さらに，**骨格筋**と**心筋**に分けられる．横紋筋はアクチンフィラメントとミオシンフィラメントが

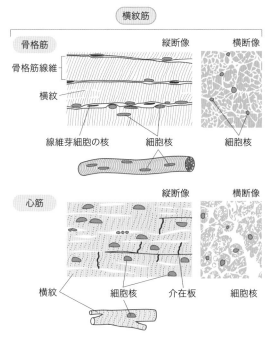

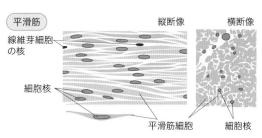

図14　筋組織の種類
文献2を参照して作成

規則正しく配列し筋節（サルコメア）という横縞が認められる．平滑筋は，暗調小体にアクチンフィラメントが固定されさまざまな方向に向いている．収縮過程が開始されるとミオシン分子が重合し，フィラメントが見えるようになる．横紋筋のうち骨格筋は随意筋で運動神経の支配を受け，心筋は不随意筋で自律神経で調節される．平滑筋は不随意筋で，自律神経で調節され，収縮の伝搬がある．

複数の筋細胞は1本の神経線維に接合して一斉に収縮する収縮同期性をもって筋力を発揮する．

横紋筋では，筋細胞膜が細胞に深く入りこんだ横行小管の脱分極が，Ca^{2+}の貯蔵庫である筋小胞体からのCa^{2+}の放出を引き起こす．Ca^{2+}はトロポニンに結合してアクチンフィラメントのミオシン結合部位を露出させる．この結果，アクチンフィラメントとミオシンフィラメントが相互作用することで収縮が起こる．

平滑筋では，横行小管に一致するものは細胞膜のへこみでカベオラとよばれ，細胞膜の脱分極が細胞内Ca^{2+}の流入を起こし，ミオシンフィラメントがアクチンフィラメントを引き込み収縮する．

骨格筋は，急速に収縮できるが持続力に乏しいグリコーゲンを多くもつ嫌気性代謝の白筋と，クレアチンリン酸を多量にもち好気性代謝が主なミオグロビン含量の多い赤筋が混在している（第9章参照）．

D. 神経組織 （図15）

神経細胞（ニューロン）と**グリア細胞（神経膠細胞）**からなる．

神経細胞は興奮性に優れ，その伝導，伝達を行う．グリア細胞は神経細胞の支持，栄養・代謝の調節などを行う．その数は神経細胞よりはるかに多い．神経細胞，グリア細胞ともに，多数の組織内細胞と情報伝達を行うために細胞質が変形して形成された多数の突起を出す．

神経細胞は，**細胞体，樹状突起，軸索**からなる．細胞体は核などの細胞小器官が集中している部位で，核の周辺部には粗面小胞体の集塊であるニッスル物質が存在し，たんぱく質合成が活発に行われている．樹状突起は，細胞体から枝分かれしながら広がる構造で，他の神経細胞などから信号を入力した興奮を細胞体に伝える役割をもつ．

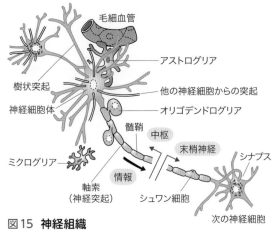

図15 神経組織
文献2を参照して作成

軸索は細胞体より伸びた構造で，**神経突起**ともよばれ，長いものは1mに達する．1つの神経細胞は多数の樹状突起をもつが，軸索は基本的には1本である．軸索の根元は**軸索小丘**ともよばれ，**Na^+チャネル**が多く，細胞体の興奮がここで集約されて**活動電位**[※3]が発射される．軸索末端は少し膨れて**神経終末**となり，他の細胞と接続して**シナプス**を形成する．活動電位という形で興奮が軸索を**伝導**されて神経終末に達すると，神経伝達物質が放出され，その刺激によってシナプス後細胞に興奮が**伝達**される．

末梢神経系では軸索（神経突起）は，ミエリンに富んだ髄鞘がその外側を取りまくシュワン細胞にらせん状に保護されている有髄線維と，シュワン細胞内に取り囲まれた無髄線維に区別される．有髄線維は，絶縁体となっている髄鞘をジャンプして興奮を伝える．

脳や脊髄などの中枢神経系に存在するグリア細胞には，結合組織のような役目をする**アストログリア**，食作用をもつ**ミクログリア**，髄鞘を形成する**オリゴデンドログリア**などがある．グリア細胞はニューロンの栄養を支援し，ニューロンの物理・化学的環境を整備する補助的役割の細胞と考えられていたが，近年，シナプス伝達効率，局所脳血流の制御などの脳機能への多様な役割をもつことが知られるようになった（第11章参照）．

※3 **活動電位**：細胞内外ではカリウムイオン，ナトリウムイオンの濃度差があり，細胞が活動していないときは約−70mVになっているが，興奮（活動）時には細胞内に両イオンの流入が起きる．この電位変化をいう．

6 器官の構造と機能

複数の組織が組み合わさり一定の形をもち，定められた機能を果たす**器官**を形成し，さらに，いくつかの器官が集まり特定の機能を果たす**器官系**が構成されて人体を維持している．

A. 消化器系（第2章）

消化器系には消化管と肝臓，膵臓のような実質性器官が含まれる．肝臓では栄養源となる物質の合成や貯蔵，不要な物質の分解，老廃物の生成などが行われている．また消化管での消化に必要となる胆汁も肝臓で生成され，胆嚢に貯えられる．膵臓では消化酵素を含む膵液を生成し，消化管に分泌している．

消化管は口唇からはじまり，口腔，咽頭，食道，胃，小腸，大腸，肛門に至る管で，管腔と**管壁**からなる．外界と接する，粘膜の表面を覆う上皮組織は，非自己物質である食物を内部に取り入れられる状態に消化し，小腸で吸収し，余剰不要物は体外に排泄する．外界から取り込んだ細菌から形成される**常在細菌叢**が存在するなど外界と接点をもつ器官であり，免疫機能も発達している．

B. 血液・リンパ・凝固系（第3章）

造血は，胎生初期は卵黄嚢にあり，その後，肝臓，脾臓で行われ胎生4カ月頃から骨髄造血がはじまり，出生後，酸素呼吸を開始すると**骨髄**のみで行われる．分化した細胞（赤血球，白血球，血小板）は，骨髄を出て全身を循環しながら必要に応じて役目を果たす．赤血球は酸素を運搬し，白血球は生体防御の役割をもつ．血小板は，止血や凝固の最初の段階で重要なはたらきをする．

C. 循環器系（第4章）

心臓は心筋からなり，収縮，拡張をくり返して全身に**血液を循環**させる．血液は左心房→左心室→大動脈→動脈→動脈系毛細血管（組織内）→静脈系毛細血管（組織内）→静脈→大静脈→右心房→右心室→肺→左心房と全身を一巡している．特に，毛細血管と組織との間で物質交換を行い，物質の移動の重要な役割をもつ．

D. 呼吸器系（第5章）

空気の通り道である気道，すなわち鼻腔，咽頭，喉頭，気管，気管支，肺までをいう．肺では肺胞上皮細胞で，胸郭（胸椎，肋骨，肋間筋，横隔膜）の助けを得て肺胞でガス交換をする．

E. 腎・尿路系（第6章）

体液の恒常性を保つために，体にとって不要または過剰な物質を腎臓でろ過して尿を生成し，体外に排泄する．尿を生成する腎臓では，その機能単位であるネフロンを構成する糸球体や，尿細管の機能に応じた各種の上皮組織が，尿道，膀胱では機能に適した種類の上皮組織と，筋組織，神経組織が協調して貯尿，排尿を行う．

F. 生殖器系（第7章）

種族維持のために，子どもをつくるための器官系である．男性の生殖器は精子をつくる精巣（睾丸）と精液を運ぶ精路（精管と尿道），精路に付属する腺，交接器（陰茎）からなっている．女性の生殖器は卵子をつくる卵巣と，胎児を育てる子宮が主体で，交接器の腟と外陰部が付属している．卵子と精子が融合した受精卵は，子宮内で増殖・分化して人体を形成する．

性腺原基と未分化導管（ウォルフ管とミュラー管）は胎生7週までは男女差がないが，その後遺伝子により決定された性に向かって発育し，不要な管が退縮する．

G. 骨格系（第8章）

人体には約200個の骨があり，骨同士が連結（可動結合・不動結合）して骨格がつくれる．関節により可動結合した骨に付着した筋の収縮により**運動器**としてのはたらきをもち，さらに内臓の保護，骨髄での造血，カルシウムイオン（Ca^{2+}）を一定に保つための貯蔵，供給機能ももつ．

H. 筋肉系と運動機能（第9章）

骨格筋，心筋，平滑筋がある．骨格筋は運動神経からの化学刺激により収縮し，骨格系と連動することで運動機能を発揮する．全身で約400個あり，グリコーゲンやすばやく利用できるクレアチンリン酸をエネルギー源として貯蔵している．まずクレアチンリン酸を

エネルギー源としてATPを産生し，使い果たすとグリコーゲンを用いる．心筋は心臓に，平滑筋は内臓や血管に存在する．

I. 内分泌系 (第10章)

内分泌系から産生され分泌される物質は**ホルモン**とよばれ，血液を介して運ばれ，受容体をもつ細胞にはたらきかけることで生体全体が調和を保つような調節作用をする．

脳の一部である視床下部は，自律神経系の調節をするとともに視床下部ホルモンを分泌し，下垂体門脈とよばれる特殊な血管系を介して，下垂体が産生するホルモンの合成や分泌を調節する．

独立した内分泌腺には，松果体，下垂体，甲状腺，副甲状腺，副腎，膵臓にあるランゲルハンス島，性腺（卵巣，精巣，胎盤）などがある．組織内に内分泌細胞として存在する各種消化管ホルモン産生細胞，腎臓の傍糸球体細胞（レニン），尿細管間質細胞（エリスロポエチン）もあり，心房からは利尿ペプチドが分泌される．

J. 神経系 (第11章)

人体が全体として調和できるように，各器官の情報を収集し，データに基づき刺激を受け止め，指令を出す**中枢神経系**（脳，脊髄）と身体各部への連絡をする**末梢神経系**に分かれる．この指令は，ナトリウムイオン，カリウムイオンの細胞内外の移動によって生じる電気的興奮ですばやく全身に伝えられる（図15）．

脳では，神経細胞の栄養，排泄を担う血管は他の組織と異なり，脳血液関門（BBB）を形成し脳の環境を維持している．

末梢神経系は，心臓，肺，消化管など無意識のうちにコントロールする**自律神経系**と，意識的に動かす運動器，および感覚器を制御する**体性神経系**（脳脊髄神経系）に分かれる．体性神経系は，身体外部や内部の情報を中枢に伝える感覚神経系と，中枢から出た指令を効果器に伝える運動神経系がある．

自律神経系，体性神経系ともに末梢器官・組織（嗅覚器，視覚器，皮膚，内臓など）からの刺激を中枢に伝える**求心性神経**と，中枢の指令を末梢器官・組織に伝える**遠心性神経**がある．

K. 感覚器系 (第12章)

外部環境，身体内部の変化を刺激として感知する受容器である．感覚には**特殊感覚**（眼：視覚，耳：聴覚・平衡覚，鼻：嗅覚，舌：味覚），**体性感覚**（皮膚感覚：触覚・圧覚・温度覚・痛覚，深部感覚），内臓感覚に分けられ，求心性神経である感覚神経を通して中枢神経に刺激を伝える．

細胞膜と食事と健康の関係

細胞膜の構成成分と栄養素

生体膜は脂質二重層を基本構造とし，これにさまざまなたんぱく質が組み込まれて構成されている．構成脂肪酸はたえず移動変化し，食事内容でも変化して，生体反応に影響することが報告されている．天然に含まれるシス型の不飽和脂肪酸は，液状で，酸化により劣化しやすいために，水素を添加して飽和脂肪酸に転化，固化させ，酸化しにくくしている．その過程で，飽和脂肪酸に転化しなかったシス型不飽和脂肪酸が，トランス型不飽和脂肪酸に変化する．この派生物であるトランス型不飽和脂肪酸を多く含むのは，ショートニング，マーガリンなどで，摂取リスクとして，虚血性心疾患の発症，認知機能の低下，アレルギー反応，炎症反応の悪化などが報告され，国際的に表示規制が広がっているが，日本は任意で表示義務はない（2018年11月時点）．

細胞膜は，構成成分が常に移動して流動的である．たんぱく質が主体を占める機能は，生体の情報に従って受容体やイオンチャネル・輸送体の活性，数の増減，生体防衛，代謝に応じて絶えず変化している．

ミトコンドリア病

ミトコンドリアのはたらきが低下して，細胞の活性が低下する病気の総称である．どの細胞にも障害は現れるが，エネルギー消費の多い細胞，特に神経症状，筋肉の運動，心臓のはたらきに連動した症状は現れやすい．

日本人の糖尿病の約1％にミトコンドリア異常による患者がいて，そのうち約60％に難聴を伴う．

原因として先天性の遺伝子の変化による場合と，薬剤による二次的な場合の2つがある．

リソソーム病（ライソゾーム病）

細胞外から取り込まれた不要物，細胞内の老廃物などを分解処理するリソソームの酵素が欠損しているために，処理されるはずの物質が体内に蓄積する先天性の代謝異常疾患である．欠損酵素の違いで，症状が異なり病名も異なっており，現在約30種類のリソソーム病が知られている．成長するにつれ不要物の蓄積により症状が発現する．判明している酵素を定期的に補充することで症状を軽減できるタイプもある．

文　献

1）「基礎から学ぶ生物学・細胞生物学 第3版」（和田 勝/著，髙田耕司/編集協力），羊土社，2015
2）松村讓兒：組織の概要．「消っして忘れない 解剖学要点整理ノート改訂 第2版」（井上 馨，松村讓兒/編），pp15-22，羊土社，2014

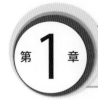

チェック問題

問　題

☐ ☐ **Q1** 細胞内でのたんぱく質合成の機序を説明しなさい.

☐ ☐ **Q2** 隣接する上皮細胞の結合について説明しなさい.

☐ ☐ **Q3** 細胞分裂について，細胞内の変化について説明しなさい.

☐ ☐ **Q4** 生体膜の構造の特徴を述べなさい.

☐ ☐ **Q5** 支持組織は，結合組織，軟骨組織，骨組織に分類されている. ①各組織の基質を合成する細胞名，②基質を構成する細胞，③物質を答えなさい.

解答&解説

A1 核のDNAからRNAに情報が転写され，RNAスプライシングを経てmRNAが合成される. 一方で核小体でリボソームのサブユニットができ，核膜孔から細胞質に出て，mRNAの上の情報を読み取りアミノ酸配列へと次々に翻訳し，ポリペプチド，たんぱく質がつくりだされる. さらに粗面小胞体，ゴルジ体で糖を付加するなど加工されて運ばれていく.

A2 上皮細胞は隣接する細胞と密着結合（タイト結合），接着結合，接着斑（デスモソーム），ギャップ結合で結合し，特定の機能を果たす. 特に，ギャップ結合は細胞間の交流ができる.

A3 細胞は分裂に先立ち，細胞質を増加させ，細胞小器官，たんぱく質を2倍にし，DNAの複製を行う. この時期を間期という. 準備が整ったあと，核膜が消失し，染色体が現れる. 次いで中心体が両極に移動し，紡錘糸が現れ，染色体は細胞の中央付近（赤道）に並び，中心体に向かって両極に移動し，中央がくびれ，核膜が現れて分裂が完了する.

A4 主成分はリン脂質であり，親水基を外に，疎水基を内にした向かいあわせの二重構造になっている. また，体温により，膜の性状は変化する. 生体膜には，いろいろな情報交換，物質輸送をするための装置が配置されており，受容体などが分子量，分子構造に応じて膜内外に突出している.

A5 結合組織：①線維芽細胞，②線維細胞，③コラーゲン，エラスチン.
軟骨組織：①軟骨芽細胞，②軟骨細胞，③タイプⅡコラーゲン，エラスチン，プロテオグリカン.
骨組織　：①骨芽細胞，②骨細胞，③タイプⅠコラーゲン，オステオカルシン，オステオポンチン.

本書関連ノート「第1章　細胞と組織」でさらに力試しをしてみましょう！

第 **2** 章 消化器系

Point

1 消化器系は，口からはじまって肛門に至る消化管（口腔・咽頭・食道・胃・小腸・大腸）と，唾液腺，肝臓，膵臓のような実質性器官からなっていることを理解する

2 消化には，機械的消化と化学的消化があることを理解する

3 化学的消化には2段階あり，管腔内消化と膜消化があることを理解する

4 吸収とは，摂取した水，無機物質，および消化によって生じた種々の物質を体内に取り入れることで，主に小腸で行われることを理解する

概略図 消化器系

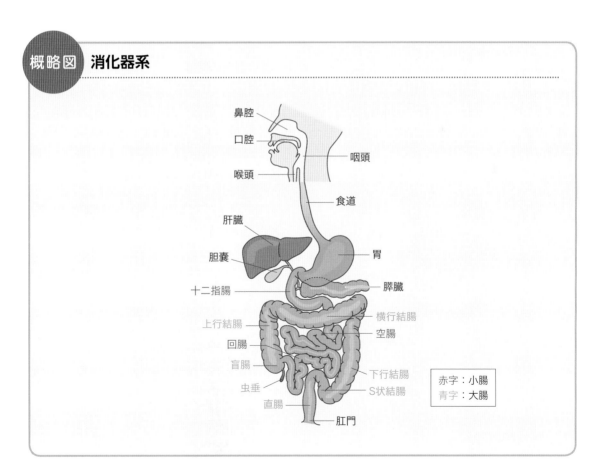

赤字：小腸
青字：大腸

1 消化器系の構成と機能

A. 消化器系の構成

消化器系は，口からはじまって肛門に至る**消化管**（口腔・咽頭・食道・胃・小腸・大腸：**中腔性器官**ともいう）と，**付属器官**（歯，舌，唾液腺，肝臓，胆嚢，膵臓）からなる．小腸はさらに，十二指腸，空腸，回腸に分けられ，大腸は，盲腸（虫垂），上行結腸，横行結腸，下行結腸，S状結腸，直腸に分けられる．

消化管は，内腔から外表面にかけて，**粘膜，粘膜下組織，筋層，漿膜**（または外膜）の4層からなる（図1）．粘膜は，**上皮，粘膜固有層，粘膜筋板**によって構成される．

①**上皮**：食道と直腸下端部の上皮は，機械的刺激や摩擦に適応した重層扁平上皮である．胃・小腸・大腸の上皮は，分泌や吸収に適応した単層円柱上皮である．

②**粘膜固有層**：毛細血管網やリンパ管が発達しており，吸収された栄養素の運搬経路となる．

③**粘膜筋板**：薄い平滑筋の層で，収縮・弛緩により，粘膜の微妙な運動が起こる．この運動により，胃や小腸ではすべての吸収上皮細胞が消化管内容物と直接，接することができるようになる．

④**粘膜下組織**：疎性結合組織からなり，血管やリンパ管が豊富に存在する．

⑤**筋層**：主に平滑筋でできており，内側が輪走筋，外側が縦走筋の2層からなる（**内輪外縦**）．ただし，胃は内側から斜走筋，輪走筋，縦走筋の3層からなる．食道は上部が横紋筋で下部に行くにしたがい平滑筋に移行する．

⑥**漿膜**：胃・小腸・大腸の外表面は，漿膜という滑らかな層に覆われている．ただし，十二指腸，上行結腸，下行結腸は後腹壁に埋まっているため，これらの後面は漿膜を欠いている．食道は漿膜に覆われておらず，外膜といわれる1層の疎性結合組織に覆われている．

付属器官でも，歯は食物を機械的に砕くときに，舌は咀嚼時や嚥下時に補助的に機能する．それ以外の付属器官は，消化液を産生または貯蔵し，導管経由で消化管腔に分泌することで，食物の消化を助ける．

胆嚢は袋状で，単層円柱上皮からなる粘膜，平滑筋層，結合組織，漿膜で形成される．肝臓の臓側面（下面）に付着しており，肝臓でつくられた胆汁を一時的に蓄え，濃縮する．

B. 消化器系の機能

消化器系のはたらきは**消化**と**吸収**である．消化とは，食物を摂取し，その中に含まれている種々の栄養素を体内に吸収できるような物質にまで分解することをいう．未消化物や不要のものは体外に排出される．消化には，食物を咀嚼し，これに消化液を混ぜ，次第に下方の消化管に移動させること（**機械的消化**，もしくは物理的消化ともいう），および消化液の中の酵素のはたらきで，食物を化学分解（加水分解）すること（**化学的消化**）の2つがある．

化学的消化には2段階あり，機械的消化の結果粥状（かゆ）になった食物は，消化酵素を含む消化液と適度に混ざり合い，加水分解を受ける（**管腔内消化**）．さらに二糖類とペプチドは，小腸粘膜の吸収上皮細胞の微絨毛膜などに存在する二糖類分解酵素やオリゴペプチダーゼの作用により，それぞれ単糖，ジペプチド，アミノ酸になり（**膜消化**，後述），吸収される．

消化管は体内にあるものの，口，肛門で外界と連絡している中空の管であるので，消化管内腔は外部環境の延長といえる．吸収とは，摂取した水，無機物質，

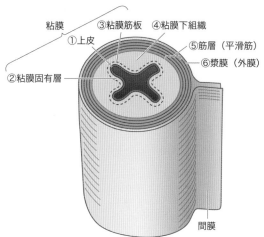

粘膜
　③粘膜筋板　④粘膜下組織
　①上皮
　　　　　　　　⑤筋層（平滑筋）
　　　　　　　　⑥漿膜（外膜）
②粘膜固有層

間膜

図1　中腔性器官の構造
文献1，p.238を参考に作成

および消化によって生じた種々の物質を体内に取り入れることをいう.

2 咀嚼の機構

　上顎に対して下顎を動かし，上下の歯によって食物を細かく砕くとともに唾液を混ぜる運動を**咀嚼**という.舌，唇，頬の運動も咀嚼運動に加わる.口腔の粘膜は厚い重層扁平上皮と粘膜固有層からなり，粘膜筋板をもたない.口腔の構造は図2を参照のこと.

A. 咀嚼筋

　口の開閉には，上顎骨，下顎骨，顎関節，咀嚼筋が関与する.**咀嚼筋**（顎を動かす筋）のうち主なものとしては，側頭筋，咬筋，外側翼突筋，内側翼突筋の4種類がある.上顎骨は固定されており，下顎骨が顎関節を介して上下およびわずかに前後左右に動く.4つの咀嚼筋が，下顎を閉じ，前後のすり合わせ運動を行っている.さらに，舌，歯，唾液腺，口唇，頬，口蓋とが協調的にはたらき，咀嚼という複雑な運動を行う.

　食物は，口腔の中で，歯により噛み砕かれ，すり合わされ，唾液と混じって湿り気を帯びて適度な大きさの食塊となり飲み込みやすくなる.

B. 歯

　完成したヒトの上下の歯列弓は，それぞれ**左右8対の永久歯**（切歯2本，犬歯1本，小臼歯2本，大臼歯3本）からできている[※1].歯肉の外に現れている部分を歯冠，顎骨の歯槽に埋まっている部分を歯根とよぶ.上下顎骨の歯槽部を覆う粘膜を歯肉という.歯の内部には歯髄腔があって，血管と神経に富む結合組織（歯髄）が入っている（図3）.

　歯の組織の主体は象牙質で，ミネラル（無機質）を約70％含み，化学組成は骨組織に似ているが骨より硬い.歯冠はエナメル質が覆う.エナメル質は97％がミネラルからなり，人体中最も硬い組織である.歯根はセメント質が覆う.

C. 舌

　舌は口腔底の大半を占める骨格筋の塊で，自由に動

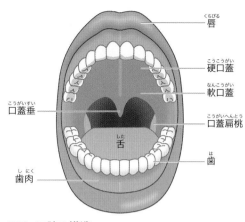

図2　口腔の構造

（唇，硬口蓋，軟口蓋，口蓋垂，口蓋扁桃，歯，歯肉，舌）

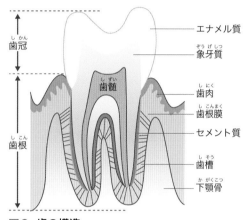

図3　歯の構造

（エナメル質，象牙質，歯肉，歯根膜，セメント質，歯槽，下顎骨，歯冠，歯髄，歯根）

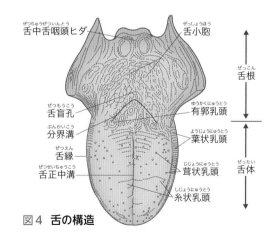

図4　舌の構造

（舌中舌咽頭ヒダ，舌小胞，舌盲孔，有郭乳頭，分界溝，葉状乳頭，舌縁，茸状乳頭，舌正中溝，糸状乳頭，舌根，舌体）

※1　合計32本である.なお，乳歯は20本で，生後6カ月で乳歯が萌出する.

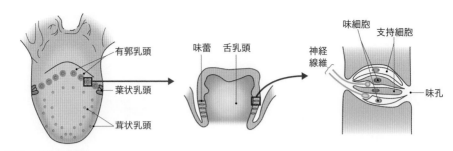

図5 味覚と味蕾

かすことができ，咀嚼，嚥下，発声，味覚に関与する．舌根の前方に形成されるV字状の分界溝を境にして，前を舌体，後を舌根という（図4）．表面は粘膜に覆われ，無数の舌乳頭を形成する．舌乳頭は4種が区別される．糸状乳頭は，全域に密生して粘膜にビロード状の観を与え，茸状乳頭は舌の先（舌尖）付近に多く，赤い点状にみえる．有郭乳頭は大型で，分界溝の前に1列に並び，葉状乳頭は舌体外側縁の後部に前後に並ぶ．味覚の受容器である**味蕾**は，茸状乳頭，有郭乳頭と葉状乳頭に存在し，糸状乳頭にはない（図5，第12章参照）．

変性角化細胞の脱落が遅延，集積し，そこに細菌が繁殖して白い被膜を形成したものを舌苔という．

D. 口蓋

口蓋は，口腔と鼻腔との境で，前3分の2は骨を土台につくられているため，硬口蓋，後ろ3分の1は骨格筋を土台にしているため，軟口蓋とよばれる（図2）．

E. 唾液腺

肉眼で見えるサイズの大唾液腺が3種3対ある（耳下腺，顎下腺，舌下腺，図6）．光学顕微鏡で見える多数の小唾液腺は，口腔粘膜内にある．どちらの唾液腺も腺房，介在部，線条部，大導管から構成される（図7）．

唾液腺には粘液細胞と漿液細胞があり，自律神経により，分泌が調節されている．耳下腺は漿液細胞がほとんどで漿液腺とよばれる．顎下腺，舌下腺は粘液細胞，漿液細胞を含む混合腺である．粘液細胞は粘液の高い糖たんぱく質であるムチンを，漿液細胞は消化酵素（α-アミラーゼ：プチアリン）と電解質を分泌する．アミラーゼは炭水化物をデキストリンや，三糖類，二糖類に分解する．

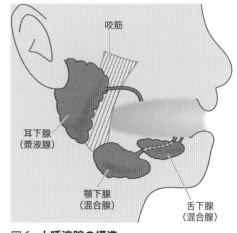

図6 大唾液腺の構造

3 嚥下の機構

飲食物を口腔から，咽頭，食道，噴門を経て胃の中に送り込む運動を**嚥下**という．嚥下運動は，延髄にある嚥下中枢により調節されている（第11章参照）．摂食・嚥下は，以下の5期に区別される．このうち嚥下は，**口腔期・咽頭期・食道期**の3期をいう．

①**先行期**：飲食物の形や量，質などを認識する．

②**準備期**：食物を捕捉し，咀嚼し，食塊（嚥下に適した大きさの塊）を形成する．

③**口腔期**：食塊が口腔から咽頭に随意的に送り込まれる．

④**咽頭期**：食塊が咽頭から食道に送り込まれる（不随意）．

⑤**食道期**：食塊が食道から胃に送り込まれる（不随意）．

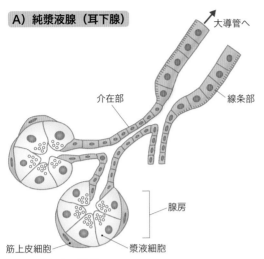

A) 純漿液腺（耳下腺）

介在部
線条部
大導管へ
腺房
筋上皮細胞
漿液細胞

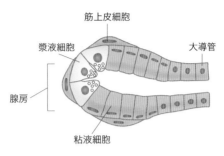

B) 混合腺（顎下腺，舌下腺）

筋上皮細胞
漿液細胞
腺房
大導管
粘液細胞

図7　唾液腺の構造
文献1，p.245より引用

A. 口腔期（嚥下の第1期）

　舌による食物の移動である．舌が口蓋に接触し，前方から後方に向かって口腔を閉鎖していくことで食塊が後方に押し込まれ，さらに，咽頭後部まで送り込まれる．

B. 咽頭期（嚥下の第2期）

　咽頭は，鼻腔と口腔が後方に開く空間である．上は頭蓋底から下は第6頸椎および輪状軟骨にまでおよび，消化器系と呼吸器系の共通の通路である．食道および喉頭に通じ，食道への移行部が消化管のなかで最も狭く直径1.5cmである．軟口蓋より上を鼻部，喉頭蓋より下を喉頭部，その間を口部と3区分する．壁は重層扁平上皮からなる粘膜と筋層でつくられる．

　咽頭期で最も重要なことは**気道の閉鎖**で，それは，軟口蓋による鼻咽頭腔の閉鎖，喉頭挙上および声門を閉じることによる喉頭の閉鎖である．すなわち，飲食物が咽頭に運ばれてくると，咽頭の粘膜が刺激されて，延髄嚥下中枢を介した反射運動として，鼻腔への通路をふさぎ，同時に舌骨と喉頭が上方に上がり，喉頭筋の収縮も加わって喉頭口が閉じられ，気道へ飲食物が入り込むことを防ぐ（図8）．

C. 食道期（嚥下の第3期）

　食道の入り口は常時閉じているが，飲食物が入ると，反射的に弛緩し，食塊を引き受ける．すると食塊より口側の輪走筋が収縮し，肛門側の輪走筋が弛緩する．食塊は，食道内を約4cm/秒の速度で移動する．したがって，逆立ちをしていても食塊は胃に送られる．

D. 嚥下の時間

　固形物〜半固形物の食塊が口腔から食道に入るには4〜8秒かかるが，非常にやわらかい飲食物は約1秒で通過する．体位などによっても異なる．

Column

嚥下という命名の由来

　嚥下は，口腔と咽頭が連動して行う重要な機能であるが，嚥下の嚥は口偏に燕（つばめ）である．

　嚥下は英語でswallowingであるが，swallowのもう1つの意味がつばめである．餌を飲み込む子つばめの様子から生まれた言葉だといわれている．

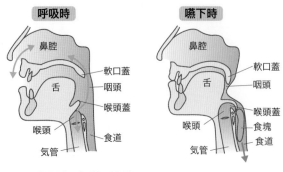

図8 嚥下時の気道の閉鎖

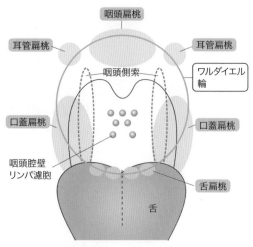

図9 ワルダイエル輪

E. 咽頭における生体防御

咽頭には，以下のリンパ小節が存在しワルダイエル輪とよばれ，生体防御の最初の砦となっている（図9）．

- 咽頭扁桃（咽頭扁桃の腫れたものをアデノイドという）
- 耳管扁桃（耳管開口部の周囲にリンパ小節が存在）
- 口蓋扁桃
- 舌扁桃（舌根部の表面のリンパ小節による凹凸のこと）

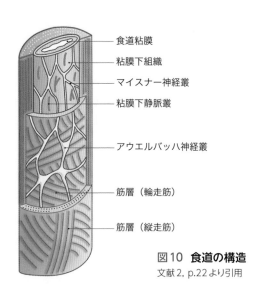

図10 食道の構造
文献2, p.22より引用

4 消化管運動のしくみ

蠕動は消化管に共通の運動である．基本的に，**副交感神経の興奮で亢進**し，交感神経によって抑制される．消化管の内容物は，消化管壁を構成する平滑筋の規則正しい収縮運動（蠕動運動）により，重力の方向にかかわらず，口側から肛門側へ移送される．蠕動運動は，食道から直腸に至るすべての消化管部位で発生する．

A. 食道

食道は，長さ約25 cmの管で，口の中に摂取された食物は，咀嚼され，嚥下により食道を経て胃に移動する．食道の壁は食道粘膜，粘膜下組織，筋層，外膜で構成され，筋層の外に通常みられる漿膜は存在しない（図10）．粘膜上皮は，重層扁平上皮でできている．

消化管壁がその部位にある内容物により伸展されると，口側の輪走筋は収縮し肛門側の輪走筋は弛緩する（蠕動運動：図11）．このため，内容物は，消化管の先方（肛門側）に移動する．この移動速度は2～20 cm/秒であり，自律神経系の活動により調節される．収縮波

を引き起こす物質はアセチルコリンとサブスタンスP，弛緩を引き起こす物質は一酸化窒素（nitric oxide：NO）などである．

B. 胃

胃は，**噴門**で食道に続き，**幽門**で十二指腸につながる．各部位の名称は図12に示す．胃の蠕動運動は，食物の移送の他に撹拌，混和に利用される．胃の幽門の括約筋が収縮すれば胃内容物は胃内に留まり，強い蠕動波で強力に撹拌される（図13）．

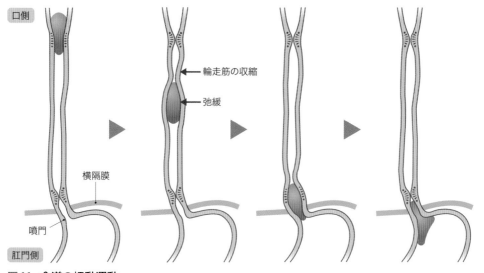

口側

→ 輪走筋の収縮

→ 弛緩

横隔膜

噴門

肛門側

図11　食道の蠕動運動
文献3, p.203, 図28を参考に作成

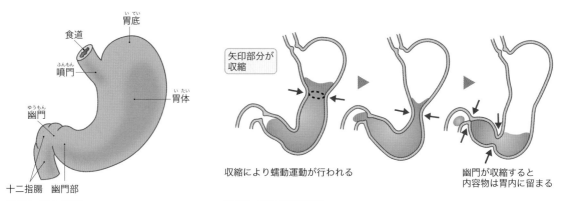

食道

胃底 （いてい）

噴門 （ふんもん）

胃体 （いたい）

幽門 （ゆうもん）

十二指腸　幽門部

図12　胃の構造
文献1, p.248より引用

矢印部分が収縮

収縮により蠕動運動が行われる

幽門が収縮すると内容物は胃内に留まる

図13　胃の蠕動運動
文献3, p.211, 図42を参考に作成

C. 小腸

　小腸は，長さ約6 mで，**十二指腸，空腸，回腸**からなる．十二指腸は約25 cmで，空腸と回腸には明瞭な境界はないが，口側5分の2が空腸，肛門側5分の3が回腸である．小腸は，消化と吸収の主要な場所である．小腸の運動は，3つの型に分けられる（図14）．

①**蠕動運動**：輪走筋と縦走筋の協調により，口側が収縮し，肛門側が弛緩する運動をいう．この運動により，腸内容物が口側から肛門側へ移動する．

②**分節運動**：小腸の長軸方向に沿って，所々で局所的に（分節），輪走筋が交互に収縮する運動をいう．この運動により，腸内容物が消化液とよく混和される．

③**振子運動**：小腸の縦走筋が収縮と拡張をくり返す運動．腸内容物の混和を促進する．

D. 大腸

　大腸のはじまりは**回盲部**（かいもう）で，回盲弁（バウヒン弁：上下のひだでできている）により盲腸から回腸への逆流を防いでいる（図15）．大腸では，小腸から輸送されてきた粥状の内容物から水分と電解質が吸収されながら，ゆっくりと（12～30時間）輸送されていく．大腸では，蠕動運動，分節運動などに加え，**大蠕動**とよばれる運動がみられる．大蠕動は，蠕動運動のなかでも特に強いもので，主に排便に関与している．大蠕動

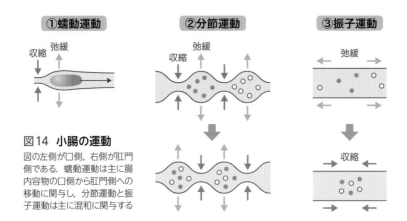

図14 小腸の運動
図の左側が口側, 右側が肛門側である. 蠕動運動は主に腸内容物の口側から肛門側への移動に関与し, 分節運動と振子運動は主に混和に関与する

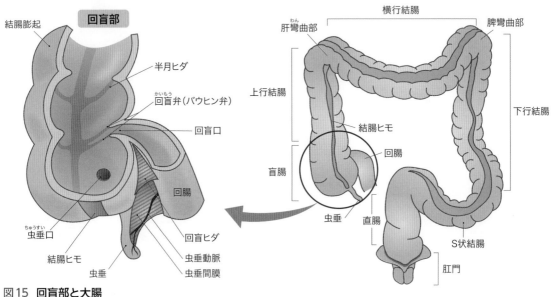

図15 回盲部と大腸
左図は文献3, p.246, 図98を参考に作成

により口側腸管からの内容物が直腸に送られ, これが直腸を伸展すると, 排便反射が惹起される (後述).

E. 消化管の壁内神経叢

消化管は, 交感神経系と副交感神経系による中枢神

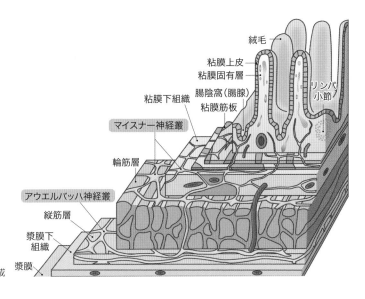

図中ラベル:
- 絨毛
- 粘膜上皮
- 粘膜固有層
- 腸陰窩(腸腺)
- 粘膜筋板
- リンパ小節
- 粘膜下組織
- マイスナー神経叢
- 輪筋層
- アウエルバッハ神経叢
- 縦筋層
- 漿膜下組織
- 漿膜

図16 小腸壁の組織構築
文献3, p.226, 図64を参考に作成

経系の調節を受けている．しかし，これらの神経系を切断した後でも，消化管の機能の多くは維持される．これは消化管壁内にある壁内神経叢による局所性の調節が行われているからである．壁内神経叢には**アウエルバッハ神経叢**（筋層間神経叢）と**マイスナー神経叢**（粘膜下神経叢）があり，相互に連絡している（図16）．

1）アウエルバッハ神経叢（筋層間神経叢）

筋層の輪走筋と縦走筋の間に存在する．主に平滑筋に分布し，消化管運動を調節している．食道から直腸までみられる．

2）マイスナー神経叢（粘膜下神経叢）

粘膜下組織に存在する．粘膜筋板の運動や腺分泌に関与している．主に小腸と大腸にみられる．

5 糞便形成と排便のしくみ

A. 糞便形成

食後4時間くらい経つと，食塊は大腸に入り，約12時間でS状結腸に達する．大腸に送られた粥状の腸内容物は，結腸において水分が吸収され，固形の糞便に形を変えていく．小腸で消化・吸収されなかった炭水化物（糖質，食物繊維），特にセルロースの一部は，腸内細菌のはたらきで短鎖脂肪酸に変えられ，大腸粘膜から吸収される．このため食物由来の内容物は減少するが，細菌とその死骸は徐々に増加し，糞便容積の3分の1に達する．

Column

ヘリコバクター・ピロリ

ヘリコバクター・ピロリ（通称：ピロリ菌）は，数本の有鞘鞭毛をもつグラム陰性桿菌である．ピロリ菌は，アミノ酸の脱アミノ化で得られた尿素を基質として，CO_2とNH_3を産生する．NH_3はHCl（塩酸）を中和して，ピロリ菌の生存を可能にする他，胃粘膜細胞を直接傷害する．ピロリ菌は胃潰瘍や胃がんの原因の1つと考えられている．

除菌療法として，プロトンポンプ阻害薬＋2種類の抗菌薬（アモキシシリン〈ペニシリン系抗菌薬〉＋クラリスロマイシン〈マクロライド系抗菌薬〉）などの内服が行われている．

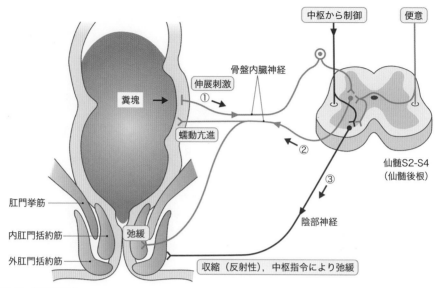

図17 排便反射
①糞塊による直腸壁の伸展の情報が，仙髄後根に入る
②直腸の蠕動運動亢進，内肛門括約筋を弛緩（排便反射）
③中枢からの排便指令により，外肛門括約筋の収縮を解除→随意性排便
文献3，p.249，図103を参考に作成

B. 排便のしくみ

直腸に内容物が入る，あるいは，直腸内圧が30〜40 mmHgに上がることで直腸が伸展されると，便意をもよおす．肛門には，**平滑筋の内肛門括約筋**と**横紋筋の外肛門括約筋**とがある．内肛門括約筋は自律神経の支配する不随意筋であるが，外肛門括約筋は陰部神経の支配する随意筋である．内肛門括約筋は内圧の上昇によって反射的にゆるむが，外肛門括約筋は随意筋であるから，意志によって収縮しておくことができる．外肛門括約筋もゆるむと，排便となる（図17）．

大腸粘膜と平滑筋層の間には，粘膜下神経叢と外来性の副交感神経があり，大腸の運動と排便反射を調節している．上部結腸は迷走神経，下部結腸・直腸・肛門は仙骨神経がその役割を担っており，**排便の中枢は仙髄**にある．下行結腸とS状結腸では，便の塊を直腸に送り出す強い蠕動運動が起こる．便の塊が直腸に押し込まれると，直腸壁が伸展し排便反射の求心路が興奮する．仙髄の側核で遠心路に伝達され，内肛門括約筋を弛緩させ便を押し出そうとする．排便反射の求心路の興奮は大脳皮質にも伝えられ，外肛門括約筋の収縮を持続させることにより，排便行為を中枢性に抑制することができる．

6 消化・吸収

A. 口腔における消化

唾液は1日に1.5 L分泌される．咀嚼により唾液および唾液中の**アミラーゼ**と食物が混ざり合い，炭水化物はデキストリンや三糖類，二糖類に分解される．

B. 胃における消化

胃に入った食物は，蠕動運動により撹拌され**胃液**と混和して半流動性となる（糜汁）．蠕動運動により，糜汁は十二指腸へ送り出される．

胃液は1日に1〜1.5 L分泌され，**塩酸とペプシン**（たんぱく質分解酵素）が主要成分である．塩酸は壁細胞から分泌され，ペプシンは不活性型の前駆体であるペプシノーゲンの形で主細胞から分泌される（図18）．塩酸によって，ペプシノーゲンはペプシンに変化する．胃の副細胞と表面上皮細胞は粘液（ムチン）を分泌し，胃粘膜を保護している．胃の幽門部粘膜にある**G細胞**から**ガストリン**が血液中に分泌され，血液によって，胃底腺に運ばれて，胃液の分泌を促す．

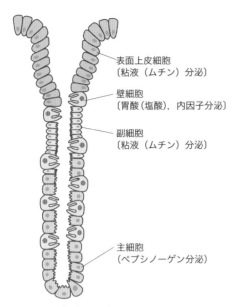

図18 胃底腺の細胞
文献3, p.214, 図46を参考に作成

表面上皮細胞
〔粘液（ムチン）分泌〕

壁細胞
〔胃酸（塩酸），内因子分泌〕

副細胞
〔粘液（ムチン）分泌〕

主細胞
（ペプシノーゲン分泌）

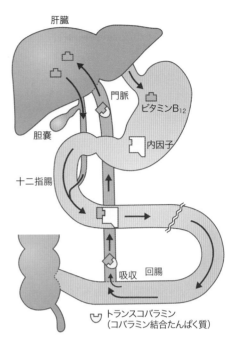

図19 内因子とビタミンB$_{12}$吸収
ビタミンB$_{12}$は回腸で吸収されたあとトランスコバラミン
と結合して血中→体内の臓器に移送される.
文献3, p.243, 図93を参考に作成

肝臓

門脈

ビタミンB$_{12}$

胆嚢

内因子

十二指腸

吸収　回腸

トランスコバラミン
（コバラミン結合たんぱく質）

また壁細胞から**内因子**（intrinsic factor）という糖
たんぱく質が分泌され，ビタミンB$_{12}$（シアノコバラミ
ン）と結合し回腸で吸収される（図19）．胃の摘出手
術などを受けた場合，ビタミンB$_{12}$の吸収不全になり，
巨赤芽球性貧血をきたすことがある.

C. 小腸における消化（腸相）

小腸の腸陰窩（腸腺：図16）などから**腸液**が1日に
1 L分泌される．腸液は透明な黄色い液体で，水と粘
液を含み，わずかにアルカリ性である．腸液により，
腸管内容物の撹拌や移動ができやすくなる．小腸には，
膵臓からの**膵液**（次項）や，肝臓でつくられ胆嚢に蓄
えられている**胆汁**も分泌されている.

十二指腸では，粘膜下組織の中に，十二指腸腺（ブ
ルンネル腺）という粘液腺が分布し，粘液に富んだア
ルカリ液を分泌することで，幽門から十二指腸に入る
糜汁を中和し，十二指腸粘膜を保護している．その他，
杯（さかずき）細胞はムチンを分泌し，小腸内壁を保護している.
パネート細胞は小腸に特有の細胞で，消化酵素分泌に
は関与せず，病原体の侵入防御や腸内細菌叢の制御を
行っていると考えられている.

胆汁は肝臓で生成され（後述），500 mL/日分泌さ
れる．一時胆嚢に蓄えられ，濃縮されたあと，総胆管
を経て小腸の腔内に出される．胆汁の成分は**胆汁酸**と
胆汁色素が主で，その他リン脂質やコレステロール，
無機イオンなどを含む．消化酵素は含まれていない.

胆汁酸はコレステロールよりつくられ，①表面張力
を低下させ脂肪の乳化※2を起こし，リパーゼの酵素作
用を受けやすくすることで，脂肪の分解を促進する，
②脂肪の分解で生じた**脂肪酸**と**モノグリセリド**（モノ
グリセロール）は，胆汁酸とともに混合，**ミセル**を形
成し（図20），その結果，脂肪の吸収が促進される．
胆汁酸は90％以上が下部小腸（回腸）で吸収され，門
脈を経て，肝臓に戻り再利用される（**腸肝循環**）．主な
胆汁色素は**ビリルビン**である．ヘモグロビンの分解産
物であるビリルビンは不溶性（非抱合型または間接ビ
リルビン）で，肝臓でグルクロン酸抱合により水溶性
（抱合型または直接ビリルビン）となり，胆汁の成分
となる．小腸に排泄されたビリルビンは，腸内細菌に

※2 **乳化**：胆汁酸の作用で，大きな脂肪粒子の表面張力が低下し，粒子
の小さい脂肪小滴にまで分解されること．液は乳白色になる．脂肪小滴に

なることで表面積が非常に大きくなり，リパーゼが作用しやすくなる.

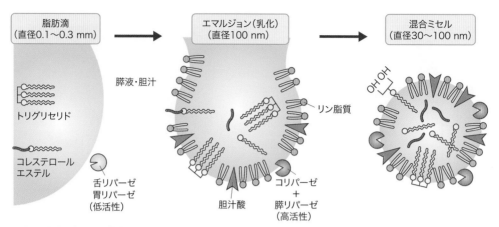

図20　胆汁酸とリン脂質によるミセル形成
リパーゼはコリパーゼ（たんぱく質），カルシウム，胆汁酸の下で活性化されて作用を発揮する．
文献3，p.239，図87を参考に作成

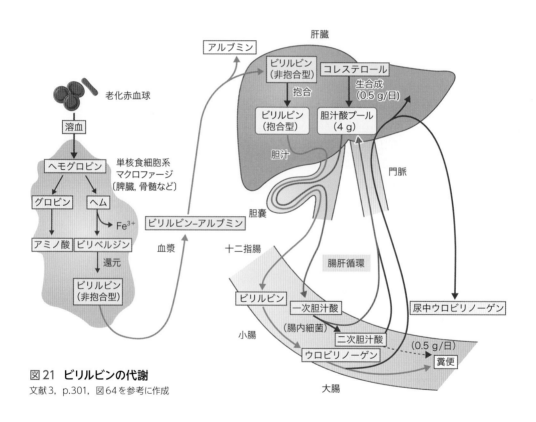

図21　ビリルビンの代謝
文献3，p.301，図64を参考に作成

よりウロビリノーゲンとなり，多くは糞便中に排泄され，残りの一部は尿中に排泄される（図21）．

D. 膵臓の機能

　膵臓は後腹膜に密着し，前面だけが腹膜に覆われている．解剖学的な位置関係から，膵炎や膵臓がんでは，自覚症状として，腹痛よりもむしろ，後背部痛を訴えることがある（図22）．

　膵臓の実質は消化酵素とHCO_3^-に富んだ膵液を分泌する外分泌部とランゲルハンス島という内分泌部からなる（図23）．主導管（膵管）は，総胆管と合流して十二指腸乳頭部に開口する．膵液は1日に約1.5 L分

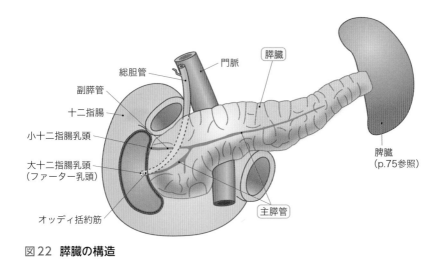

図22 膵臓の構造

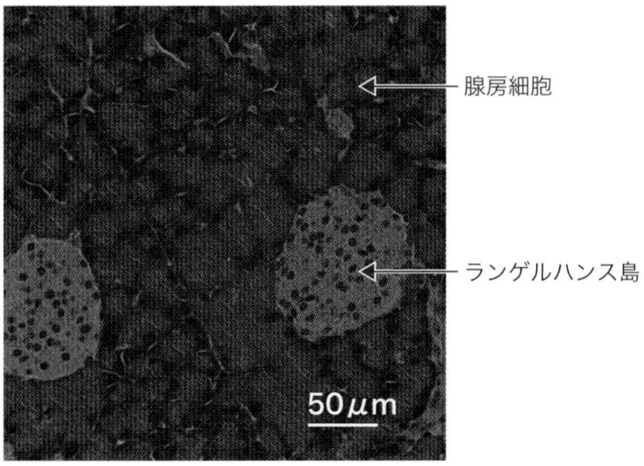

図の中のラベル：
総胆管、副膵管、十二指腸、小十二指腸乳頭、大十二指腸乳頭（ファーター乳頭）、オッディ括約筋、門脈、膵臓、脾臓（p.75参照）、主膵管

腺房細胞

ランゲルハンス島

50μm

図23 マウスの膵臓の組織

シノーゲンを活性型であるトリプシン，キモトリプシンに変換する（トリプシノーゲンはエンテロキナーゼによって，またトリプシンそのものによって活性化）．

消化酵素はチモーゲン顆粒として細胞内に貯蔵され，刺激に応じて開口分泌される（エキソサイトーシス）．

胃酸が十二指腸に達すると，それが刺激となり，腸管粘膜に散在するS細胞から，**セクレチン**が血中に分泌され，膵臓からHCO_3^-を分泌させる．アミノ酸や脂肪酸が十二指腸内に達すると，I細胞から**コレシストキニン（CCK）**が分泌され，胆嚢収縮，膵酵素分泌を促し，同時に摂食抑制をかける．

E. 肝臓の機能

肝臓に供給される血液の約25％は，腹腔動脈の枝である**固有肝動脈**から，残りの約75％は**門脈**からである（図24，第4章 図11，図16参照）．固有肝動脈は酸素の豊富な動脈血を，門脈は消化管から吸収された栄養分を含んだ血液を肝臓に運ぶ．肝臓は，肝小葉とよばれる直径1〜2mm，長さ1〜2mmの6角柱ないし多角柱の構造単位のまとまりからなる．1つの肝小葉は約50万個の肝細胞を含み，その肝小葉が約50万個集まって肝臓がつくられる．固有肝動脈は小葉間動脈，門脈は小葉間門脈としてグリソン鞘に至り，類洞で合流し，中心静脈に流れる．中心静脈は集まり小葉下静脈から**肝静脈**となり，肝臓後面から**下大静脈**に注ぐ（図25）．

泌され，HCO_3^-を多く含んでおり，アルカリ性である．胃の酸性内容物が十二指腸に運ばれてきたとき，それを中和する．また，**たんぱく質分解酵素（トリプシン，キモトリプシン），脂肪分解酵素（リパーゼ），糖質分解酵素（アミラーゼ）**を含み，食物を吸収可能な状態の一歩手前まで分解する．糖質とたんぱく質の最終的な消化は，小腸の膜消化（後述）によって行われる．

リパーゼは，舌腺，胃腺からも分泌されるが，膵リパーゼが最も強力である．トリプシン，キモトリプシンは，不活性型の前駆体トリプシノーゲン，キモトリプシノーゲンの形で分泌される．十二指腸内でトリプシノーゲンは**エンテロキナーゼ**によりトリプシンとなり（活性化），未変換のトリプシノーゲン，キモトリプ

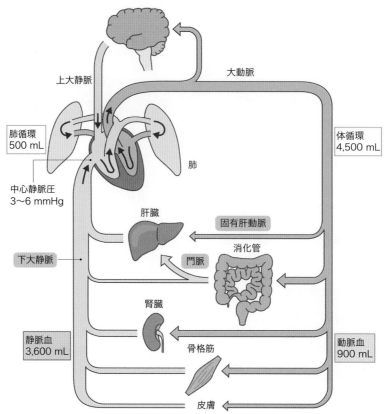

図24 門脈と体循環
文献3，p.82，図1を参考に作成

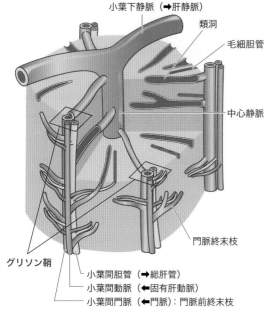

図25 肝小葉
文献3，p.270より引用 (グリソン鞘の枠は著者による追記)

1）物質代謝

ここでは，栄養に関係ある物質の合成と貯蔵，および老廃物の生成について解説する．

①糖質

肝臓に送られてきた血液中の糖質はグリコーゲンに変換されて，肝細胞内に蓄えられる．また，状況に応じて蓄えられていたグリコーゲンをグルコース（ブドウ糖）に変えて，血液中に放出する．

②たんぱく質

吸収されたアミノ酸は肝臓で種々のたんぱく質に合成される．特に血漿中のアルブミンや血液凝固因子であるフィブリノーゲン，プロトロンビンなどは，肝臓でつくられる．また，肝臓ではたんぱく質をアミノ酸に分解すること，たんぱく質を糖や脂肪へ変換することも行われている．たんぱく質の最終産物であり老廃産物である尿素も肝臓でつくられる．

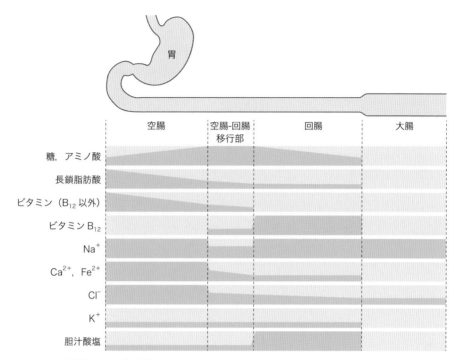

図26 主な栄養素の吸収部位
文献3, p.232より引用

③脂質

脂肪，リン脂質，コレステロールなどの合成や，脂肪を分解してエネルギーを産出する．

④その他

鉄，銅，コバルトなど生体にとって必要な無機物質は肝臓に蓄えられ，また，ビタミンAやビタミンB$_{12}$，葉酸も肝臓内に蓄えられる．必要に応じて，血液中に放出される．

2) 解毒

毒物が飲食物と一緒に体内に吸収されたとき，肝臓はそれを分解して毒性の低い物質に変える（解毒）．また代謝過程で不要になった物質は，肝臓で排出しやすい形の物質に変えられる．

3) 胆汁の生成と分泌

肝臓は胆汁を生成し分泌する．胆汁の主な成分は消化に必要な胆汁酸とヘモグロビンの代謝産物である胆汁色素（ビリルビン）である．分泌された胆汁は一時胆嚢に貯えられ，必要に応じて十二指腸へ排出される．糞便の色は胆汁色素による．

4) 循環調節

体内を循環して右心房に戻る血液の約30％は肝臓を通ってくる．そのとき，肝臓は血液を一時蓄えたり放出したりして，循環血液量を調節している．

F. 消化管における吸収

消化酵素によって分解された栄養素は主に小腸で吸収される．胃ではアルコールは吸収されるが，その他はほとんど吸収されず，大腸では水分とナトリウムなどの塩類が吸収されるにすぎない．

主な栄養素の吸収部位を図26に示す．

小腸粘膜上皮は単層円柱上皮からなる．小腸内腔には**絨毛**とよばれる高さ1mm前後の突起がある．絨毛の内部には中心リンパ管と毛細血管があり，効率よく食物の分解産物を吸収する（図27）．吸収上皮細胞の細胞表面にはびっしりと微絨毛（刷子縁）が生えており，1個の細胞に1,000本前後存在して吸収面積の増大に一役買っている（図28，29）．微絨毛の膜には，消化の最終過程を担う二糖類分解酵素，オリゴペプチダーゼ（カルボキシペプチダーゼ，アミ

解剖生理学　人体の構造と機能　第3版 ● 63

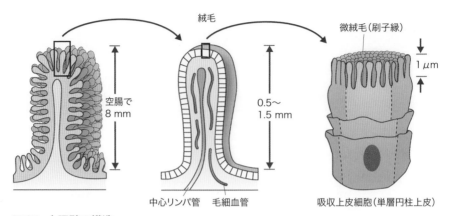

図27 小腸壁の構造
文献3，p.225，図62を参考に作成

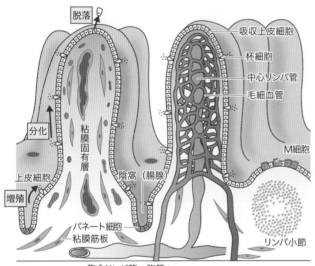

図28 絨毛の構造
M細胞は細胞をリンパ組織の中にとらえる．
文献3，p.229，図70を参考に作成

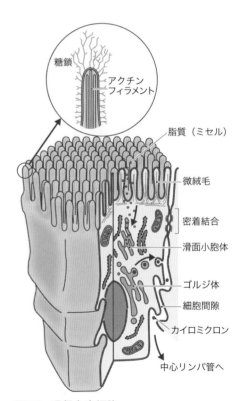

図29 吸収上皮細胞
文献3，p.231，図74を参考に作成

ノペプチダーゼ）などが組み込まれている．これら
の酵素により，栄養素は，単糖，ジペプチド，アミ
ノ酸に分解される．この過程を**膜消化**という（図
30A，31）．牛乳を飲むと下痢をする人の多くはラク
トース分解酵素（ラクターゼ）の活性が低下してい
る．単糖，ジペプチド，アミノ酸は直ちに細胞内に
取り込まれ，毛細血管に入る．グルコースとガラク
トースは，共通のNa$^+$依存性グルコース輸送体**SGLT1**
（sodium-dependent glucose transporter 1）を介

して（能動輸送），フルクトースはNa$^+$非依存性グル
コース輸送体**GLUT5**（glucose transporter 5）を介
して，管腔膜を通過する．細胞内から血管側への排出
は，側底膜のNa$^+$非依存性グルコース輸送体GLUT2，
GLUT5（受動輸送）による．間質に出た単糖は単純拡

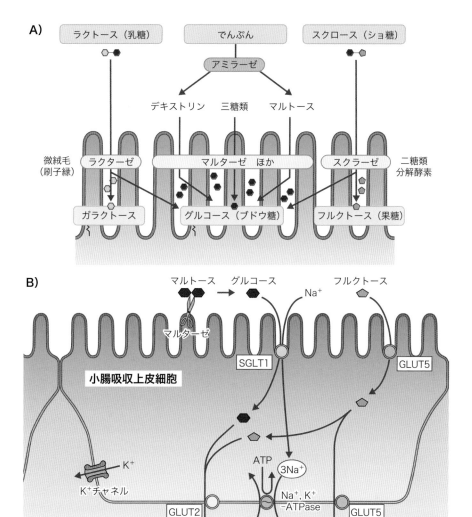

A)

ラクトース（乳糖）　でんぷん　スクロース（ショ糖）

アミラーゼ

デキストリン　三糖類　マルトース

微絨毛
（刷子縁）　ラクターゼ　マルターゼ　ほか　スクラーゼ　二糖類
分解酵素

ガラクトース　グルコース（ブドウ糖）　フルクトース（果糖）

B)

マルトース　グルコース　　フルクトース

Na$^+$

マルターゼ

SGLT1　GLUT5

小腸吸収上皮細胞

K$^+$

K$^+$チャネル

ATP

3Na$^+$

GLUT2　Na$^+$, K$^+$
－ATPase　GLUT5

間質

2K$^+$

単純拡散

毛細血管　門脈へ

Na$^+$, K$^+$-ATPaseによるNa$^+$の血管側へのくみ出しが細胞内Na$^+$濃度を低く保ち，微絨毛膜を境界
とするNa$^+$の電気化学的勾配がSGLT1によるグルコースの能動輸送の駆動力となっている．

図30　膜消化による炭水化物の消化
文献3，p.234，図80およびp.235，図82を参考に作成

散で血中に入る（図30B，表）．グルコースは能動輸送によって吸収される．吸収速度は速く，直ちに門脈を経て肝臓に，一部は筋細胞に運ばれる．

たんぱく質は，胃酸によって変性し，胃液に含まれるペプシンによってペプチド結合が切断されて，短いポリペプチドに分解される．その後小腸で，膵液に含まれるトリプシンやキモトリプシンによって，より短

いオリゴペプチドに分解され，さらに小腸粘膜の上皮細胞でアミノペプチダーゼ，カルボキシペプチダーゼによって膜消化を受け，ジペプチド，アミノ酸となり，輸送体によってすみやかに細胞内に吸収される．ジペプチドは，細胞内のアミノペプチダーゼによってアミノ酸に分解され，毛細血管から門脈を経て肝臓に運ばれる．

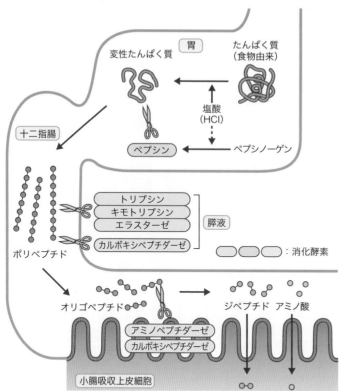

図31 たんぱく質の消化・吸収
文献2, p.59より引用

表 二糖類の膜消化と輸送路

栄養素	構成単位	消化酵素	吸収路（管腔膜）	排出路（側底膜）
マルトース	グルコース＋グルコース	マルターゼ	SGLT1	GLUT2
ラクトース	グルコース＋ガラクトース	ラクターゼ	SGLT1	GLUT2
スクロース	グルコース＋フルクトース	スクラーゼ	SGLT1, GLUT5	GLUT2, GLUT5

　長鎖脂肪酸とグリセリドからなる中性脂肪（トリグリセリド：トリアシルグリセロールともいう）は、膵リパーゼにより約20％は脂肪酸とグリセリドまで分解されるが、約80％はモノグリセリドにとどまる。グリセリドはそのままの形で吸収上皮細胞の刷子縁から膜を透過して吸収されるが、脂肪酸とモノグリセリドの吸収には、胆汁酸が重要である。脂肪酸、モノグリセリドおよび胆汁酸からなるミセルが形成され細胞膜表面に到達する。脂肪酸およびモノグリセリドはこのミセルから出て、膜の脂質層を通して細胞内に取り込まれる（受動輸送）。その後、滑面小胞体でトリグリセリドに再合成され、ゴルジ体で修飾を受けて**カイロミクロン**[3]

※3　**カイロミクロン**：比重0.96 g/mL未満のリポたんぱく質で、カイロミクロン中には約1：10の割合でコレステロールと中性脂肪が含まれる。腸管から吸収された脂質が腸管粘膜でリポたんぱく質に再構成され、リンパ管を通り肝臓に運ばれる。その役割を果たすのがカイロミクロンである。カイロミクロンは粒径が100 nm以上あり、毛細血管壁の小孔（粒径1 nm以下の粒子は通過可能）を通過できない。そのため、カイロミクロンは中心リンパ管という毛細リンパ管の中に入る。中心リンパ管の壁は、10 μm以下の粒子を通す間隙をもつ。カイロミクロンには、外因性（食事由来）の中性脂肪が86〜92％、コレステロールエステルが0.8〜1.4％、遊離コレステロールが0.8〜1.62％、リン脂質が6〜8％、たんぱく質（アポたんぱく質）が1〜1.5％、含まれている。

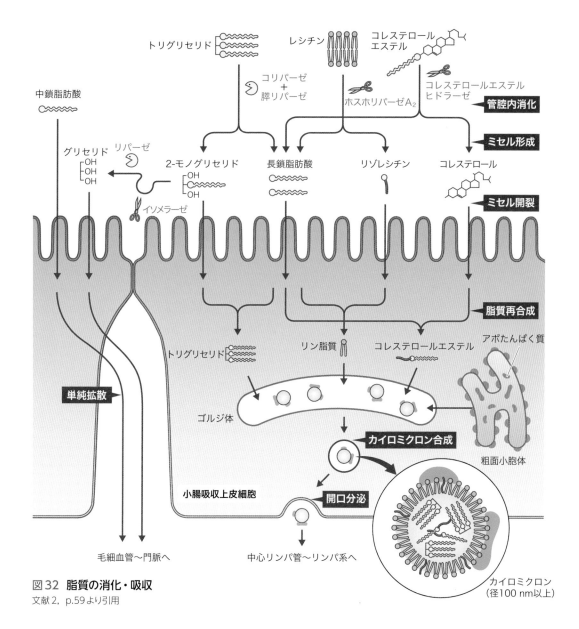

図32 脂質の消化・吸収
文献2，p.59より引用

を主とする**リポたんぱく質粒子**となり，細胞間腔に放出され，リンパ管に入り，胸管を経て血液に入る．一方，炭素数6〜12個くらいの中鎖脂肪酸でつくられているトリグリセリドは，リパーゼにより，ほとんどが中鎖脂肪酸とグリセリドになり，ミセル形成が行われなくても吸収される．ただし，これらの成分は食餌中には少なく，正常の場合，栄養的意義は少ない（図32）．

腸管に入った水の98％は小腸と大腸で吸収される．結腸粘膜の水・電解質吸収方式は，上皮細胞管腔膜のNa$^+$チャネルと側底膜のNa$^+$,K$^+$-ATPaseによるNa$^+$

の能動輸送と，それによって形成される浸透圧差に従う水の受動輸送である．K$^+$は結腸粘膜細胞から分泌される．

ヒトの大腸には，数百種を超える細菌が共生しており腸内細菌叢（重量で約1〜2kg）を形成している．摂取した食物のうち，小腸までに消化・吸収されなかった難消化性食物繊維類（セルロース）は，腸内細菌のもつ酵素系により発酵，分解を受けて短鎖揮発性脂肪酸（酢酸，プロピオン酸，酪酸）を発生し，これらはエネルギー源として吸収される．また，小腸で消化・吸収し残

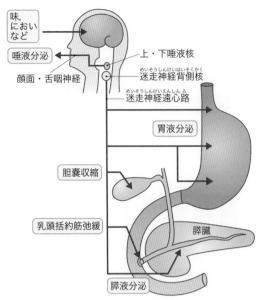

図33 脳相

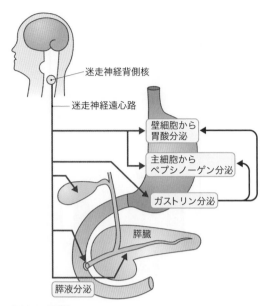

図34 胃相

したたんぱく質やアミノ酸も，腸内細菌に利用され，糞便のにおいを放つインドールやスカトールなどが生成される．こうして食物由来の内容物は減少するが，細菌とその死骸は次第に増加し，糞便容積の3分の1に達する．腸内細菌の代謝産物と死骸は，ビタミンB群とビタミンKの重要な供給源になる．特にビタミンKは，腸内細菌によって産生される．腸内細菌叢の定着していない新生児や，抗菌薬連用者で腸内細菌叢の乱れが生じた場合は，ビタミンK欠乏に陥る可能性がある．

G. 食事摂取時の調節

食事摂取時の消化液分泌や消化管の運動などは，副交感神経や消化管ホルモン，消化管の伸展刺激など，さまざまな因子によって調節されている．

1) 脳相

摂食前の状態で，視覚，聴覚，嗅覚などの刺激により，副交感神経系を介して唾液，胃液，膵液の分泌が増加する（図33）．

2) 胃相

胃内に食物が入ると，胃壁が伸展し，胃酸，ペプシノーゲンの分泌が増加し，胃幽門部のG細胞から**ガストリン**が血中に放出される．ガストリンは胃の壁細胞に作用して，胃酸分泌を促進する（図34）．

3) 腸相

膵液，胆汁，腸液に含まれる成分により，消化の最終過程となる．腸相における消化が全体の70％以上を占める．

脂肪の分解産物である脂肪酸や，アミノ酸などが胃から十二指腸に流入してくると，消化管ホルモンである**コレシストキニン**（cholecystokinin：**CCK**）が小腸のI細胞から血中へと分泌される．CCKは胆嚢を収縮して，胆汁を腸管内に排出する．また，膵臓からの消化酵素分泌も増加させる．迷走神経の求心線維の末端にも作用して，満腹の情報を脳へ伝える．

胃酸で酸性となった胃内容物が小腸に流入すると，小腸のS細胞から**セクレチン**が分泌される．セクレチンは，膵臓にはたらきHCO_3^-の分泌を促し，胃酸を中和するとともに，CCKによる膵臓の消化酵素分泌を増強する．また，ガストリンの分泌を抑制することで，胃酸分泌を抑制する（図35）．

4) その他の消化管ホルモン

消化管からは，ガストリン，CCK，セクレチン以外にも，さまざまなホルモンが放出されている．**グレリン**は，空腹時に胃のA-like細胞から放出され，摂食亢進，成長ホルモン分泌促進作用を示す．**モチリン**は，空腹時に小腸から分泌され，胃や腸管の運動亢進作用

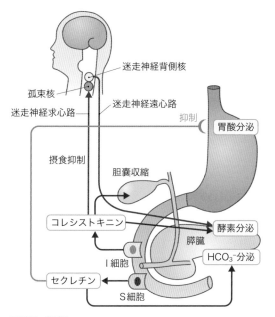

<figure>

迷走神経背側核

孤束核

迷走神経求心路 — 迷走神経遠心路

抑制

摂食抑制

胆嚢収縮

胃酸分泌

コレシストキニン

酵素分泌

膵臓

I細胞

HCO₃⁻分泌

セクレチン

S細胞

図35 腸相
</figure>

がある．**インクレチン**とは，膵臓のランゲルハンス島β細胞に作用してインスリン分泌を促進する消化管ホルモンの総称である．インクレチンの代表として，グルコース依存性インスリン分泌刺激ポリペプチド（glucose-dependent insulinotropic polypeptide：GIP）とグルカゴン様ペプチド-1（glucagon-like peptide-1：GLP-1）がある．GIPは，腸管内のグルコースと脂肪酸が刺激となり，上部小腸のK細胞から分泌される．GLP-1は，上部小腸への食物流入や，下部小腸にグルコースを主とした栄養素が入ることが刺激となり，小腸のL細胞から分泌される．同程度の血糖値の上昇を引き起こす量のグルコースを静脈内と経口とで投与した場合，経口投与した方がインスリンの分泌は多くなる．これは，経口投与したグルコースが小腸のK細胞やL細胞に作用することで，インクレチン分泌が促進されるためである．インクレチンは，DPP-4（dipeptidyl peptidase 4）という酵素によって数分以内に分解される．そこで，DPP-4阻害薬やDPP-4によって分解されにくいインクレチン類似物質（GLP-1受容体作動薬）が糖尿病治療薬として使用されている．

文　献

1）「新しい解剖生理学」（山本敏三，他／著），南江堂，2005
2）「人体の正常構造と機能 全10巻縮刷版」（坂井建雄，河原克雅／編），日本医事新報社，2008
3）「人体の正常構造と機能 全10巻縮刷版　改訂第3版」（坂井建雄，河原克雅／編），日本医事新報社，2017
4）「標準生理学 第8版」（小澤瀞司，福田康一郎／監），医学書院，2014
5）「標準解剖学」（坂井建雄／著），医学書院，2017
6）「入門組織学 改訂第2版」（牛木辰男／著），南江堂，2013
7）「ジュンケイラ組織学 第5版（原書14版）」（坂井建雄，川上速人／監訳），丸善出版，2018
8）「トートラ 人体の構造と機能　第4版」（桑木共之，他／訳），丸善出版，2012
9）「ギャノング生理学 原著25版」（岡田泰伸／監，佐久間康夫，岡村康司／監訳），丸善出版，2017
10）「ボロン ブールペープ 生理学」（泉井 亮／総監訳，河南 洋，久保川学／監訳），西村書店，2011
11）「内科学 第11版」（矢﨑義雄／編），朝倉書店，2017

消化器系でみられる代表的な疾患

口内炎

口腔粘膜に現れる炎症性の病変をいう．アフタ性口内炎は，直径2〜10 mmの境界明瞭な類円形の強い接触痛のある潰瘍をいい，通常1〜2週間で治癒するが原因は不明．

胃食道逆流症

胃内容物が食道に逆流することで，胸やけなどの症状を呈する病態をいう．特に食道粘膜にびらんや潰瘍などの粘膜傷害を認めるものを逆流性食道炎という．

胃潰瘍・十二指腸潰瘍

ヘリコバクター・ピロリ感染と非ステロイド性抗炎症薬（non-steroidal anti-inflammatory drugs：NSAIDs）の内服が2大病因である．症状は，心窩部痛，腹部膨満感，悪心，食欲不振など．治療はピロリ菌の除菌やNSAIDs内服の中止．また，薬物治療として，プロトンポンプインヒビター（胃酸分泌抑制薬）などがある．

たんぱく漏出性胃腸症

消化管粘膜からの血漿たんぱく質，特にアルブミンの胃腸管腔への漏出により低たんぱく血症をきたす症候群である．胃壁肥厚を伴うメネトリエ病や，リンパ系の異常を伴う腸リンパ管拡張症，基礎疾患に伴う続発性のものなどがある．原因としては，続発性のものが多い．続発性の基礎疾患として，肝硬変や潰瘍性大腸炎，クローン病，膠原病などがある．

炎症性腸疾患

1）クローン病

主として，10歳代後半〜20歳代の若年者に好発する．慢性に経過する原因不明の炎症性腸疾患．回盲部に好発するが，口腔から肛門まで消化管のどの部位にも起こりうる．非連続的に病変が生じ，しばしば腸管の長軸方向に沿って4〜5 cm以上の長さの潰瘍が出現する（縦走潰瘍）．消化管壁は全層性に障害される．病理組織では非乾酪性類上皮性肉芽腫を認める．消化管外合併症として，結節性紅斑，虹彩炎，関節炎などを併発することがある．主な症状は，腹痛，慢性下痢，発熱で，体重減少や栄養障害，貧血なども現れる．完治する治療法はなく，病状に応じて，栄養療法（経腸栄養法または完全静脈栄養法），薬物療法（アミノサリチル酸製剤，ステロイド，免疫療法，抗TNF-α抗体など），顆粒球吸着療法，外科療法が選択される．

2）潰瘍性大腸炎

若年者に好発するが，小児や50歳以上にもみられる原因不明のびまん性炎症性疾患である．病変は直腸からはじまり口側に向かって連続性に広がる．炎症は，主に粘膜および粘膜下層に起こる．腸管外合併症として結節性紅斑や虹彩炎，関節炎などがある．主な症状は，粘血便，下痢，腹痛で，再燃と寛解をくり返す．治療として，薬物療法（アミノサリチル酸製剤，ステロイド，免疫療法，抗TNF-α抗体など），血球成分除去療法，手術療法がある．長期経過例では大腸がんが発生しやすい．

過敏性腸症候群

腹痛と便通異常が慢性に持続するが，通常の臨床検査では器質的疾患が認められない状態をいう．日本における一般成人の約15％に認められる．発症機序は不明．ストレスや脳腸相関などの関与が考えられている．

便秘

原因疾患・要因のあるものを続発性便秘，ないものを機能性便秘という．続発性便秘には大腸がんや腸炎，薬剤性便秘などがある．

肝炎

急性に肝臓に炎症が起こる急性肝炎，肝炎が6カ月以上持続する慢性肝炎，急性かつ高度な肝機能障害と肝性昏睡などの肝不全症状をきたす劇症肝炎がある．原因として，ウイルス，アルコール，自己免疫性などがある．肝炎ウイルスには，A型，B型，C型，D型，E型肝炎ウイルスがある．C型肝炎ウイルスが感染すると，約70％が慢性化し，肝硬変や肝がんなどに進展する危険を伴う．A型，E型肝炎ウイルスは，一般に慢性化することはない．

肝硬変

長期間にわたる肝細胞の変性，壊死，脱落のくり返し，および肝細胞の再生と結合組織の新生のため，肝全体に再生結節（偽小葉）が生じた状態である．わが国では，C型肝炎ウイルスによるものが最多だが，アルコール性など代謝障害によるものが増加している．代償期には，特徴的な自覚症状はないが，非代償期では，全身倦怠感や食欲不振などの増悪，腹水（漏出液），黄疸，意識障害（肝性昏睡）などが起こる．肝細胞がんが発生しやすい．

脂肪肝・非アルコール性脂肪性肝炎

肝細胞に多量の脂肪が沈着した状態を脂肪肝といい，単純性脂肪肝と，炎症を伴う脂肪肝炎に分類される．脂肪肝炎は肝硬変，肝細胞がんへ進展しうる．原因には，アルコールと非アルコール性とがある．非アルコール性脂肪肝炎（non-alcoholic steatohepatitis：NASH）の原因としては，肥満や生活習慣病などが多い．

胆石症・胆嚢炎

胆嚢や胆管に結石が存在する状態を胆石症という．食生活の欧米化に伴い，コレステロール胆石が年々増加しており，原因の約70％を占める．高齢になると，従来からのビリルビンカルシウム石が増加する傾向にある．多くは無症状だが，食後や夜間に突発する右季肋部痛や嘔吐を伴うこともある．胆石により胆汁の排泄が障害されると，閉塞性黄疸の原因となる．

胆嚢炎は，胆汁排泄の障害（胆汁うっ滞）に，細菌感染（大腸菌などの腸内細菌叢からの感染が多い）が加わり発症する．原因として胆嚢結石が最も多い．胆道系の悪性腫瘍などでも起こる．

膵炎

膵臓の消化酵素により，膵臓やその周囲が自己消化される疾患．原因としてアルコール多飲や胆石症が多い．急性膵炎と慢性膵炎があり，急性膵炎では，急激な腹痛，背部痛などの症状を呈する．慢性膵炎の多くは非可逆性で，腹痛などの症状をくり返しながら，徐々に膵臓の内外分泌機能低下（糖尿病，消化吸収不全）症状が中心となっていく．

腸閉塞（イレウス）

腸内容の通過が高度に阻害され，腹部膨満や腹痛などの症状をきたした状態をいう．機械的イレウスと機能的イレウスに分類される．機械的イレウスは，器質的な狭窄・閉塞によるもので，術後腹腔内癒着や大腸がんなどが原因となる．絶飲食や輸液，胃管などの保存的治療で軽快することが多い．腸管の血流障害を伴う複雑性（絞扼性）イレウスでは，緊急手術の適応となる．機能的イレウスの多くは，腸管運動が麻痺したために起こる麻痺性イレウスで，腹部手術後の腸管麻痺，急性腹膜炎，薬剤，長期臥床などが原因となる．治療は原因をとり除くことが最重要である．

消化器系の悪性腫瘍
1）食道がん

60歳以上の男性に多い．わが国では，扁平上皮がんが90％以上で，胸部中部食道に好発する．飲酒と喫煙が危険因子として重要である．なお，胃食道逆流症による持続性炎症により，下部食道が円柱上皮に置き換わり，そこから腺がんが発生することがある．

2）胃がん

50〜70歳代に多く，男女比2：1．90％以上は腺がんである．危険因子としてヘリコバクター・ピロリ感染は重要である．

3）肝がん（肝細胞がん）

原発性肝がんの95％は，肝細胞がんである．ほとんどはC型・B型肝炎ウイルスによる慢性肝炎や肝硬変を背景として発症する．腫瘍マーカーとしてAFP（α-fetoprotein）やPIVKA-Ⅱ（protein induced by vitamin-K absence or antagonist-Ⅱ）などがある．最近，非アルコール性脂肪肝炎（NASH）からの肝細胞がん発生が増加している．

4）胆嚢がん

高齢女性に好発し，大部分は腺がん．早期には症状に乏しく，発見時はすでに進行がんであることが多く，予後不良である．危険因子として膵・胆管合流異常があげられる．

5）膵がん

主に膵管上皮に由来し，膵頭部に発生しやすい．初期には症状に乏しく，進行がんで発見されることが多い．5年生存率は10％程度で予後は悪い．

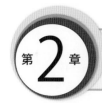

問題

□ □ **Q1** 唾液中の消化酵素は何か，またその作用について説明しなさい．

□ □ **Q2** 胃のはたらきについて説明しなさい．

□ □ **Q3** 膵液の主な作用について説明しなさい．

□ □ **Q4** 胆汁のはたらきについて説明しなさい．

□ □ **Q5** 排便の機構について説明しなさい．

解答&解説

A1 唾液中の消化酵素はα-アミラーゼ（プチアリン）で，でんぷん（炭水化物）をマルトースなどの二糖類や三糖類，デキストリンに分解する．ご飯を噛んでいるうちに，だんだん甘くなってくるのは，このためである．

A2 胃は食物を一時貯蔵し，同時に蠕動運動により，内容物を半流動性にする．胃液中には胃酸が含まれており，胃酸によって，ペプシノーゲンはペプシンに活性化され，たんぱく質を分解する．

A3 腸管内の中和と消化の2つである．酸性の胃内容物が十二指腸に達するとセクレチンが，アミノ酸や脂肪酸が十二指腸内に達するとコレシストキニンが分泌され，それぞれHCO_3^-と酵素分泌を促す．

A4 胆汁は肝細胞でつくられ，胆管を経て胆嚢に貯蔵・濃縮され，必要に応じて腸管内に排泄される．消化酵素は含まないが，ミセルを形成するなどして，脂肪の消化・吸収を助ける．

A5 直腸に内容物が入る，または，直腸内圧が30～40 mmHgに上がると，便意をもよおす．外肛門括約筋は随意筋であるから，意志によって，収縮させておくことができる．外肛門括約筋がゆるむと，排便となる．

本書関連ノート「第2章　消化器系」でさらに力試しをしてみましょう！

第3章 血液・リンパ・凝固系

Point

1 血液は，体重の約8％で，その体積の約55％を占める液体成分である血漿と約45％の有形成分である血球（赤血球，白血球，血小板）からなり立っていることを理解する

2 造血器は，血球の産生臓器で骨髄が含まれることを理解する

3 リンパ系は，体液循環に関与するとともに免疫系にも関係する臓器で，リンパ管，リンパ節，脾臓，胸腺などがあることを理解する

4 血液・リンパ・凝固系のはたらきは，物質の運搬，生体防御，体内環境の維持であることを理解する

概略図 血液の構成

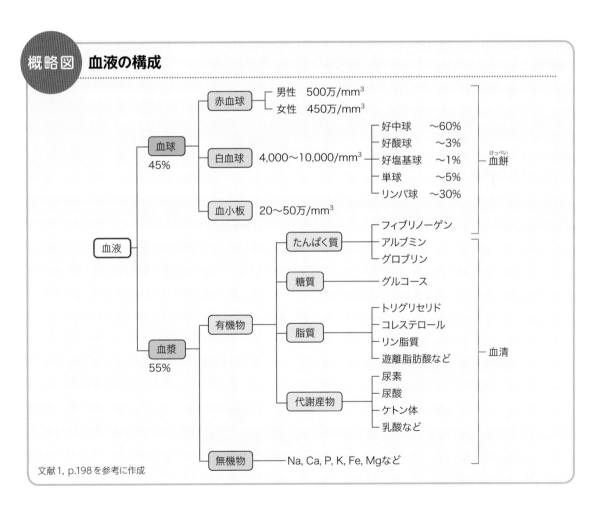

文献1, p.198を参考に作成

1 血液・造血器・リンパ系の構成と機能

A. 血液・造血器の構成

血液は，その体積の約55％を占める液体成分である血漿（けっしょう）の中に残り約45％の有形成分である血球（赤血球，白血球，血小板）が浮遊した状態にある（概略図）．全血液量は，体重の約8％で，体重60 kgの人では4,800 mL（約5 L）である．全血液量は，循環血液量と皮膚・肝臓・脾臓（ひぞう）などに滞留している多少の貯蔵血液量からなる．

成人の血液の比重は，全血で男性1.052〜1.063，女性1.050〜1.058であり，血漿の比重は1.023〜1.032である．通常の血液のpHは，7.4と弱アルカリ性に保たれており，変動しても7.35〜7.45の範囲にある．血液のもつ浸透圧は主に血漿中の電解質などによって生じるもので，生理食塩水（0.9％NaCl溶液），もしくは5％グルコース溶液の浸透圧にほぼ等しい（第6章参照）．水を1とした場合の血液の粘度は全血で男性4.3〜5.3，女性3.9〜4.9，血漿で1.9〜2.6である．

造血器は，全身を循環する血球の産生臓器で，骨髄（こつずい）が含まれる．

B. リンパ系の構成

免疫系に関係する臓器としてリンパ系がある．リンパ系は，リンパ管，リンパ節，脾臓，胸腺などからなっ

ている．

毛細血管の動脈端では，血液中の液体や酸素，グルコースやアミノ酸などの栄養素が毛細血管から出ていく．その結果，毛細血管を囲む組織は，血漿たんぱく質以外の血漿成分からなる組織液に浸されることになる．組織では，代謝の結果，二酸化炭素や老廃物ができるが，これらは水分とともに毛細血管の静脈端から血液中に入っていく（図1）．しかし，血液中のたんぱく質のもつ膠質浸透圧はすべての水分を回収するほど効率のよいものではなく，静脈端で回収できなかった水分は毛細リンパ管の中に入っていく（図2）．リンパ管は多数の弁をもっていて，流れるリンパ液が逆流することがないようになっている．さらに，リンパ管は太いリンパ本幹や胸管を形成し，頸部の鎖骨下静脈に合流する．

1）リンパ節

リンパ節は，リンパ管の途中にある直径1〜2.5 cmのリンパ性器官で，全身に広く分布している（図3）．リンパ節は，リンパ液の濾過作用を有しており，病原体，異物，毒素などをマクロファージなど食細胞系がとらえる．また，抗原性をもった物質であれば，食細胞系が処理したときに抗原としての情報がリンパ球に伝えられ，抗原が認識され，対応する抗体を産生し，抗原抗体反応としての免疫反応を行う．頸部（けいぶ），腋窩部（えきか），鼠径部（そけい）などのリンパ節は，四肢や体幹表面のリンパ液

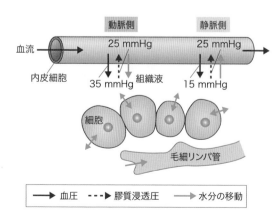

図1　毛細血管における水分の出入り
文献2，p.33より引用

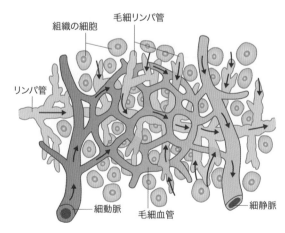

図2　毛細リンパ管
矢印は，毛細リンパ管が過剰な組織液を取り入れ，リンパ液がつくられることを示している．毛細リンパ管は，毛細血管の近くに存在する．
文献3，p.119より引用

が体幹深部へ流れ込む最終的な関所となっており，よく発達している．

白血球の一部を構成している**リンパ球**には，異なった機能を営むいくつかの細胞がある．その主体はT細胞，B細胞，ナチュラルキラー（NK）細胞で，それぞれさらにいくつかのサブセットに分かれる．

2） 脾臓

脾臓は左上腹部で胃の左，横隔膜に接している80〜120 gの臓器である．硬い被膜や脾柱の間の柔らかい結合組織は脾髄とよばれる（図4）．脾髄には，血液の豊富な**赤脾髄**と白く見える**白脾髄**がある．赤脾髄には多量の血液が充満し，その中には単球・マクロファージ系細胞が存在し，細菌や異物，老朽化した赤血球などの処理を行っている．白脾髄はリンパ組織で，リンパ球が多く分布している．

3） 胸腺

胸腺は胸骨の裏，心臓の上にあるリンパ性器官で，小児期に発達するが，思春期以降に退化して脂肪組織に変化する．重さは思春期で30〜80 gある．胸腺の内部は周辺部のリンパ球密度の高い皮質と，中央部でリンパ球密度の低い髄質に分かれる．胸腺は，T細胞の分化や成熟にかかわっている．

C. 血液・リンパ系の機能

血液には，血球，リンパ系も含めて3つの重要な機能がある．

1） 物質の運搬
- 肺でのガス交換で，体内に取り込まれた酸素を赤血球中のヘモグロビンが肺から各組織へ運搬する．
- 末梢組織で発生した二酸化炭素は，赤血球内で重炭酸イオン（HCO_3^-）となって血漿に溶解して肺へ運ばれる．ヘモグロビン（Hb）のグロビン部分も二酸化炭素の輸送に関与している．
- 消化管から吸収された栄養素を各組織へ運搬する．
- 体内で代謝された栄養成分を各組織へ運搬する．
- 種々の内分泌器官で産生されたホルモンを標的臓器に運搬する．
- 体内代謝の終末産物，例えば尿素，クレアチニン，尿酸[※1]，ビリルビン，コレステロールなどの老廃物を排泄するため腎臓，肝臓などへ運搬する．

2） 生体防御
- 白血球の貪食作用や血液中にある抗体や補体など種々の免疫物質のはたらきが，異物の侵入や感染を

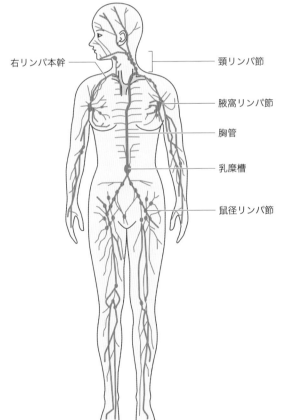

図3　全身のリンパ管とリンパ節
文献4，p.185より引用

右リンパ本幹
頸リンパ節
腋窩リンパ節
胸管
乳糜槽
鼠径リンパ節

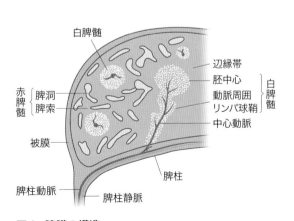

図4　脾臓の構造
文献5，p.5より引用

白脾髄
辺縁帯
胚中心 ｝白脾髄
動脈周囲リンパ球鞘
中心動脈
赤脾髄｛脾洞／脾索
被膜
脾柱
脾柱動脈
脾柱静脈

防いでいる.

● 細胞同士の接触で直接的に異物を攻撃する細胞性免疫を担うリンパ球（T細胞）も血液中に存在する.

● 血液に含まれる血液凝固成分により出血を防止する.

3）体内環境の維持

● 血漿浸透圧が体液量の調節に重要である.

● 腎臓から酸やアルカリを，肺から二酸化炭素を排出するとともに，血液中のヘモグロビンやリン酸などが有する緩衝作用によって体液のpHを一定に保つ.

● 体内の産熱臓器で熱を受け取り，熱を全身に分布させ体表面から熱放散を行うことで体温の調節をする.

2 骨髄・造血器細胞・各血球の分化と成熟

A. 骨髄

　骨髄のなかで，骨の内部にあり造血細胞に富むものを**赤色骨髄**という．胎児期後期から幼児，小児期には全身の骨の骨髄で盛んに血球産生が行われているが，成長するとともに骨髄は脂肪細胞に置き換えられ造血機能を失い**黄色骨髄**とよばれる．成人で活発に血球産生を行っているのは，頭蓋骨，椎骨，胸骨，肋骨，腸骨などの体幹の扁平骨と，上腕骨や大腿骨などの長管骨の近位部など，体温の高い部位である（図5）.

B. 造血幹細胞

　血球には，赤血球，白血球，血小板の3種類があるが，これらの共通の先祖は，**多能性造血幹細胞**である．多能性造血幹細胞は，2系統の特殊な幹細胞に分化する．そのうち，**骨髄系幹細胞**は，赤血球や血小板，またはリンパ球以外の白血球に分化する．また，**リンパ系幹細胞**は，リンパ球となる（図6）.

C. 各血球の分化と成熟のしくみ

1）赤血球

　赤血球の生成部位は，胎生期と出生後では異なって

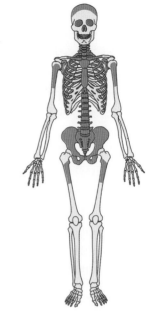

図5　健常成人の赤色骨髄の広がり
赤色部が赤色骨髄，白色部が黄色骨髄.
文献6，p.445より引用

いる．胎生期には脾臓や肝臓でつくられるが，出生後は，胸骨，腸骨，脊椎，頭蓋骨，肋骨や長管骨などにある赤色骨髄でつくられる．骨髄は，骨の中心部で脂肪組織の中にあるが，加齢に伴って次第に赤血球の生成部位は減少し，脂肪組織に置換されていく.

　赤血球は，骨髄中の骨髄系幹細胞から分化し，染色性が変化しながら赤芽球に成熟する．その後，細胞が縮小し，核の消失がはじまり，網赤血球を経て脱核した赤血球が流流中に出る．貧血に陥り骨髄での赤血球生成が亢進すると，網赤血球が末梢にも多く見出されることがある（p.87，臨床への入門 参照）．超生体染色で青く染色される点状・網状の構造物は，ヘモグロビンのmRNAである.

　赤血球数を一定値に維持する調節機能の1つに，主に腎臓で産生されるエリスロポエチンがある．ヒトのエリスロポエチンは，165個のアミノ酸からなる糖たんぱく質である．呼吸機能の低下によって動脈血中の

※1　**尿素，クレアチニン，尿酸**：たんぱく質に含まれる窒素は代謝されてアンモニアになるが，これは毒性物質であるので哺乳類では大部分を肝臓において尿素にして尿中に排泄する．クレアチンは，筋肉内においてクレアチンリン酸として主要なATP産生源となっているが，クレアチンリン酸は非酵素的にクレアチニンを産生し，そのクレアチニンは，腎糸球体から

濾過されて尿中に排泄される．尿酸は，他の哺乳類ではさらにアラントインへと分解されるが，ヒトをはじめとする霊長類ではプリン代謝の最終産物として尿中に排泄される．一方，鳥類や陸生爬虫類では最終窒素代謝産物として重要である.

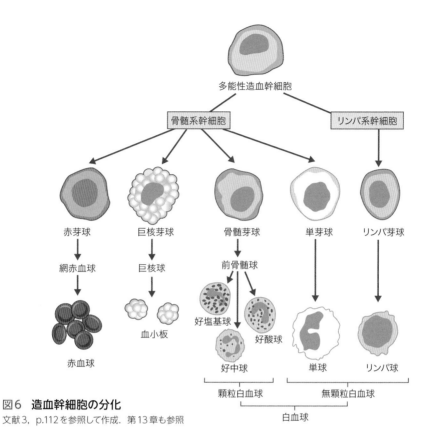

図6　造血幹細胞の分化
文献3，p.112を参照して作成．第13章も参照

酸素濃度が低下したり，腎血流量が減少したりすると，腎臓がそれを感知して，エリスロポエチンを放出し赤色骨髄に運ばれると骨髄を刺激して赤血球の産生の亢進が起こる（図7）．エリスロポエチンは，幹細胞から分化したエリスロポエチン感受性細胞，前赤芽球，好塩基性赤芽球，多染性赤芽球に作用して分化成熟を促すといわれている．

　遺伝子組換え技術[※2]の進歩により，エリスロポエチンは大量生産できるので骨髄機能低下や腎不全の患者に投与される．高地馴化で赤血球が増加するのは，酸素不足や腎血流量の減少によるエリスロポエチン産生亢進のためと考えられている．スポーツ選手の間では，高地トレーニングを行うことでエリスロポエチンの分泌を図り，赤血球数を増加させ，低地での大会で持久力を増強して好成績があげられることが知られている．

※2　**遺伝子組換え技術**：遺伝子であるDNAを特定のヌクレオチド配列で切断する制限酵素などを用いて切断した後，他のDNA断片とDNAリガーゼなどを用いて結合させることでDNAを組換えることができる．運び屋であるベクターに組み込み，特定の遺伝子産物を細菌や細胞内で大量に生産することも可能である．

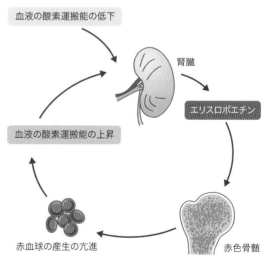

図7　エリスロポエチンのはたらき
腎臓は，血液中の酸素が不足すると，エリスロポエチンを放出する．エリスロポエチンは赤色骨髄を刺激し，赤血球の産生を速める．いったん血液中の酸素が十分に満たされると，腎臓はエリスロポエチンの生成を抑える．
文献3，p.113より引用

血液型とは何か？

血液型の決定には，抗原と抗体がかかわっている．一般的な血液型の分類方式であるABO式では，赤血球の表面にあるA抗原やB抗原の有無によってA型（A抗原をもつ），B型（B抗原をもつ），AB型（両方の抗原をもつ），O型（A抗原もB抗原ももたない）の4つの血液型がある．血漿中には，その人の赤血球に存在しない抗原に対する抗体がある．例えば，A型の人の血漿中には抗B抗体はあるが，抗A抗体はない（表1）．

もし，A型の人にB型の血液を輸血（不適合輸血である）すると，輸血されたB型の赤血球がA型の人のもつ抗B抗体と反応して凝集し，血液循環の障害や溶血を起こし死に至ることにもなる．

白血球にも，ヒト白血球抗原（human leukocyte antigen：HLA）とよばれる血液型様のものがあり，それを適合させることが移植で拒絶反応を起こさないために重要になり，主要組織適合抗原とよばれる．最近では，特定のHLAの発現が種々の疾患の発症と高く相関していることが知られている．

日本では，ABO式血液型が性格判断に使われることが多いようだが，科学的な装いをとっていても全く根拠のない話で気をつけるべきである．

血液型はRh因子の有無によっても分けられる（Rh式）．Rh因子は赤血球表面にある抗原で，日本人の99％はこの抗原をもっていてRh$^+$という血液型になる．

Rh$^-$の女性がRh$^+$の子どもを妊娠すると，最初の妊娠では，無事に分娩するとしても出生までの間に胎児のRh$^+$の血液が一部母親の循環系に入り，母親の血液の中に抗Rh抗体を産生する（原則として，胎児の血液が母親と混ざることはない）．次に，その母親が2回目の妊娠で胎児がRh$^+$であると，母親の抗Rh抗体が胎盤を通って胎児の溶血を起こす．溶血は子どもが生まれた後も続き，新生児溶血性疾患とよばれ，脳障害や知的障害を引き起こし，死に至ることもある（図8）．

表1　ABO式血液型

血液型	A型（日本人の約40％）	B型（日本人の約20％）	AB型（日本人の約10％）	O型（日本人の約30％）
抗原（赤血球膜）	A抗原	B抗原	A抗原 B抗原	抗原はない
抗体（血漿）	抗B抗体	抗A抗体	抗体はない	抗A抗体と抗B抗体

文献2，p.287を参考に作成

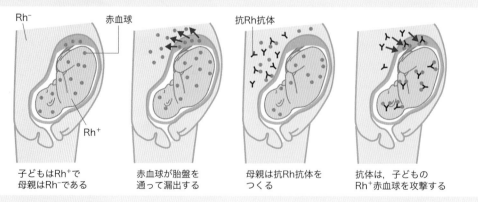

子どもはRh$^+$で母親はRh$^-$である　　赤血球が胎盤を通って漏出する　　母親は抗Rh抗体をつくる　　抗体は，子どものRh$^+$赤血球を攻撃する

図8　新生児溶血性疾患

Rh$^+$の子どもを妊娠したとき，Rh$^-$の母親は，子どものRh$^+$赤血球に対する抗体を産生しはじめる．次の妊娠時に，母親にできた抗体は，胎盤を通って，子どものRh$^+$赤血球の溶血を引き起こす．文献3，p.121より引用

しかし，組換えエリスロポエチンがドーピングとして悪用されることもある．

赤血球の寿命は約120日で，脾臓などのマクロファージに取り込まれて分解される．

2）白血球

白血球のなかでも，顆粒白血球（顆粒球）や単球は骨髄系幹細胞から分化成熟する．骨髄系幹細胞は，1つは骨髄芽球から前骨髄球となり，それがU字型や分葉した核をもつ顆粒白血球である好中球，好酸球，好塩基球に分化していく．もう1つは，単芽球から腎臓のような形の核をもつ単球となる（図6）．これらの分化成熟は，コロニー刺激因子（colony-stimlating factor：CSF）やインターロイキンなどのサイトカイン[※3]の影響を受けながら進行していく．

リンパ球は，多能性造血幹細胞から分化したリンパ系幹細胞が骨髄あるいは胸腺で特異的に分化増殖して，それぞれ機能の異なる2種類のリンパ球になると考えられている．このうち，胸腺で分化したものをT細胞といい，末梢血液中のリンパ球の60～70％を占めている．また骨髄で分化したものをB細胞という（第13章参照）．

3）血小板

骨髄系幹細胞の一部は巨核芽球にトロンボポエチンがはたらいて巨核球となる．その大きな巨核球の細胞質はちぎれて小さなフラグメント（断片）に分かれる．それが，血小板である（図6）．だから血小板は細胞ではなく，巨核球の断片ということになる．

3 赤血球・ヘモグロビン

A. 赤血球の形や大きさ，数

赤血球は，中央がくぼんだ円盤状をしており，直径約8μmである．核やミトコンドリアなどの細胞小器官をもっていない．赤血球が骨髄で合成される初期には核は存在するが，流血中に入る前に核を失う．赤血

球内の成分は，約3分の2が水分で，約3分の1はヘモグロビンである．1個の赤血球は30pg前後のヘモグロビンを含んでおり，その他，酵素などのたんぱく質，脂質，電解質などを多少含んでいる．なお，赤血球中の炭酸脱水酵素は，組織で生成した二酸化炭素をHCO_3^-にすることでその輸送系に関与している．

赤血球の数は，**正常成人男性で約500万/mm³，正常成人女性で約450万/mm³**といわれるが，高齢者になると数は減少する．**血液の総容積に対する赤血球の相対的容積をヘマトクリットといい，成人男性で約45％，成人女性で約40％である．**

B. ヘモグロビンの構造

ヘモグロビンは，分子量約64,000の球状色素たんぱく質である（図9）．ヒト成人のヘモグロビンは，α鎖，β鎖，各々2本の**グロビン**からなる四量体（サブユニット）で構成されており，各サブユニットに1個の**ヘム**とよばれる色素部分が結合している．ヘムは，中央に鉄をもつプロトポルフィリン複合体である．ヘムに存在する鉄はグロビンポリペプチド上にある2個のヒスチジンと結合し，2価の状態で酸素を可逆的に結合する．α鎖とβ鎖は，一次構造であるアミノ酸配列が非常に類似しているが，この構造をヘモグロビンA〔HbA（$\alpha_2\beta_2$）〕という．

ヒト成人のすべてのヘモグロビンがヘモグロビンAなのではなく，β鎖がδ鎖に置き換わったヘモグロビンA_2（$\alpha_2\delta_2$）も約2.5％存在する．胎生期にはヘモグロビンF（$\alpha_2\gamma_2$）が生合成される．出生が近づくにしたがって成人ヘモグロビンの生合成が増大する．出生後は胎児ヘモグロビンの含量は急速に減少し，成人ではほとんど存在しない．

C. ヘモグロビンの機能

赤血球中のヘモグロビンは，肺で呼吸によって取り入れられた酸素と結合してオキシヘモグロビンとなり，動脈血中を流れ末梢組織に運ばれる．オキシヘモグロビンは，末梢組織で酸素を離しデオキシヘモグロビンとなって静脈血中を流れ肺にもどる．

酸素とヘモグロビンは強い親和力をもっているが，周囲の酸素分圧の影響を受けやすい．酸素分圧（mmHg）を横軸に，ヘモグロビンの酸素飽和度〔酸

※3 **サイトカイン**：いろいろな細胞が産生し，ほかの細胞に情報を伝達する液性因子の総称で，一般にはたんぱく質で細胞表面の受容体にはたらく．インターロイキンや造血因子など，多数が同定され，遺伝子組換え技術により臨床応用されているものも多い．

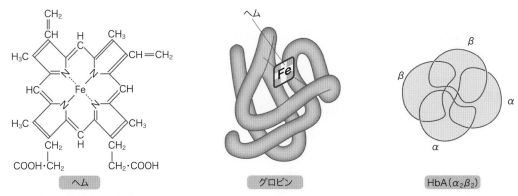

図9　ヘモグロビンの構造
ヘム分子とそれにグロビンが結合したもの．そしてグロビンα鎖とβ鎖が各2本ずつ結合してヘモグロビンA（HbA）を形成する．
文献5, p.49より引用

素に結合しているヘモグロビンの割合（%）〕を縦軸にとってその関係を表したものをヘモグロビンの酸素解離曲線という（図10：ただし，この図は理解しやすいように生体内の条件と異なっている）．酸素解離曲線はS字状曲線になっており，酸素分圧が低くなると，酸素とヘモグロビンの親和性が低くなる．また，酸素に結合しているヘモグロビンの割合（%）は，酸素分圧（mmHg）の上昇とともに上昇する．

ところで，この曲線が右方に偏位すると一定量の酸素とヘモグロビンが結合するためには高い酸素分圧が必要となり，この曲線が左方に偏位すると低い酸素濃度でも結合しやすいことになる．

生体内でこの酸素解離曲線に影響を及ぼすものとしてpH，二酸化炭素分圧，温度および解糖系の産物である2,3-ジホスフォグリセリン酸[※4]濃度があるが，ここでは二酸化炭素分圧の影響をみてみる．肺胞の中では，酸素分圧は約100 mmHgで二酸化炭素分圧が低くなるので酸素とヘモグロビンの親和性が高くなって，ヘモグロビンの90%以上はオキシヘモグロビンになる．末梢組織における酸素分圧は40 mmHg，逆に二酸化炭素分圧が46 mmHgとなり酸素解離曲線が右方に偏位するのでヘモグロビンから酸素が解離しオキシヘモグロビンは70%以下に減少する．つまり，**ヘモグロビンは末梢組織に酸素を供給しやすいようにできている**．

肺胞内では少しくらい酸素分圧が低下してもオキシヘモグロビンの量には影響がないが，末梢組織ではわずかでも酸素分圧が低下し，二酸化炭素分圧が上昇するとその影響を受けて，オキシヘモグロビンの量も急激に低下することを示している（第5章参照）．

なお，**ヘモグロビンと一酸化炭素の親和性は，ヘモグロビンと酸素の親和性よりも高い**．一酸化炭素で中毒死が起こる原因である．

ヘモグロビンのグロビン部分は，二酸化炭素の輸送にも関与している．末梢組織で発生した二酸化炭素のうち70%は，赤血球内の炭酸脱水酵素でHCO_3^-となって血漿に溶解して肺へ運ばれる．残りの20%は，ヘモグロビンのグロビン部分のアミノ基と結合しカルバミノヘモグロビンを形成する．残った10%は，血漿に溶解して運ばれる（第5章参照）．

D. ヘモグロビンの生合成と分解

1）生合成

ヘモグロビンは，ヘムとグロビンが別々につくられ，その後に両者が結合してヘモグロビンとなる．グロビンは細胞質でつくられるが，ヘムはミトコンドリア内でグリシンとスクシニルCoA[※5]を出発材料にして，ミトコンドリアと細胞質を行き来しながら合成されて細胞質でグロビンと結合する．

※4　**2,3-ジホスフォグリセリン酸**：解糖系の代謝中間体で，1,3-ジホスフォグリセリン酸からリン酸転移によって生じる．赤血球には高濃度に存在し，ヘモグロビンの酸素分子への親和性を低下させることで酸素輸送の調節因子として作用している．

※5　**スクシニルCoA**：CoAのコハク酸誘導体である．ポルフィリン合成の第一段階としてグリシンと作用するが，クエン酸回路の代謝中間体であるのでポルフィリン合成の初発反応はミトコンドリアに存在することになる．

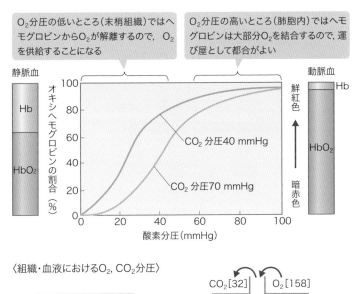

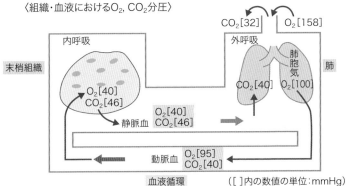

図10　ヘモグロビンの酸素解離曲線
文献1, p.201より引用

2) 分解と代謝

　約120日の寿命を全うした赤血球は，脾臓などでマクロファージに取り込まれ分解される．ヘモグロビンはヘムとグロビンに分離し，さらにヘムから外れた鉄はヘモグロビン合成に再利用される．ヘムのプロトポルフィリン部分は間接ビリルビンになり，血中を流れ肝臓で直接ビリルビンとなって，胆汁中に排泄される．ヘモグロビンは，1日で約7gが分解され，それらから約250mgのビリルビンがつくられる（図11）．

　ビリルビンは，腸内で細菌の作用でウロビリノーゲンとなる．その大部分はそのまま糞便中に排泄されるが，一部は腸から再吸収されて血中を流れ，再び肝臓を経て便に排泄されるか，または腎臓から尿に排泄される．尿や糞便が黄色いのはウロビリノーゲンの代謝産物によるが，この代謝産物は酸性では橙黄色，中性では黄褐色，アルカリ性では褐色を呈する．糖質の多い食事をすると発酵によって短鎖脂肪酸が生成されて管腔内が酸性になるので糞便は黄色っぽくなり，たんぱく質をたくさん摂取すると管腔内がアルカリ性になるので黒っぽくなる．

E. ヘモグロビン産生の異常

　ヘモグロビンのグロビン部分のアミノ酸配列とその産生は，グロビン遺伝子にコードされ調節されているが，ヘモグロビン産生にかかわる遺伝病には2種類ある．

　1つは，遺伝的に正常成人のヘモグロビンのアミノ酸配列とは異なったアミノ酸配列をした異常ヘモグロビンが産生され，酸素親和性やヘモグロビンたんぱく質の安定性などに異常をもたらすものである．一例である**鎌状赤血球性貧血**は，β鎖グロビンの6番目にあるグルタミン酸がバリンに置換したもので，赤血球の形も球状ではなく鎌状をしている．黒人に高い比率で発生する．

　もう1つは，**サラセミア**（地中海性貧血）のように

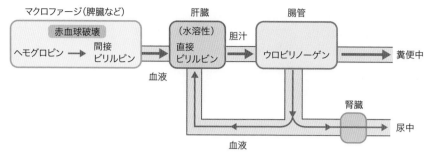

図11 赤血球の破壊とビリルビンの排泄
文献2，p.28より引用

グロビンの合成が減少または欠損しているものである．例として，αサラセミアはα鎖，βサラセミアはβ鎖の合成異常がみられる．グロビン遺伝子の調節領域の異常と考えられている．

4 白血球

A. 白血球の種類

血液中には，1 mm³ あたり4,000〜1万個の白血球が存在する．白血球は赤血球よりも大きく，核をもっているが，数は圧倒的に少ない．白血球には，**好中球，好酸球，好塩基球，リンパ球，単球**の5種類がある（図6）．なかでも，顆粒白血球（多核白血球）が最も多くの割合を占め，細胞質内の顆粒の染色性によって好中球（約60％），好酸球（約3％），好塩基球（約1％）に分けられる．その他に，単球（約5％），リンパ球（約30％）が存在する．

B. 白血球の機能

白血球は有核で，細菌やウイルスなどから身を守る防御機構である免疫に関与している．

好中球は白血球の半数を占めるもので核がくびれて分節しているのが観察される．細胞質には中性好性顆粒があることから好中球とよばれる．外界から侵入した細菌や異物などが引き金となって炎症反応が起こると多核白血球のなかでも好中球が増加し，アメーバ様運動をして血管外の炎症部位へ出ていく．そして，細菌などを貪食し，内部に存在するいろいろな分解酵素によって殺菌，分解したり，酸素から活性酸素[※6]をつくり殺菌に関与したりする．

好酸球は酸性色素でよく染まる顆粒をもっている．アレルギー反応[※7]や寄生虫症で増える．

好塩基球は塩基性色素に染まる顆粒をもっている．好塩基球はヒスタミンを放出し，炎症反応ではたらく．

単球は，大きな白血球で，貪食能をもち，炎症などの際には血管から組織中に遊走して大型のマクロファージになる．マクロファージは，抗原の提示を行う．

リンパ球は，免疫に重要な役目を果たす．リンパ球は血液中を循環するだけでなく，全身のリンパ節，胸腺，脾臓，リンパ液中などリンパ系にも分布する．リンパ系とは，組織間隙からリンパ管中に入るリンパ液の流れをいい，そこを流れるリンパ液は，組織液とほぼ同様な成分で構成される．

リンパ球は機能面から，体内に侵入した異物に対して抗体（免疫グロブリン）を産生して体液性免疫を司るB細胞と細胞性免疫にあずかるT細胞に大きく分け

[※6] **活性酸素**：活性酸素には，スーパーオキシドアニオン，過酸化水素，ヒドロキシラジカルなどがあり，不対電子をもっているので反応性が高く，いろいろな物質の過酸化にかかわる．生体内には，活性酸素を消去する酵素系が存在する．

[※7] **アレルギー反応**：免疫反応に基づくが，生体に対して全身性または局所性に障害となるのがアレルギー反応である．そのアレルギー反応は，I型，II型，III型，IV型，V型に分類される．I型アレルギーとして代表

的なものはアトピー性疾患である．II型アレルギーでは，溶血性貧血のように細胞融解が起こる．III型アレルギーは，アルチュス型ともよばれ，抗原抗体複合体による組織傷害で補体の活性化を伴うこともある．IV型アレルギーは遅延型アレルギーともよばれ，細胞性免疫が関与する．V型アレルギーは細胞表面の抗原がホルモンなどの受容体である場合，結合した抗体が受容体を阻害したり，バセドウ病のように逆にホルモン様にはたらいたりする．

られるが，形態学的には区別できない．骨髄にある幹細胞から発生した前駆T細胞は大部分が胸腺に移り，T細胞に分化成熟して，移植片，腫瘍細胞，ウイルス感染細胞などを攻撃する細胞傷害性T細胞，T細胞の反応を促進するヘルパーT細胞，T細胞やB細胞の反応を抑制する制御性T細胞などになる．それぞれが種々の生物活性をもつ液性因子であるサイトカインを産生し，免疫反応をコントロールしている．

一方，幹細胞から発生した前駆B細胞は，B細胞に分化成熟する．B細胞は，B細胞から分化した形質細胞（プラズマ細胞）とともに免疫グロブリンを産生し，体液性免疫を担当する．

リンパ球には，このほかに腫瘍細胞などを傷害するNK細胞などがある（第13章参照）．

5 血小板

血小板は，巨核球の細胞質から細胞片としてつくられる核のない2～5μmの小体で，血液中には，1 mm³ あたり20万～50万個が存在する．ADP（アデノシン二リン酸）やセロトニンなどを含み，止血，凝固の最初の段階で重要なはたらきをする．寿命は10日ほどといわれている．

6 血漿たんぱく質

A. 血漿

血漿は，血液を抗凝固薬で処理した際に得られる液体である．一方，血液を試験管に入れて放置すると下方に血餅が凝固し，上方に液体の血清が分離される．血漿は，血清と異なりフィブリノーゲンなどの血液凝固因子を含んでいるので，たんぱく質濃度は血清よりも血漿の方が高い．血漿は淡黄色をしているが，これはビリルビンやカロテノイドなどを含んでいるためである．血漿の90％は水分，固形分は約8～10％で，血漿たんぱく質，脂質，糖質（グルコース），非たんぱく質性窒素，酵素，ホルモンなどである．

B. 血漿たんぱく質の種類

正常成人の血漿たんぱく質濃度は7～8 g/dLで，塩類溶液における溶解度に基づきアルブミン，グロブリン，フィブリノーゲンの3つに大別される．最も量が多いのはアルブミン（約60％），次がグロブリン（約35％）で，フィブリノーゲンはわずかである．

また，たんぱく質は電荷を帯びているので，電気泳動装置を用いて一定のpHで電圧をかけると分子量と荷電の状態によって血漿たんぱく質を分離することができる．その結果，アルブミンは1つの画分であるが，グロブリンはα_1，α_2，β_1，β_2，γの5つの画分に分かれる．フィブリノーゲンはグロブリンのβ画分とγ画分の間にみられる．

C. 血漿たんぱく質の機能

1）アルブミンの機能

アルブミンの主要な機能は，血液の膠質浸透圧を維持することにある．血液の膠質浸透圧は，末梢において毛細血管と組織の間の体液などの移動に重要な意義を有している．毛細血管壁は，半透膜としての性質をもっていてアルブミンなどたんぱく質のような高分子を透過させない．そこで形成された膠質浸透圧は，血漿中の水分を血管内に引き止めておいたり，血管内に水分を引き込んだりするようにはたらく．血漿アルブミン濃度が低下すると浮腫（むくみ）がみられる．

アルブミンには，遊離脂肪酸，ビリルビン，カルシウムや薬物などを結合して運搬するはたらきもある．

2）その他のたんぱく質

グロブリンのいずれの画分も単一のたんぱく質からなっているわけではなく，いろいろな種類のたんぱく質を含んでいる．なかでもγ-グロブリンは免疫グロブリンともいい，リンパ球〔B細胞およびB細胞が成熟した形質細胞（プラズマ細胞）〕で合成される抗体である．

γ-グロブリン以外の大部分の血漿たんぱく質は，アルブミンも含めて肝臓で合成される．また，肝臓は脂質の輸送にかかわる血漿リポたんぱく質を構成する多くのアポリポたんぱく質，ビタミンA（レチノール）を運搬するレチノール結合たんぱく質，銅を運搬するセルロプラスミンなども合成する．フィブリノーゲンは血液凝固にかかわる．肝硬変などで肝機能が低下す

るとたんぱく質合成能も低下し血漿たんぱく質濃度は減少することになる.

なかでも，レチノール結合たんぱく質，トランスフェリン，プレアルブミン（トランスサイレチン）は半減期が短いため急速代謝回転たんぱく質（rapid turnover proteins：RTPs）とよばれ，短期間のたんぱく質摂取状態を鋭敏に反映するのでたんぱく質の栄養状態の改善や悪化を早期に知るのに有効な指標となる.

D. 血漿中に存在する酵素

細胞には数多くの酵素が存在し，組織によって存在する酵素に特異性がみられる．疾病などによって細胞が破壊されると酵素が血液中に放出されて血漿中の酵素濃度あるいは活性が高くなる（逸脱酵素）．それを利用して，臨床検査では血漿の酵素活性を測定し，特定の組織の障害の有無と程度を診断する．日常よく測定される酵素に以下のようなものがある.

1) トランスアミナーゼ（transaminase）

アミノ酸のアミノ基をα-ケト酸（2-オキソ酸）に転移する酵素である．肝臓や心筋の疾患などの診断に用いるものにAST（アスパラギン酸アミノトランスフェラーゼ）やALT（アラニンアミノトランスフェラーゼ）がある.

2) γ-GTP（γ-glutamyl transpeptidase）

グルタチオンやその他のγ-グルタミルペプチドのγ-グルタミル基を他のペプチドやアミノ酸などに転移する酵素で，肝疾患などで増加する.

3) アルカリホスファターゼ(alkaline phosphatase)

アルカリ性の条件下で有機リン酸化合物を加水分解して無機リン酸を遊離する酵素で，数種類のアイソザイム[※8]が存在する．特に骨疾患や肝・胆道疾患などで増加する.

4) 乳酸脱水素酵素（lactate dehydrogenase）

乳酸を脱水素してピルビン酸にする酵素で，可逆的にはたらく．5種類のアイソザイムがあり，心・肝・腎疾患や悪性腫瘍，白血病，筋肉疾患などで増加する.

5) α-アミラーゼ（α-amylase）

でんぷんの消化酵素で，膵炎や唾液腺炎などで増加する.

[※8] **アイソザイム**：酵素としての活性は同じだが，アミノ酸配列が異なる酵素.

7 止血機能，凝固・線溶系の機能

血管が破壊されたり損傷を受けたりすると出血するが，出血が止まる過程を**止血**といい，**血管収縮，血小板血栓の形成，血液凝固（凝集）**の3つの過程を含む（図12）.

まず，傷ついた血管壁の平滑筋が収縮して直径を小さくして流れる血液量を少なくするが，出血を完全に止めるには不十分である．そこで，血小板がその部位に付着して凝集し出血を防ぐために血栓を形成する．さらに，血小板はセロトニンなど種々の因子を放出して血管を収縮させたり，血液凝固を促進させたりして止血を助ける.

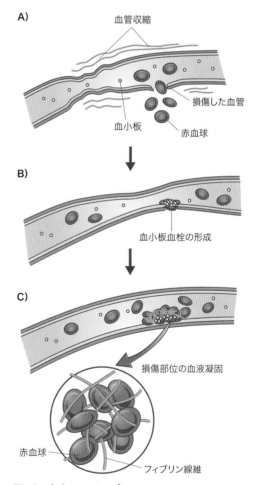

A) 血管収縮
血管収縮
損傷した血管
血小板
赤血球

B) 血小板血栓の形成

C) 損傷部位の血液凝固
赤血球
フィブリン線維

図12　止血のステップ
A）血管収縮，B）血小板血栓の形成，C）血液凝固（凝集）.
文献7，p.283より引用

A. 血液凝固のしくみと経過

採血した血液は放置すると，数分～十数分で血餅をつくり血清が分離してくるが，これが血液凝固現象である．

15の血液凝固因子（うち第VI因子は欠番，表2）が関与する血液凝固経路には，**内因性凝固経路**と**外因性凝固経路**がある（図13）．内因性凝固経路は，血液中に含まれる凝固因子のみが互いに反応してゆっくり進行する過程で，異物面に触れた第XI因子が活性化されるところからはじまり，最終的に第X因子を活性化する．内因性凝固経路では，組織破壊を伴わない．外因性凝固経路は，傷害された組織から流出した組織液中の組織因子が血液凝固因子の作用によって同様に第X因子を活性化する．

活性化第X因子は，カルシウムイオン（Ca^{2+}）存在下プロトロンビンをトロンビンに転化し，さらにトロンビンはフィブリノーゲンをフィブリンにする．フィブリンは，重合して不溶性のフィブリンになり，この網目に血球が詰まって凝固が完了する．血液凝固因子は通常不活性であるが，出血によって活性化される．

プロトロンビンをはじめとして第VII因子，第IX因子，第X因子は肝臓で産生されるが，その産生に**ビタミンKが必須**である．これは，ビタミンKの存在に依存してそれぞれの因子のグルタミン酸残基のγ－カルボキシ化反応が翻訳後修飾として起こり，形成されたγ－カルボキシグルタミン酸残基が2価のカルシウムイオンのキレートを行うからである．

B. 出血傾向

出血は，血管内の因子だけではなく血管外の因子や血管因子などが組み合わさって起こる．血小板が減少すると止血機能が低下して出血しやすくなる．

血管外の因子では，血管を取り囲む組織が柔らかで粗であれば出血しやすくなる．血管因子については，例えばビタミンC欠乏の壊血病では血管壁のコラーゲン強度が低下して脆弱となり出血傾向がみられる．

また，血管内の因子では血液凝固因子のはたらきを阻止すると，血液は凝固しなくなり出血する．例えば，ヘパリンでプロトロンビンからトロンビンへの活性化

表2　血液凝固因子

因子名	別名
第I因子	フィブリノーゲン (fibrinogen)
第II因子	プロトロンビン (prothrombin)
第III因子	組織因子（組織トロンボプラスチン）
第IV因子	カルシウムイオン (Ca^{2+})
第V因子	促進グロブリン (accelerator globulin)
第VII因子	プロコンベルチン (proconvertin) SPCA (serum prothrombin conversion accelerator) オートプロトロンビン (autoprothrombin)
第VIII因子	抗血友病因子 抗血友病グロブリン
フォン・ヴィレブランド (von Willebrand) 因子	
第IX因子	血漿トロンボプラスチン構成成分，クリスマス (Christmas) 因子
第X因子	スチュアート・プラウアー (Stuart-Prower) 因子
第XI因子	血漿トロンボプラスチンアンテシデント (plasma thromboplastin antecedent)
第XII因子	ハーゲマン (Hageman) 因子
第XIII因子	フィブリン安定因子
プレカリクレイン	
高分子キニノーゲン	

番号と因子としてはたらく順序とは無関係である．
文献1，p.203より引用

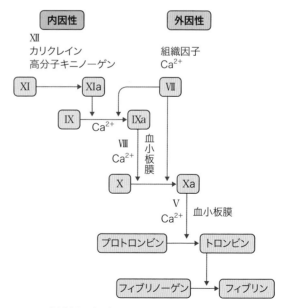

図13　血液凝固経路

aは「活性化された」の意味．
文献5，p.214より引用

を阻害したり，ビタミンKの拮抗薬であるジクマロールでプロトロンビンの肝臓におけるγ−カルボキシ化反応を阻害したりすると，血液凝固は阻止または遅延されることになる．さらに，血液凝固因子の量や機能の低下する遺伝性疾患に血友病がある．体外でも，シュウ酸塩やクエン酸塩でカルシウムイオンを除去すると血液凝固は阻止される．

C. 線溶系

　血管壁の出血部位に存在する凝固血液はやがて溶解されるが，これを線維素溶解現象という．血液凝固による止血が完了すると，血液中に不活性の状態で存在するプラスミノーゲンが血液や組織に存在するプラスミノーゲンアクチベーターによって活性化されてプラスミンになる．プラスミンは一種のたんぱく質分解酵素で，不溶化したフィブリンを分解し，凝血も溶解されることになる．

　線溶は，凝固によりフィブリン血栓ができた後でのみ起こるように制御されているが，その制御に重要なはたらきをしているのはα₂−プラスミンインヒビターと組織のプラスミノーゲンアクチベーターを阻害するプラスミノーゲンアクチベーターインヒビター1（PAI-1）である．最近，**PAI-1が脂肪細胞で産生されるアディポサイトカインの1つ**であることが明らかになってきた．肥満により血栓形成傾向が出現する理由とも考えられる．

血友病とは何か？

　血液凝固因子の欠乏によって起こる先天性の出血性疾患である．欠乏する因子によってⅧ因子活性の欠乏による血友病A，Ⅸ因子活性の欠乏による血友病Bがある．両因子とも，X染色体上にある遺伝子にコードされているので伴性劣性遺伝し，保因者である母親から男児に現れる．次世代では，血友病患者の女児はすべて保因者となり，男児は健常者となる．しかし，血友病患者の約3分の1に家族歴がなく，突然変異と思われる．

　血友病の出血は，血小板や血管の異常による出血と異なり，体表の出血は少なく深部組織への出血が多い．特徴的な症状は，関節内出血である．関節には，外因性凝固経路の組織因子の発現が少ないためと考えられている．出血をくり返すと，関節の変形や固定が起こり血友病性関節症となる．

　治療は，出血時に欠乏する因子を輸注する補充療法である．凝固因子製剤は，以前は大量にプールした血漿からつくられていたのでエイズウイルス（HIV）に汚染されたことがあった．薬害エイズの発生である．現在では，血漿を加熱処理をするなどしてウイルスの不活性化を図ったり，遺伝子組換え技術によりつくられた製剤などが普及している．

　血友病は，ヨーロッパでは「王家の疾患」ともいわれた．ヨーロッパの王家は，互いに婚姻関係を重ねることで勢力の拡大を図ったので必然的に近親結婚が増え，血友病の遺伝子が家系内に維持されることになった．イギリスのビクトリア女王も保因者であったし，ロシアのロマノフ王朝の最後の皇帝，ニコライ2世の子，アレクセイは血友病患者であった．

貧血，出血性疾患，白血病

貧血

貧血は，ヘモグロビン濃度が男性で13 g/dL，女性では12 g/dL以下と定義される．栄養素の不足からヘモグロビン合成低下や赤血球の分化障害などが起こり貧血となることから，栄養学にとって重要な疾患である．貧血の一般的症状は，末梢組織の酸素欠乏状態から起こる息切れや動悸，めまいなどである．

1）鉄欠乏性貧血

鉄が不足して赤芽球内でのヘモグロビン合成が障害される．貧血のなかで最も頻度が高い．小球性低色素性貧血のなかに分類され，原因は，鉄の供給不足，胃酸欠乏による吸収不良，慢性の出血，成長期などによる需要の亢進など．血中鉄濃度は低下するが，総鉄結合能が増加する．治療法は，鉄の補給である．

〈総鉄結合能〉

鉄の輸送たんぱく質トランスフェリン（Tf）の血中濃度を総鉄結合能（TIBC），鉄未結合のTf部分を不飽和鉄結合能（UIBC）という．つまりTIBC＝血清鉄＋UIBC．鉄欠乏から血中鉄濃度が低下すると，肝臓のTf生合成が亢進し，TIBC，UIBCともに増加する．

2）巨赤芽球性貧血

ビタミンB$_{12}$または葉酸の摂取不足などによる欠乏によって，核酸代謝に異常が生じ，赤血球の分化過程が障害されて，骨髄中に巨赤芽球が出現し，末梢では正常より大きな赤血球が出現する．ビタミンB$_{12}$の吸収には胃の分泌する内因子が必要なので，胃全摘患者などでもみられる．葉酸の吸収障害，利用障害なども原因．症状は，貧血の一般症状とともにビタミンB$_{12}$欠乏症では，ハンター舌炎（萎縮性舌炎），神経症状が出現する．葉酸欠乏症では神経症状はみられない．治療は，ビタミンB$_{12}$や葉酸の経口または注射による投与であるが，内因子がない胃全摘患者にはビタミンB$_{12}$の経口投与は無効である．

3）その他の貧血

腎不全でエリスロポエチンの合成が障害される**腎性貧血**，血液型不適合輸血などで赤血球の破壊が亢進する**溶血性貧血**，原因不明のことが多い**再生不良性貧血**などがある．

出血性疾患

出血性疾患は，血小板数の減少，血液凝固因子の欠乏などによって，皮膚の点状・斑状出血，粘膜での歯肉出血，鼻出血，下血，血尿，時に関節腔内出血などがみられる．

1）特発性血小板減少性紫斑病

血小板に対する自己抗体によって血小板数が減少し，皮膚に紫斑がみられる．急性型と慢性型があり，急性型はウイルス感染1～2週間後の小児に発症し，3カ月以内に自然治癒する．慢性型は20～40代の女性に多く，緩徐に発症し，再発・寛解をくり返し，治癒はあまり期待できない．重篤な出血がある場合には血小板輸血などを行う．

2）アレルギー性紫斑病 （シェーンライン‐ヘノッホ紫斑病）

III型アレルギー反応による血管炎で，皮膚粘膜出血と関節，腎臓，胃腸の合併症状を示す．感染症，食物アレルギーなどにより血管壁に免疫複合体が沈着し，補体が活性化されて遊走した好中球が血管壁に壊死性障害を及ぼし，皮膚で紫斑がみられる．小児や青少年に多く，突然下肢の対称性の紅斑にはじまり急速に紫斑に変化する．足や膝関節痛などの関節症状，腹痛や下血などの腹部症状や血尿などの腎症状も出現する．ほとんどが1～2カ月以内に自然に軽快する．全身症状や腎症状が強いときには，副腎皮質ステロイドを投与する．

3）血友病

血液凝固因子の第VIII因子や第IX因子の遺伝的な欠乏により出血傾向を生じる先天的疾患である（本章Column参照）．

4）播種性血管内凝固症候群（DIC）

急性白血病，がん，重症感染症，胎盤早期剥離など，重症の基礎疾患のため組織因子が大量に放出され，血管内でトロンビン生成が起こり，血液凝固能が亢進して全身の細小血管に微小血栓が多発して麻痺，痙攣，意識障害などの中枢神経症状，乏尿などの腎不全症状，呼吸器障害，腸管壊死による腹痛や下痢，副腎不全症状のショックなど種々の臓器の虚血性機能障

害が起こる. その一方, 血小板や血液凝固因子が消費されて減少し, 逆に出血傾向をきたし, さらに, 血栓を溶解する線溶系が亢進し皮膚, 粘膜の出血斑, 血尿, 吐血, 脳出血など出血傾向が増強される. 検査所見では, 血小板や血漿フィブリノーゲン濃度などが低下し, 凝固・線溶亢進マーカーとして, 血清FDP（フィブリン分解産物）値の著増などが認められる. DICの治療は, その基礎疾患の治療を行うことが原則であるが, 出血症状や微小血栓による臓器症状が明らかになったときは, その病態に応じて, 濃厚血小板, 新鮮凍結血漿によるフィブリノーゲンの補充療法やヘパリンを用いた抗凝固療法を行う.

白血病

白血病は, 血液細胞の腫瘍である. 腫瘍化の病因には, 放射線, 発がん物質, ウイルスなどが考えられる. 白血病は, それぞれ顆粒球系やリンパ球系の白血病クローンが分化を停止し, 幼若な芽球レベルの細胞が増加する急性白血病〔**急性骨髄性白血病（AML）**や**急性リンパ性白血病（ALL）**など〕, それぞれ顆粒球系やリンパ球系の白血病クローンがほぼ正常な分化をとげて増加する慢性白血病〔**慢性骨髄性白血病（CML）**や慢性リンパ性白血病（CLL）など〕に大別される. 特殊なタイプとして, HTLV-Ⅰ（ヒトT細胞白血病ウイルスⅠ型）感染によって発生し, 西日本に多い**成人T細胞性白血病（ATL）**がある. わが国の白血病の発生では, AMLが全体の約70％, ALLが約20％, CMLが約10％で, CLLは極端に少ない.

白血病では, 正常血球産生が障害されるので白血球減少による感染症, 血小板減少による出血傾向, 赤血球減少による貧血がみられる. 一般的症状として, 発熱, 全身倦怠感, 易疲労感などがみられる.

1) AML, ALL

症状の発現は, 急速かつ進行性である. AMLとALLの比率は, 成人では75：25, 小児では逆転して20：80. 骨髄穿刺で骨髄全有核細胞分画に芽球が30％以上認められる. AMLの芽球は, ミエロペルオキシダーゼ染色陽性, ALLでは, 染色陰性である. 治療法は, 抗白血病薬を用いた化学療法や骨髄移植療法である. AMLでは, 65歳以下の患者で5年以上の長期生存率が30〜40％, また, 小児のALLでは70％にも達している. AMLの1つである**急性前骨髄球性白血病**の治療には, ビタミンAの代謝物である全トランスレチノイン酸の経口投与を行い, 白血病細胞を分化誘導し, 正常化する.

2) CML

末梢血液での白血球増多, 骨髄穿刺で著明な顆粒球系過形成などが認められる. 染色体分析でフィラデルフィア染色体（微小な22番染色体で, 9番染色体長腕と22番染色体長腕の相互転座が起こったもの）が陽性. 発症後一定期間が経つと, 成熟血球にかわって急性白血病のような未熟な芽球が増加し, 急速に悪化する（急性転化）. 急性転化への移行の阻止のためインターフェロンαが投与される.

文　献

1）岡 純：第5章 生体の恒常性維持における血液と尿の役割と働き.「基礎から学ぶ生化学」（奥 恒行/編）, 南江堂, 2014
2）第2章 血液.「人体の構造と機能 第2版」（佐藤昭夫, 佐伯由香/編）, 医歯薬出版, 2005
3）「ヒューマンバイオロジー　人体と生命」（坂井建雄, 岡田隆夫/監訳）, 医学書院, 2005
4）「人体の構造と機能 第5版」（内田さえ, 他/編）, 医歯薬出版, 2019
5）「標準血液病学」（池田康夫, 押味和夫/編）, 医学書院, 2010
6）奈良信雄：第23章 血液・造血器・リンパ系.「人体の構造・機能と疾病の成り立ち」（奈良信雄/著）, 医歯薬出版, 2003
7）「ヒューマンボディ　からだの不思議がわかる解剖生理学」（尾岸恵三子, 片桐康雄/監訳）, エルゼビア・ジャパン, 2005
8）「図解生理学 第2版」（中野昭一/編）, 医学書院, 2000
9）「エッセンシャル解剖・生理学」（堀川宗之/著）, 秀潤社, 2001
10）「看護大事典」（和田 攻, 他/総編集）, 医学書院, 2002
11）「生化学辞典 第3版」（今堀和友, 山川民夫/監修）, 東京化学同人, 1998
12）「新臨床内科学 第8版」（高久史麿, 他/監修）, 医学書院, 2002
13）「人体の構造と機能および疾病の成り立ち　人体の構造と生理機能」（原田玲子, 他/編）, 医歯薬出版, 2007

第3章 チェック問題

問　題

☐ ☐ **Q1** 赤血球はどのようなはたらきをするか，説明しなさい．

☐ ☐ **Q2** 白血球の種類とそのはたらきについて説明しなさい．

☐ ☐ **Q3** 血漿たんぱく質の種類とそのはたらきについて説明しなさい．

☐ ☐ **Q4** 止血の過程を説明しなさい．

☐ ☐ **Q5** 鉄欠乏性貧血と巨赤芽球性貧血の原因について説明しなさい．

解答&解説

A1 肺から全身に酸素を運ぶはたらきをするヘモグロビンを含む赤血球は，肺の毛細血管を循環するとヘモグロビンのヘムの鉄分子に酸素をゆるく結合する．血液は体内のさまざまな組織を流れて，ヘモグロビンが酸素を遊離し，その酸素が細胞の代謝に使われる．

A2 白血球は，目立った顆粒をもつ顆粒球と無顆粒球に分けられる．好中性の顆粒をもつ好中球は白血球のうちで最も数が多く，貪食作用によって病原体を破壊したり，壊死した組織を除去したりする．無顆粒球には，単球とリンパ球があり特異的な免疫機能を担っている．

A3 血漿たんぱく質はアルブミン，グロブリン，フィブリノーゲンの3つに大別される．多いのはアルブミン（約60％），次がグロブリン（約35％）で，フィブリノーゲンはわずかである．アルブミンの主な機能は，血液膠質浸透圧を維持することで，低下すると浮腫がみられる．グロブリンのなかでもγ‐グロブリンは抗体である．γ‐グロブリン以外の大部分の血漿たんぱく質は，肝臓で合成される．フィブリノーゲンは血液凝固因子である．

A4 出血が止まる過程を止血といい，血管収縮，血小板血栓の形成，血液凝固（凝集）の3つの過程を含む．傷ついた血管壁が収縮して流れる血液量を少なくし，傷口に血小板が凝集することで血栓を形成する．血小板はセロトニンなどを放出して血管を収縮させたり，血液凝固を促進する．血液凝固は，血小板，プロトロンビン，フィブリノーゲンが関与する一連の酵素反応が必要で，最終段階の反応で線維状のフィブリンがいろいろな血球などを巻き込んで血餅を形成する．

A5 貧血では，血中のヘモグロビン濃度が低下する．栄養素不足が貧血の原因となることがある．鉄欠乏性貧血は，鉄不足でヘモグロビン合成が障害されて小球性低色素性貧血となるもので貧血のなかで頻度が高い．巨赤芽球性貧血では，ビタミンB_{12}または葉酸の摂取不足による欠乏によって，大きな赤血球が出現する．

本書関連ノート「第3章　血液・リンパ・凝固系」でさらに力試しをしてみましょう！ Note

第4章 循環器系

Point

1 循環器系は，心臓がポンプのはたらきをして血液を血管から全身に送ることを理解する

2 心臓は，右心房・右心室と左心房・左心室と弁からできていることを理解する

3 血管内の血液が血管壁を押す力を血圧といい，心拍出量と末梢血管抵抗の積で表されることを理解する

概略図 循環器系の概略

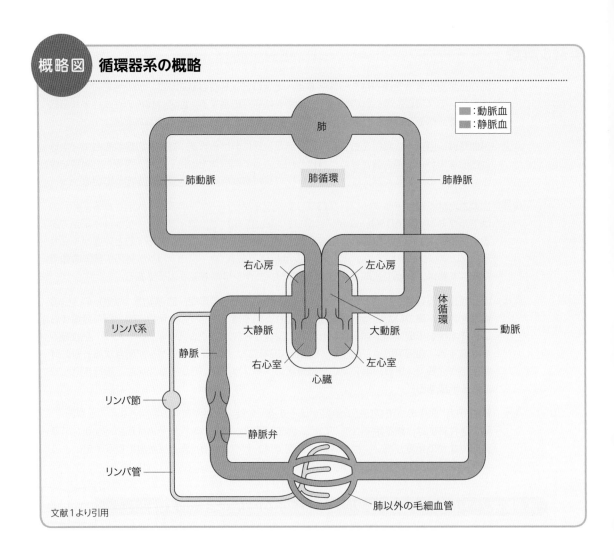

文献1より引用

1 循環器系の構成と機能

循環器系は，全身に血液を循環させるはたらきを担っている器官系で，主として**心臓**と**血管**から構成されている．心臓は血液を全身に輸送するポンプの役割を果たし，血管は全身に血液を運ぶ管である．心臓から出ていく血管を**動脈**といい，心臓に入ってくる血管を**静脈**という．

末梢組織で生じた老廃物や二酸化炭素を多く含んだ血液は，静脈を通って心臓の右心房に還ってくる．二酸化炭素を多く含んだ**静脈血**は，心臓の右心室から肺に運ばれてガス交換が行われ，酸素を多く含んだ**動脈血**となって左心房に戻り（**肺循環**），左心室から大動脈を通って全身に運ばれ，末梢組織に酸素や栄養を供給してまた右心房に戻ってくる（**体循環**，概略図）．

循環器系は，私たちの生命活動に密接に関係しているので，循環器系のはたらきも**自律神経系による神経性**と**ホルモンなどによる液性**によって精密に調節されている．

循環器系のはたらきに異常が生じた場合，血液が正常に末梢組織に送られなくなる．例えば，心臓や脳の血管に動脈硬化が生じると**心筋梗塞**や**脳梗塞**などが引き起こされる場合がある．さらに，心拍動をコントロールしている**刺激伝導系**に異常が生じると**不整脈**を生じ

ることがある．

本章では，循環器系を構成している心臓と血管の構造とはたらきについて，また，循環の神経性および液性の調節系について学ぶ．

2 心臓の構造と機能

A. 心臓の位置

心臓は胸腔の中心よりやや左に位置し（図1），心臓上部の大血管の出るところを**心底**，左下端を**心尖**という（図2）．心尖は第5肋間にあり，左乳首のやや内側に位置する．大きさはその人のにぎりこぶし大で重さは約200～300 gの筋性器官である．

B. 心臓の構造

心臓は右心房，右心室，左心房，左心室の4つの部屋からできている．右心房と右心室の間には右房室弁（三尖弁）がみられ，左心房と左心室の間には左房室弁（僧帽弁，二尖弁）があり，血液の逆流を防いでいる（図3）．強い圧力のかかる弁には弁が反転しないように**腱索**が心室壁の**乳頭筋**から出て弁膜を引っ張ってい

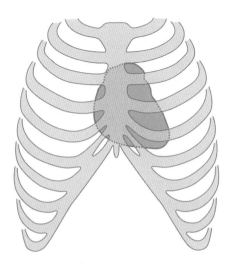

図1 心臓の位置
文献2，p.421より引用

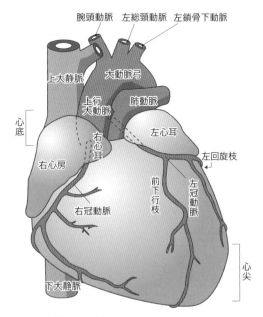

腕頭動脈　左総頸動脈　左鎖骨下動脈
上大静脈　大動脈弓
上行大動脈　肺動脈
心底
右心耳　左心耳
右心房　左回旋枝
右冠動脈　前下行枝　左冠動脈
心尖
下大静脈

図2 心臓の外景と冠動脈

る．また，左右の心房と心室の間にはそれぞれ**心房中隔**と心室中隔があり，左右の心房と心室を仕切っている．心房中隔には，胎児循環でみられる**卵円孔**の名残りである**卵円窩**がみられる（p.104，本章 **7** E. 胎児循環 参照）．

1) 心膜

心臓は外側から順に線維膜と壁側漿膜および臓側漿膜の2層の心膜（漿膜）で包まれており，心膜の間（**心膜腔**）に少量の漿液が含まれている．

2) 心筋

心膜に次いで心臓の壁を構成している心筋層がある．心筋は**横紋筋**であるが，個々の細胞は細胞膜で区切られ，枝分かれをしている細胞もみられる．細胞膜には**介在板**がみられ，細胞間の連絡を行っている．したがって，心臓は多数の心筋細胞から構成されているが，1個の心筋に生じた活動電位（インパルス）は，ギャップ結合による細胞間連絡により周囲の心筋細胞に広がるので，心臓はあたかも1個の心筋細胞が収縮・弛緩をしているようにふるまう．これを**機能的合胞体**という．心筋層の内側，すなわち，各心房と各心室の内壁は**内皮細胞**で裏打ちされている（第9章参照）．

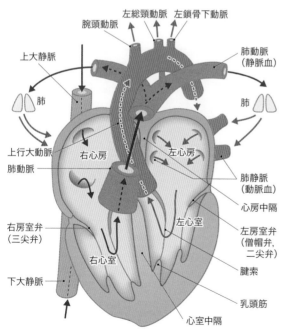

図3 心臓の部屋と血液の流れ
➡：動脈血, ➡：静脈血

3) 右心房

右心房には上半身と下半身からの血液が，それぞれ**上大静脈**と**下大静脈**を経て還流してくる．還流血液量が多い場合には，心房の心筋から心房性ナトリウム利尿ペプチド（atrial natriuretic peptide：ANP）が分泌され，体液量の調節を行う（p.102，本章 **6** C. 血圧の調節 参照）．

4) 右心室

右心房から**右房室弁（三尖弁）**を経て右心室に血液が流入してくる．血液は右心室から肺動脈弁を通って**肺動脈**から左右の肺へ送られる（肺循環）．

5) 左心房

左心房には，左右の**肺からの肺静脈**がそれぞれ2本ずつ計4本入る（図3）．肺静脈という名称であるが，体内で酸素が最も多く含まれている**動脈血**が流れている．

6) 左心室

左心房から**左房室弁（僧帽弁，二尖弁）**を通って血液が移動してくる．心室が収縮して心室内圧が上昇し，内圧が大動脈圧を超えると大動脈弁が開いて全身に血液が輸送される（**体循環**）．全身に血液を送るために大動脈圧（120 mmHg）は，肺動脈圧（25 mmHg）より高い．したがって，左心室の心筋は右心室の心筋より大きな仕事をするため，**左室壁は右室壁に比べて厚くなっている**．

7) 冠動脈（冠状動脈）

各心房・心室中には血液が充満するが，この血液が心臓を栄養しているのではない．心筋を栄養するために上行大動脈の基部から**2本の冠動脈**（冠状動脈）が出ている（図2，表1）．冠動脈は心臓の表面を大きく分けて左冠動脈と右冠動脈が灌流し，心臓の前壁を降りていくものや回旋枝となって心臓の後面を栄養するものがある．**左冠動脈**には，主に心臓の前壁を灌流する**前下行枝（前室間枝）**と心臓の裏側を灌流する**回旋**

表1 冠動脈が栄養する心臓の区域

血管（冠動脈）		灌流する区域
左冠動脈	前下行枝（前室間枝）	心室中隔，心臓の前壁，心尖部
	回旋枝（後面）	心臓の左側壁，左後壁
右冠動脈		洞房結節，房室結節，右心室，心臓の後壁および下壁

枝がある．左冠動脈回旋枝は，心臓の左側壁，左後壁を灌流している．左冠動脈前下行枝は，心室中隔，心臓の前壁，心尖部を灌流している．**右冠動脈**は洞房結節，房室結節，右心室，心臓の後壁および下壁を灌流している（表1）．

冠静脈は冠静脈洞とよばれ，心臓の後面にあって右心房に流れ込んでいる．

C. 刺激伝導系

心臓は60～80回/分のリズムで規則正しく拍動して血液を全身に循環させているが，これは心臓の電気現象によって行われている．心臓には，拍動のリズムをつくる**ペースメーカー（歩調とり）**と，それを伝え，刺激伝導系を形成する**特殊心筋**がある（図4）．

1）洞房系

上大静脈下端部には特殊心筋群があり，**洞房結節**とよばれている．洞房結節はペースメーカーとしてはたらき，ここで生じる規則正しい電気的興奮は，まず心房全体の筋線維に伝えられて**房室結節（田原結節）**へ伝えられる．

洞房結節には自律神経が分布している．交感神経はペースメーカーのリズムを早くするが，副交感神経は逆に遅くして心拍数を調節している．このように心拍数は，身体の状況に応じて交感神経と副交感神経とのバランスで調節されている．

2）房室系

房室系は**房室結節**と**ヒス（His）束（房室束）**からなる．房室結節は右心房下面にあり，冠静脈洞の開口部付近の特殊心筋である．洞房系からの興奮は房室結節に伝えられ，続いてヒス束へ伝わり，心室中隔を左脚と右脚に分かれて降りていく．そして，**プルキンエ（Purkinje）線維**を経由して**心室筋**の中に入って伝わる．

3）不整脈

心拍のリズムは前述の過程で決定され，伝えられるが，個々の心筋細胞は自動能をもち固有のリズムで収縮を行うことができる．洞房結節のリズムが異常に延びたり，興奮の伝導がブロックされると，心房，房室結節，プルキンエ線維などがペースメーカーとなって**期外収縮**とよばれる異所性リズムを生じる．不整脈には，期外収縮以外に心房がきわめて高い頻度で興奮を起こす**心房細動**や**呼吸性不整脈**がある．

3 心電図

A. 心電図

心電図は，心臓で生じている電気的活動を皮膚の上から記録したもので，波形の解析から心臓の異常を知ることができる（表2，図5）．心電図の波形は，左からP波，QRS波，T波からなり，それぞれ，心臓で生じている電気現象を示している（図5）．

疾病時の異常心電図の例として，心筋梗塞の前駆症状である狭心症の場合，運動負荷時に一過性に心筋虚血が生じるが，このときの心電図ではST部分の低下がみられる．心筋梗塞の発作時には，心電図は経時的に変化する．発作直後にT波の増高がみられ，6～12時間後にはST部分の上昇と異常Q波とよばれる幅が広く深いQ波が生じる．数日後にはT波やST部分の変化がみられるが，異常Q波は1年以上たっても残ったままである（p.109, 臨床への入門 参照）．

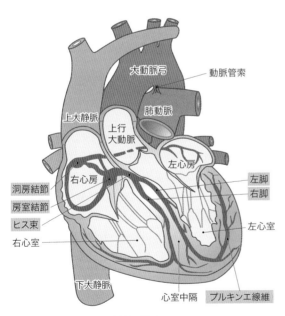

図4 心臓の内景と刺激伝導系
洞房結節がペースメーカーとなり，ここから生じた興奮は房室結節，ヒス束から左脚・右脚に分かれて心室中隔を降りて心室にあるプルキンエ線維に伝えられる．
文献3, p.241を参照して作成

表2　正常な心電図の波形と持続時間

波形	波形の意味	持続時間と大きさ
①P波	心房の興奮時にみられる波形	0.06〜0.12秒，0.25 mV以下
②QRS波	心室の興奮を示す波形	0.06〜0.12秒，約1 mV
③T波	心室の回復時（再分極）にみられる波形	0.10〜0.25秒，0.5 mV以下
④PQ間隔	心房興奮の開始から心室興奮開始までの期間	0.10〜0.22秒
⑤ST間隔	心室全体が一様に興奮している期間	
⑥QT間隔	心室興奮の開始から終了するまでの期間	0.36〜0.44秒

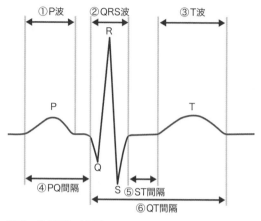

図5　心電図の波形

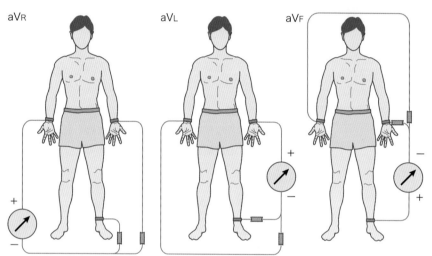

図6　増高単極肢誘導法

B. 心電図の測定法

心電図の測定法には**標準肢誘導法**，**単極肢誘導法**，**増高単極肢誘導法**がある．

1）標準肢誘導法

電極をそれぞれ右手，左手，左足，右足（アースとする）につないで，右手と左手との間の電位差（第Ⅰ誘導），右手と左足との間の電位差（第Ⅱ誘導），左手と左足との間の電位差（第Ⅲ誘導）をそれぞれ測定する誘導法である．

2）単極肢誘導法

右手，左手，左足の電極に高い抵抗を置き，これを介して1点に連結し，これを不関電極〔心臓の電気的活動の影響を受けない電極でウィルソン（Wilson）の中心電極ともよばれる〕としてそれぞれ，右手（V_R），左手（V_L），左足（V_F）の電位差を測定する．基準電極をウィルソンの中心電極として，6個の電極を胸壁の決まった位置に着けると単極胸部誘導が行える．

3）増高単極肢誘導法（図6）

ゴールドバーガー（Goldberger）は，単極肢誘導法で測定したい電極の抵抗だけ除くと心電図の波形の振幅が1.5倍に増幅されることに気がついた．これを増高単極肢誘導法といい，それぞれの心電図をそれぞれaV_R，aV_L，aV_Fとよぶ（aは「増幅された」という英語の"augmented"の頭文字）．

4 心臓周期

A. 心臓周期

　心臓は，規則正しく収縮・弛緩をくり返して拍動している．拍動の経過を**心臓周期**といい，収縮期と弛緩期（拡張期）に分けられている（図7，**左心系内圧，左室容積，大動脈流量**）.

　心臓は，まず全身に血液を送るために心室筋が収縮して左心室内の血液に圧力をかけていく．しかし，図7のように左室内圧は高くなっていくが，容積は変化していない（**等容性収縮期**）．次いで，左室内圧が大動脈圧を超えると大動脈弁が開いて血液が上行大動脈から全身に駆出される（**駆出期**）．心室が弛緩しはじめ，心室内圧が大動脈圧より低下すると大動脈弁が閉じる（**等容性弛緩期**）．左心室が弛緩して左室内圧が左房内圧より低くなると僧帽弁が開いて血液が左心房から左心室に流入する（**流入期**）．その後心房が収縮して心室へ血液を送る心房収縮期が続く．

B. 心拍出量

　心臓は，1分間あたり**60〜80回収縮**して血液を全身に送り出す．血液を1回の拍動で送り出す量を**1回心拍出量**といい，おおよそ**60〜70 mL/回**である．したがって，全身に送り出す血液量は**約4〜5L/分**となる．

C. 冠動脈循環

　冠動脈を流れる血液量は毎分心拍出量の5％で，**上行大動脈基部から出る左右2本の冠動脈**が心筋を栄養する．冠動脈循環の特徴は，収縮期において左冠動脈の流量の方が右冠動脈の流量より少なく，左右の冠動脈流量は収縮期の方が拡張期より少ないことである（図7，**冠動脈流量**）．これは，左室内圧が左冠動脈圧よりも高く，左室収縮時に心筋により冠動脈が圧迫されるためである．

D. スターリングの心臓の法則

　フランク・スターリング（Frank Starling）は，犬の心臓を使い，実験的に心臓に戻ってくる血液量を変化させて心房・心室への血液流入を増減させた．心臓

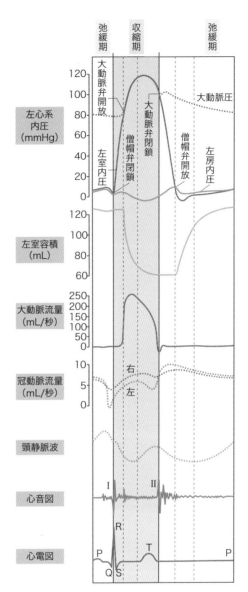

図7　心臓周期
文献4，p.9を参照して作成

に還流してくる血液量が少ないと心拍出量も少ないが，還流血液量が多いと心臓（心筋）は強く収縮して血液を全身に送り出した．つまり，心室が収縮する前の血液充満が増えると，心筋が引き伸ばされ心臓からの駆出量（心拍出量）が増えて血圧が上昇した．スターリングはそこで次のような法則を見出した．「心筋は収縮開始時の筋長により，発生張力が調節される．すなわち，心拍出量は心筋の長さ−張力関係に従う」．これを**スターリングの心臓の法則**という．

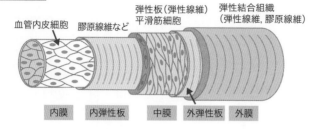

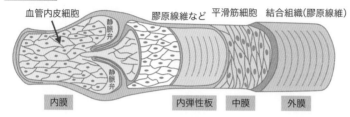

図8 血管の組織構造
文献3, p.244を参照して作成

E. 心音

　通常，聴診器で聞こえる心音は低く鋭い第Ⅰ音（房室弁の閉鎖音）および，高く鋭い第Ⅱ音（動脈弁の閉鎖音）である（**図7，心音図**）．ドックンという音の"ドッ"は第Ⅰ音，"クン"は第Ⅱ音にあたる．

5 血管の構成と機能

A. 血管

　心臓から送り出された血液は血管を通って全身に運ばれ，ガスの交換の他さまざまな物質や体熱の運搬などを行う．血管は，心臓から出ていくものを**動脈**，心臓に還ってくるものを**静脈**といい，構造的にも違いがみられる（**図8，9**）．動脈の構造は管腔側から，内膜，中膜，外膜からなり，静脈に比して動脈は中膜がよく発達しており，静脈は外膜が発達している．また，血液の約3分の2が静脈中に含まれているので静脈は**容量血管**とよばれている．細動脈は収縮・弛緩することで循環抵抗（血圧）に大きな変化を生じさせるので**抵抗血管**とよばれている（**図10**）．

　全身の血管系は**図11，12**に示す．

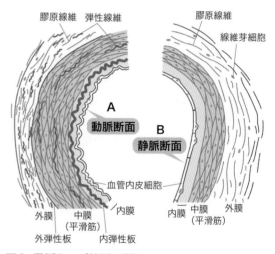

図9 動脈および静脈の断面
文献2, p.433を参照して作成

B. 動脈系

1）構造

　血液は心臓から出ると**大動脈**，次いで**動脈，細動脈，毛細血管**へと送られ，末梢組織に酸素や栄養素など必要なものを供給する．

　動脈の基本的な構造は，血管の太さによっても異なるが，内側から血管内皮細胞と基底膜を含む**内膜**，弾性線維や膠原線維などを含む**内弾性板**，弾性線維を含む平滑筋層である**中膜**，中膜と外膜を境界する**外弾性板**，弾性線維と膠原線維による弾性結合組織からなる

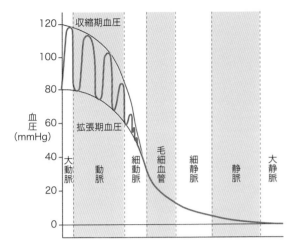

図10 血圧の変化

血圧は，大動脈と動脈では収縮期血圧と拡張期血圧の間（脈圧）で変動を示すが（——），細動脈ではその変動もやがてなくなり，血圧は急激に低下する．しかし，毛細血管になっても血圧が0（ゼロ）になることはなく，末梢組織での物質交換の駆動力となっている．血圧が低くなる静脈以降では，下半身の血液は，静脈弁と筋ポンプや呼吸ポンプのはたらきによって下大静脈から右心房に戻る．
文献3，p.252を参照して作成

外膜となっている（図8A，9A）．

　大動脈は**弾性型動脈**ともよばれ，中膜に**弾性線維**が多く含まれている．大動脈よりも末梢の動脈は，**筋型動脈**ともよばれ，**平滑筋**が発達している．細動脈には，外膜や外弾性板がなく，平滑筋細胞が血管周囲を取り囲んでいる．

　内膜を構成している血管内皮細胞は血管腔を裏打ちし，血液が凝固しないように種々の物質を分泌している．

2）頭頸部および胸・腹部の動脈

　左心室から出た血液は上行大動脈を経て，傘の柄のように曲がっている**大動脈弓**に入る（図11）．大動脈弓からは右上半身へ血液を送る**腕頭動脈**と**左総頸動脈**，**左鎖骨下動脈**の3本の動脈が分かれる．腕頭動脈からは**右総頸動脈**と**右鎖骨下動脈**が分枝する．総頸動脈からは**内頸動脈**と**外頸動脈**が分かれるが，内頸動脈が枝分れする部分は膨らんでおり，**頸動脈洞**とよばれ，そこには**圧受容器**がある（図13）．また，分岐部には，血液中の酸素分圧や二酸化炭素分圧，pHをモニターしている**化学受容器**の**頸動脈小体**がある．鎖骨下動脈か

らは主に上肢に血液が送られるが，脳の後頭部へ血液を送る**椎骨動脈**も鎖骨下動脈から分枝する．

　内頸動脈は，脳の栄養血管で，脳底で椎骨動脈とともに**大脳動脈輪〔ウィリス（Willis）の動脈輪〕**を形成している（図14）．大脳動脈輪は，頭蓋内で各血管が輪のようにつながっており，例えば，前，中，後大脳動脈が，それぞれ大脳動脈輪から分かれて，大脳の前・中・後部に分布している（図14）．このように，大脳動脈輪は，脳のさまざまな場所へ血液を均等に分配し，仮に動脈の1カ所が詰まったとしても，他の血管から脳内に血液が流れ，血行を保つようにはたらいている．

　外頸動脈は，頭蓋と頸部表面に血液を送る．外頸動脈から分枝する血管は，上甲状腺動脈，舌動脈，顔面動脈，浅側頭動脈，顎動脈がある（図11）．

　大動脈弓から下におりる大動脈を**下行大動脈**という．下行大動脈は，**胸大動脈**になり，次いで横隔膜を貫通後に**腹大動脈**となる．胸大動脈からは各**肋間動脈**が左右の肋間を走行する．腹大動脈から，**腹腔動脈**[※1]，**上腸間膜動脈**[※2]，**下腸間膜動脈**[※3]，**腎動脈**，**精巣（卵巣）動脈**が分かれる．

　腹大動脈は，**総腸骨動脈**になり，次いで総腸骨動脈は**外腸骨動脈**と**内腸骨動脈**に分かれる．外腸骨動脈は下肢へ行き，**大腿動脈**になる．内腸骨動脈は骨盤の内・外に血液を送る．

3）上肢・下肢の動脈

　鎖骨下動脈は腋下部に至ると**腋窩動脈**になり，さらに上腕動脈へと続き，前腕では**橈骨動脈**と**尺骨動脈**に分かれる．橈骨動脈は，手掌部で深掌動脈弓となり，尺骨動脈は浅掌動脈弓をつくる．

　大腿動脈は，膝窩部で**膝窩動脈**となり，次いで**前脛骨動脈**，**足背動脈**へと続く．

C. 脈拍

　動脈に触ると皮膚の上からでも感じる拍動を**脈拍**という．脈拍が触れる動脈には上から浅側頭動脈，顔面動脈，総頸動脈，上腕動脈，橈骨動脈，大腿動脈，後脛骨動脈，足背動脈などがある．日常，脈をみるのによく使われるのは橈骨動脈である．

※1　**腹腔動脈**：胃，肝臓，十二指腸に血液を送る．
※2　**上腸間膜動脈**：空腸，回腸，横行結腸へ血液を送る．

※3　**下腸間膜動脈**：横行結腸より下部の消化管に血液を送る．

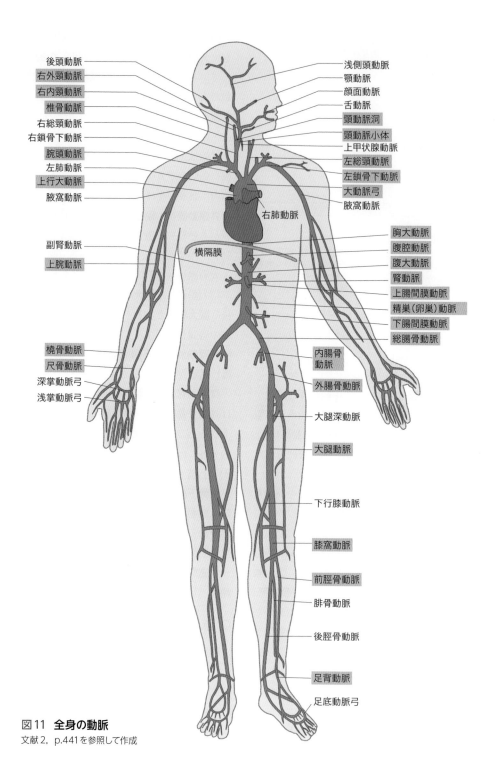

後頭動脈
右外頸動脈
右内頸動脈
椎骨動脈
右総頸動脈
右鎖骨下動脈
腕頭動脈
左肺動脈
上行大動脈
腋窩動脈

浅側頭動脈
顎動脈
顔面動脈
舌動脈
頸動脈洞
頸動脈小体
上甲状腺動脈
左総頸動脈
左鎖骨下動脈
大動脈弓
腋窩動脈

右肺動脈

副腎動脈
上腕動脈

横隔膜

胸大動脈
腹腔動脈
腹大動脈
腎動脈
上腸間膜動脈
精巣(卵巣)動脈
下腸間膜動脈
総腸骨動脈

橈骨動脈
尺骨動脈
深掌動脈弓
浅掌動脈弓

内腸骨
動脈

外腸骨動脈

大腿深動脈

大腿動脈

下行膝動脈

膝窩動脈

前脛骨動脈
腓骨動脈

後脛骨動脈

足背動脈
足底動脈弓

図11 全身の動脈
文献2, p.441を参照して作成

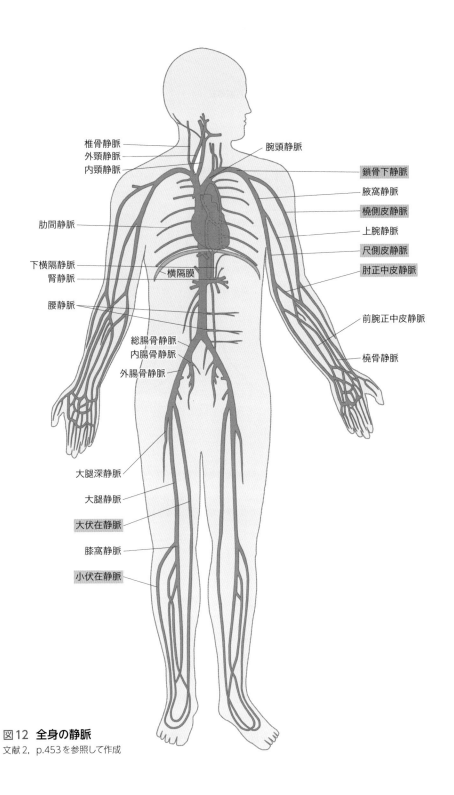

椎骨静脈
外頸静脈
内頸静脈
腕頭静脈
鎖骨下静脈
腋窩静脈
橈側皮静脈
肋間静脈
上腕静脈
尺側皮静脈
下横隔静脈
腎静脈
横隔膜
肘正中皮静脈
腰静脈
前腕正中皮静脈
総腸骨静脈
内腸骨静脈
外腸骨静脈
橈骨静脈
大腿深静脈
大腿静脈
大伏在静脈
膝窩静脈
小伏在静脈

図12 全身の静脈
文献2, p.453を参照して作成

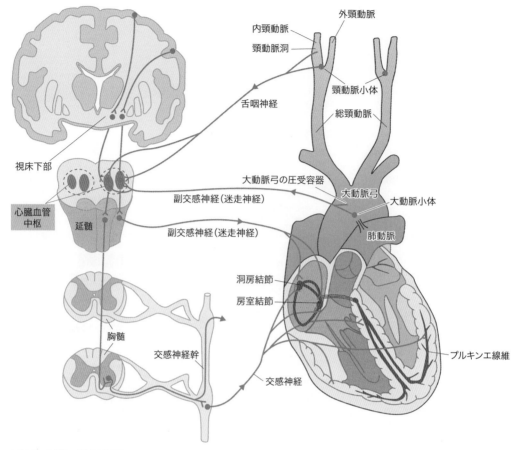

図13 心臓の神経支配

心臓の動きを支配しているのは，延髄にある心臓血管中枢（血管運動中枢）で，ここからの情報は延髄から迷走神経が出て，心臓の洞房結節や房室結節に神経を分布させ伝えている．交感神経も延髄から胸髄を経て洞房結節，房室結節，心室筋に線維を送って心臓血管中枢からの情報を伝えている．

心臓血管中枢には，頸動脈小体（血液のO_2分圧，CO_2分圧，pHをモニターする化学受容器），頸動脈洞にある血圧をモニターする圧受容器からの情報が舌咽神経を経て入り，同様のはたらきをする大動脈弓にある大動脈小体，大動脈弓の圧受容器からの情報は，迷走神経を通って伝えられる．

心臓血管中枢には，大脳皮質からの疼痛や感情などの情報も入り，血圧の変動や心臓活動に影響を与える．

D. 静脈系

　毛細血管を経た血液は静脈系に入る．静脈の分類や基本構造は，動脈と同様で内膜，中膜，外膜からなるが，その境界は明瞭でない．動脈と比べて，外膜（膠原線維層）がよく発達しているのに対して，中膜はあまり発達していない（図8B，9B）．特に，上肢と下肢の中型静脈では2〜3枚で構成される静脈弁がよく発達し，血液の逆流を防ぎ，血液の心臓への還流を助けている（図8B）．多くの静脈は動脈に沿って走行しているが，**大静脈**，**奇静脈**，**皮静脈**，**門脈**，**脳の静脈**などは例外である（図12）．

　大静脈には，**上大静脈**と**下大静脈**があり，それぞれ右心房に入る．奇静脈は，胸部の肋間静脈からの血液を集め，上大静脈と下大静脈を連結する．奇静脈の上半分で分かれて併走する**副半奇静脈**と奇静脈の下半分からの血液を流す**半奇静脈**がある（図15）．

　皮静脈は全身の体表面にみられ，体温調節に重要な役目を果たしている．皮静脈のうち，上肢の**橈側皮静脈**，**尺側皮静脈**，肘窩部の**肘正中皮静脈**は，健康診断時の採血や静脈注射で用いられる血管である．下肢の**大伏在静脈**と**小伏在静脈**は，バイパス手術などで移植血管として用いられる．また，静脈瘤が好発する血管

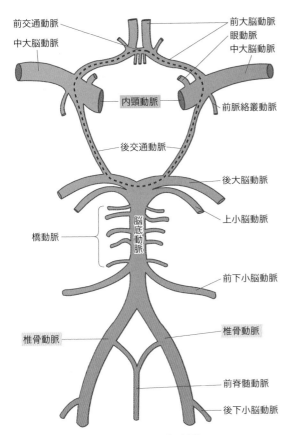

前交通動脈
中大脳動脈
前大脳動脈
眼動脈
中大脳動脈
内頸動脈
前脈絡叢動脈
後交通動脈
後大脳動脈
上小脳動脈
橋動脈
脳底動脈
前下小脳動脈
椎骨動脈
椎骨動脈
前脊髄動脈
後下小脳動脈

図14 大脳動脈輪（ウィリスの動脈輪）
が大脳動脈輪．
文献2，p.447を参照して作成

である（図12）．

E. 毛細血管

　毛細血管は内皮一層と基底膜，および周皮細胞から構成される．内皮細胞は，はたらきに応じて内皮細胞同士が緊密に接着し，物質の透過に制限がみられる**連続型毛細血管**〔例：脳の**血液脳関門**（blood-brain barrier：BBB）でみられる毛細血管〕と，物質の透過を盛んに行う組織（例：腎糸球体）の毛細血管のように内皮に小さい穴が多数みられる**有窓型毛細血管**がある．毛細血管床では，細動脈から毛細血管への流量を調節する毛細血管前括約筋がみられる．

F. 筋ポンプと呼吸ポンプ

　上肢と下肢の静脈には，**静脈弁**がよく発達しており，**筋ポンプ**（筋肉ポンプ）と**呼吸ポンプ**を使って，血液

を静水圧（重力）に抗して心臓に還流するために重要なはたらきをしている．

1）筋ポンプ

　上肢や下肢に流れてきた血液を心臓に戻すために，筋ポンプが使われる．そのしくみを助けるため，上肢や下肢の血管には静脈弁がある．また，血管をとりまく骨格筋の収縮により，血液を心臓に近い弁の上まで押し上げる．血液は弁があるために弁より下に下がらない．これをくり返して血液は腹腔まで戻る．これを筋ポンプという．特に運動時に役立つ．

2）呼吸ポンプ

　腹腔まで戻った血液は呼吸作用により，心臓まで還流される．

　呼息時には横隔膜が挙上し，腹腔が陰圧になるために静脈が膨らみ**血液が腹腔の静脈に増える**．吸息時には，横隔膜が下がるので腹腔は陽圧になり，腹腔内の静脈を圧迫して**血液を胸腔へ押し上げる**．同時に，胸郭が拡大するので胸腔は陰圧になり，下大静脈は膨らみ**血液が腹腔より引き上げられ**，心臓に還流する血液量が増える．

6 血圧

A. 血圧

　左心室の収縮によって血液に強い圧力が加わることで，血液は動脈を通って全身に流れていく．そのとき，動脈には強い外向きの圧力が加わり，これを**血圧**という．したがって，**血圧＝心拍出量×末梢血管抵抗**の関係がある．心拍出量に関係する要因には，循環血液量，心拍数，心収縮力などがあり，末梢血管抵抗に関係した要因には，血管床の面積，動脈壁の弾性，血液の粘性などがある．大動脈には，弾性線維が多いので血圧により拡張したり，元に戻ったりをくり返す．血圧には，心臓の収縮時にかかる血圧（**収縮期血圧**あるいは**最高血圧**）と拡張期にかかる血圧（**拡張期血圧**あるいは**最低血圧**）がある（図10）．収縮期血圧から拡張期血圧を引いたものを**脈圧**という．

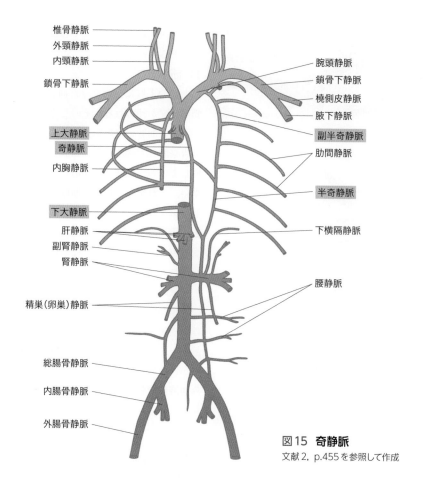

椎骨静脈
外頸静脈
内頸静脈
鎖骨下静脈
上大静脈
奇静脈
内胸静脈
下大静脈
肝静脈
副腎静脈
腎静脈
精巣（卵巣）静脈
総腸骨静脈
内腸骨静脈
外腸骨静脈

腕頭静脈
鎖骨下静脈
橈側皮静脈
腋下静脈
副半奇静脈
肋間静脈
半奇静脈
下横隔静脈
腰静脈

図15 奇静脈
文献2, p.455を参照して作成

B. 血圧の測定法

　最近では，全自動の血圧計で測定する場合もあるが，通常，水銀血圧計を用いて測定する．上腕に**圧迫帯（マンシェット）**を巻き，**上腕動脈**に聴診器の膜面を置いて，圧迫帯に空気を入れて上腕を締め付けていく．水銀柱が徐々に上がっていく（圧迫が強くなる）につれて聴診器から圧迫された血管を流れる血液の雑音が聞こえはじめる．この雑音を**コロトコフ音（Korotkoff sound）**という．水銀柱が最高血圧を超えると血流が遮断されるのでコロトコフ音が消える．音が消えた水銀柱の高さからさらに20 mmHgほど圧力を上げて徐々に水銀柱を下げていく．コロトコフ音が再び聞こえはじめたときの水銀柱の高さが**最高血圧（収縮期血**

圧）になる．さらに，圧迫をゆるめて水銀柱を下げていき，コロトコフ音が消失するときの水銀柱の高さが**最低血圧（拡張期血圧）**である．

C. 血圧の調節

　血圧の調節は，**自律神経系による神経性とホルモンなどによる液性**の両者で行われる．

1）神経性の調節

○血圧の調節を担う神経

　血圧の調節を行う中枢は，**延髄の心臓血管中枢（血管運動中枢）**[※4]にある（**図13**）．血管収縮中枢（昇圧部）と血管拡張中枢（降圧部）が別々に存在する．昇圧部が刺激されると血管を支配している交感神経が緊

※4 **心臓血管中枢（血管運動中枢）**：延髄にある循環調節中枢は心臓血管中枢という．特に血管運動（血管の収縮など）の場合は血管運動中枢ともいい，今のところ両者の区別は明確ではない．延髄の心臓血管中枢には，心臓と血管の活動に関係した神経群が存在し，心臓の活動を促進する神経群（心臓促進中枢）や抑制する神経群（心臓抑制中枢）がある．他

の神経群は血管径の調節に関係しているので，集合的に血管運動中枢とよばれている．血管運動中枢には，血管収縮中枢と血管拡張中枢がある．心臓血管中枢に存在する神経群は，相互に関連しており，これらの神経群は形態や機能のうえから明瞭に区別できない．

張し，血管平滑筋の収縮がはじまり血圧が上昇する．心臓血管中枢には，大脳皮質からの情動や疼痛を伝える神経が入り，これらの刺激により心臓血管中枢は興奮して血圧が上昇する．

　頸動脈には化学受容器の頸動脈小体，頸動脈洞には圧受容器があり，大動脈弓にも化学受容器の大動脈小体や圧受容器が存在し，活動電位を発している（図13）．頸動脈小体や大動脈小体は，血液中の酸素分圧や二酸化炭素分圧およびpHをモニターし，それぞれ，舌咽神経と迷走神経を介して情報を延髄の心臓血管中枢に入力する．酸素分圧が低下し，二酸化炭素分圧が上昇し，pHが低下（H^+濃度が上昇）すると，頸動脈小体や大動脈小体は心臓の洞房結節を刺激して心拍数を上げ，心拍出量を増加させるので血圧は上昇する（p.122，第5章 **8** D. 呼吸に影響を与える因子 参照）．一方，血圧上昇期には頸動脈洞や大動脈弓の圧受容器からの活動電位の発生は抑制され，血管は拡張して血圧が低下する．頸動脈洞の圧受容器が血圧上昇を感知すると，活動電位は舌咽神経を通って延髄に情報を伝え，次いで，迷走神経を興奮させる．その結果，洞房結節や房室結節のはたらきが抑制されて心拍数が下がるので血圧は低下する（頸動脈洞反射）．同時に大動脈弓の圧受容器からの情報も，迷走神経の興奮を介して心拍数や心拍出量を低下させるので血圧は低下する．

2）ホルモンによる液性の調節

　血圧の調整にかかわるホルモンとして，交感神経の活動により副腎髄質から主にホルモンの**ノルアドレナリン**（noradrenaline）や**アドレナリン**（adrenaline）が分泌される．ノルアドレナリンは強い血管収縮作用をもっているので血圧上昇を促す．アドレナリンは心拍数や心拍出量を上げるので血圧が上昇する．

　バソプレシン（vasopressin）は，抗利尿ホルモンとして尿の排泄を抑制して組織液量を増加させるとともに，血管収縮作用も有しているので，バソプレシンが分泌されると血圧は上昇する．

　血圧や血中Na^+濃度および組織液量が低下した場合には，**レニン–アンジオテンシン–アルドステロン**（renin–angiotensin–aldosterone：**RAA**）**系**が活性化され，血圧を上昇させる（後述）．

　一方，右心房への還流血液量が増加した場合，心房が引き伸ばされ，心房から**心房性ナトリウム利尿ペプ**

チド（ANP）が分泌される．ANPは腎尿細管からのNa^+の排泄（ナトリウム利尿）を促進し，**アルドステロン**の作用も抑制するので組織液量は減少する．また，ANPは血管も拡張させるので血圧が低下する（第6章，第10章参照）．**脳性ナトリウム利尿ペプチド**（brain natriuretic peptide：**BNP**）は，心臓の心室で主に合成・分泌されるホルモンである．BNPもANP同様，RAA系を抑制し，血管を拡張させるため，体液量の調節や血圧低下作用を示す．

3）血圧低下時の調節

①循環血液量および心拍出量の増加

　血圧が低下すると**静脈の収縮**により血液が押し出され，循環血液量が増加する．その結果，心拍出量は増加し，血圧が上昇する．

②尿量の減少

　血圧が低下すると**腎血流量が低下**するので，糸球体濾過量が低下する．その結果，**尿量が減少**し血液量が増加するので，心拍出量が増大し血圧が上昇する．

③RAA系による調節

　血圧が低下すると腎血流量が減少するので，**傍糸球体細胞からレニンが分泌**される．レニンは肝臓で産生される**アンジオテンシノーゲン**（angiotensinogen）を**アンジオテンシンI**にする．アンジオテンシンIは肺の毛細血管で産生される**アンジオテンシン変換酵素**（angiotensin converting enzyme：**ACE**）により**アンジオテンシンII**に変えられる．アンジオテンシンIIは血管を強く収縮させるので，血圧が上昇する．

　また，アンジオテンシンIIは副腎皮質から**アルドステロン**を分泌させ，腎臓の集合管での**ナトリウム再吸収を増加**させるので，**組織液量が増加**する．その結果，循環血液量が増加するので心拍出量が増大し，血圧が上昇する．

4）血圧上昇時の調節

①循環血液量および心拍出量の減少

　血圧が上昇すると毛細血管圧が上昇するので，血液の濾過圧が上昇して**組織液が増加**する．その結果，一時的に**循環血液量が減少**し心拍出量が低下するので，血圧は下がる．

②頸動脈洞を介した尿量の増加

　血圧が上昇すると**頸動脈洞の圧受容器が刺激**され，延髄を経由して視床下部のバソプレシン分泌ニューロ

ンが抑制されるのでバソプレシンの分泌が低下する．その結果，尿量が増えて組織液量が減少し，血圧が低下する．

③ANP・BNPによる調節

組織液量が増加すると右心房への還流血液量が増え，血圧も上昇する．右心房への還流血液量が増加すると心房筋からANPが分泌される．ANPは腎尿細管からNa⁺を排泄させ（ナトリウム利尿），アルドステロンの作用も抑制するので組織液量は減少し，血圧は低下する．同時にANPは血管も拡張させるので血圧が低下する．心室で，主に合成・分泌されるホルモンのBNPもANP同様，RAA系を抑制し血管を拡張させるので，血圧低下作用を示す．

7 循環系

心臓から拍出された血液は肺循環（小循環）と体循環（大循環）という2つの血管系を通って全身に送られる（概略図）．

A. 肺循環系

右心室から拍出された血液は肺動脈弁，左右の肺動脈を通って肺に送られる．肺の毛細血管で二酸化炭素と酸素を交換した血液は左右2本ずつの肺静脈を通って左心房に還流してくる．肺循環では，肺動脈には，二酸化炭素が多く，酸素の少ない静脈血が流れ，肺静脈には酸素が多く，二酸化炭素の少ない動脈血が流れている．

B. 体循環系

左心室から大動脈を通って全身に送られた血液は，上行大動脈から大動脈弓を経て左右の総頸動脈を通って頭部へ血液を供給する．大動脈弓から胸大動脈，腹大動脈を経て各動脈，細動脈，毛細血管へと流れて末梢組織に酸素や栄養を供給する．毛細血管の静脈側では組織からの二酸化炭素や老廃物を受け取る．

C. 脳循環系

脳を循環する血液は，内頸動脈と椎骨動脈から流れてくる（図14）．内頸動脈からの血管は，脳底で前大脳動脈，中大脳動脈に分枝する．左右の鎖骨下動脈から上がってきた椎骨動脈は，合流して1本になり脳底動脈となり，小脳に血液を送る上小脳動脈と後大脳動脈となる．椎骨からの脳底動脈は内頸動脈と，後交通動脈を介して連絡し，前大脳動脈は，前交通動脈により連絡し，脳底で動脈輪を形成する（大脳動脈輪）．大脳動脈輪の動脈分岐部は，脳動脈瘤が好発する部位でくも膜下出血の原因の約50％を占めるといわれている．

D. 門脈系

胃，小腸，結腸，膵臓などの消化器系の諸器官や脾臓からの血液は，直接下大静脈に連絡しないで，胃静脈，上腸間膜静脈，下腸間膜静脈，脾静脈などの静脈を経由して門脈から肝臓に流入する（図16）．血液は，肝臓で各臓器から運んできた物質の代謝，合成，解毒などの処理が行われたあと，肝静脈を経て下大静脈に入れられる．これを門脈系という．門脈からの血液は栄養素に富むが酸素濃度が低いので，肝臓は酸素を多く含む血液を腹腔動脈から分かれた固有肝動脈から入れる．

門脈系の静脈は食道の下部静脈や肝円索を経て腹壁の臍傍静脈と，また腹壁皮静脈と吻合している．肝疾患などにより門脈圧亢進症になると，これらの側副血行路を通って血液が心臓へ戻ろうとするので，食道静脈瘤ができたり，腹壁の皮静脈の怒張（メデューサの頭：caput medusae）がみられたり，肛門に痔核（痔疾）ができたりする．

E. 胎児循環

胎児は肺呼吸の機能がまだ発達しておらず，ガス交換や栄養分と老廃物などの交換は母体の胎盤を通じて行われている．胎盤からの臍静脈（1本）と臍動脈（2本）は臍帯となって胎児に連絡する（図17）．母体から胎盤を通じて動脈血を運搬する臍静脈は，胎児内に入ると門脈を経ずに静脈管を通って下大静脈に血液を送る．肺がまだ機能していないので，ほとんどの血液は心臓の右心房と左心房の中隔に開いている卵円孔を通って，右心房から左心房に流れていく．一部右心室に入った血液は肺動脈を経て肺へと送られるが，ここには肺動脈と大動脈を連絡している動脈管〔ボタロー管：Botallo's duct（ductus arteriosus）〕があり，大

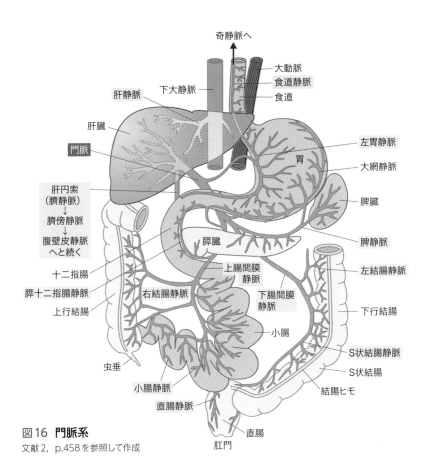

奇静脈へ

大動脈
食道静脈
食道
肝静脈
下大静脈
門脈
肝臓
左胃静脈
胃
大網静脈
脾臓
肝円索
(臍静脈)
↓
臍傍静脈
↓
腹壁皮静脈
へと続く
膵臓
脾静脈
上腸間膜
静脈
左結腸静脈
十二指腸
下腸間膜
静脈
膵十二指腸静脈
右結腸静脈
下行結腸
上行結腸
小腸
S状結腸静脈
虫垂
S状結腸
小腸静脈
結腸ヒモ
直腸静脈
直腸
肛門

図16　門脈系
文献2, p.458を参照して作成

部分の血液は動脈管を通って全身へと送られる．大動脈から全身へ送られた血液は**内腸骨動脈**から臍動脈を通って胎盤へと戻っていく．

　胎盤では，胎盤の膜を介してガスや物質の交換を行い，母体の血液と胎児の血液が，直接混じることはない．

　出生後には，肺呼吸がはじまるので卵円孔が閉じて**卵円窩**となる．動脈管および静脈管も閉じてそれぞれ**動脈管索**と**静脈管索**となる．**臍静脈**も閉鎖されるが，その枝の1つである肝門に入る血管も閉じて**肝円索**（図16）となる（表3）．臍動脈は，臍動脈索となる．

F. 毛細血管床での物質の交換

　毛細血管から，末梢組織への物質の輸送・供給の駆動力は主に血圧による．しかし，主に血漿たんぱく質によってつくられる血漿膠質浸透圧（コロイド浸透圧：30 mmHg）は，血圧と逆向きの力としてはたらく．したがって，両者の差により毛細血管から組織への栄養成分などの物質の輸送と組織から毛細血管への老廃物

などの吸収が行われる（図18，第3章参照）．

1）動脈側

　動脈側の毛細血管には約35 mmHgの血圧がかかり，血液中の物質を末梢組織に移動させる力になる．しかし，血液中にはアルブミンなどの血漿たんぱく質を含むために血漿膠質浸透圧が逆向きの力としてはたらく．また，末梢組織液もたんぱく質を含むので組織膠質浸透圧が生じる．したがって，毛細血管から組織へ物質を移動させる力は（35 + 5）− 30 ＝ 10 mmHgである．

2）静脈側

　静脈側の毛細血管では血圧が15 mmHgまで低下し，（15 + 5）− 30 ＝ − 10 mmHgという力がはたらくので，動脈側とは逆に組織から老廃物などが毛細血管へと移動する．

G. 浮腫

　浮腫とは組織へ水分が貯留した状態をいい，さまざまな原因で生じる．以下に主な浮腫の原因を列挙する．

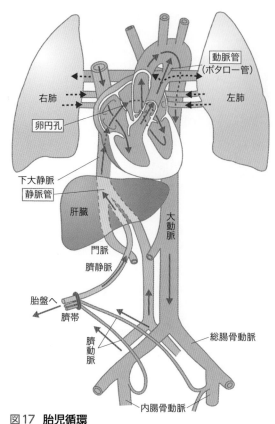

図17 胎児循環
文献4, p.6を参照して作成

表3 胎児循環と出生後の痕跡

胎児循環	出生後の痕跡
静脈管	静脈管索
動脈管	動脈管索
臍動脈	臍動脈索
臍静脈	肝円索
卵円孔	卵円窩

1) 血漿膠質浸透圧の低下の場合

栄養失調（クワシオルコル），肝疾患（アルブミンなどのたんぱく質合成能の低下），ネフローゼ症候群（アルブミンなどの血漿たんぱく質の尿中への排泄）など．

2) 毛細血管圧の上昇の場合

うっ血性心不全（静脈圧の上昇のため浮腫を生じる）．
その他に甲状腺機能低下症による浮腫（粘液水腫）があるが，これはムチン（ムコ多糖類）とたんぱく質の貯留によるもので硬い浮腫を生じる．

---

8 循環の調節

心臓への還流血液量や血圧の変動など，循環に及ぼすさまざまな変化に対して循環の調節が行われ，もとの状態に戻すように循環の調節が行われる（恒常性の維持）．循環は，神経性による調節やホルモンなどによる液性の調節によって全身性に行われる場合と，化学物質などにより局所的に末梢血管レベルで調節される場合とがある．全身性に行われる調節については，一部分を**本章6**C. 血圧の調節（p.102）でも記載したので参照していただきたい．

A. 局所性調節

血管平滑筋には強く押されると弛緩し，逆に引き伸ばされると収縮するという性質がある．これを**筋原性の調節**といい，動脈の平滑筋などでみられる．

一方，末梢の動脈や細動脈では，末梢組織で生じた代謝産物（化学物質）により循環の調節が行われている．末梢組織の活動，例えば骨格筋では，運動により体温が上昇し，**二酸化炭素**が産生され，**乳酸**が増加し，pHは低下し，H^+濃度が上昇する．**体温上昇**やこれらの物質が増えると血管が拡張し，血流量が増えるという局所の調節が行われる．血管拡張を生じさせる化学物質には，これら以外に**一酸化窒素**（NO，p.108，Column参照）や**ATP**，**ADP**，**アデノシン**（adenosine），**ヒスタミン**（histamine），**プロスタサイクリン**〔prostacyclinもしくはプロスタグランジン I_2（PGI$_2$）〕，**K$^+$**などがある．

一方，血管を収縮させる物質には低酸素状態になると血管内皮細胞から分泌される**エンドセリン**（endothelin），**アンジオテンシンⅡ**，**バソプレシン**や血管を支配している交感神経の伝達物質の**ノルアドレナリン**などがある．

全身の血管系は**図11，12**に示す．

B. 全身性の調節

全身性の調節には，**神経性の調節**とホルモンなどによる**液性の調節**がある．

1) 神経性による調節

心臓の活動は自律神経により支配されており，**交感**

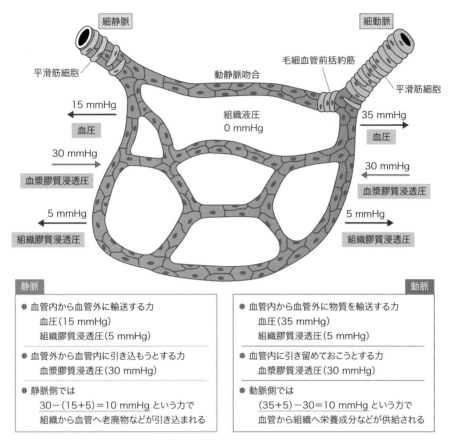

細静脈

平滑筋細胞

細動脈

毛細血管前括約筋

動静脈吻合

平滑筋細胞

15 mmHg

血圧

組織液圧
0 mmHg

35 mmHg

血圧

30 mmHg

血漿膠質浸透圧

30 mmHg

血漿膠質浸透圧

5 mmHg

組織膠質浸透圧

5 mmHg

組織膠質浸透圧

静脈

- 血管内から血管外に輸送する力
  血圧（15 mmHg）
  組織膠質浸透圧（5 mmHg）
- 血管外から血管内に引き込もうとする力
  血漿膠質浸透圧（30 mmHg）
- 静脈側では
  30−（15+5）＝10 mmHg という力で
  組織から血管へ老廃物などが引き込まれる

動脈

- 血管内から血管外に物質を輸送する力
  血圧（35 mmHg）
  組織膠質浸透圧（5 mmHg）
- 血管内に引き留めておこうとする力
  血漿膠質浸透圧（30 mmHg）
- 動脈側では
  （35+5）−30＝10 mmHg という力で
  血管から組織へ栄養成分などが供給される

図18 毛細血管床における物質の交換

神経は，神経伝達物質のノルアドレナリンを分泌し，血管の収縮・弛緩を調節し，心臓のはたらきを促進する．心拍数や心収縮力の増大，心臓の興奮性の上昇などの心臓の活動を促進する．逆に**副交感神経（迷走神経）**は，伝達物質として**アセチルコリン（acetylcho-line）**を分泌し，心臓の活動を抑制する．心臓への交感神経は**胸髄**から出ており，その神経終末は洞房結節，房室結節，心房筋，心室筋ならびに心室内の刺激伝導系に広く分布している．交感神経は延髄にある**心臓血管中枢**からも支配を受けている（図13）．

心臓への迷走神経は延髄から出て，心臓付近で交感神経と**心臓神経叢**をつくり，その線維は主に洞房結節と房室結節に分布しているので，心室にはほとんど影響を与えない．

頸動脈小体や大動脈小体は，血液中の酸素分圧が低下し，二酸化炭素分圧が上昇し，pHが低下している場合，まず，**呼吸中枢を刺激して呼吸を促進**して適正な

酸素分圧や二酸化炭素分圧およびpHを維持するように調節する．次いで，頸動脈小体や大動脈小体は，それぞれ舌咽神経と迷走神経を介して情報を延髄の心臓血管中枢に入力し，心臓の洞房結節を刺激し心拍数を上げて心拍出量を増やす．

血管にも自律神経系は分布しており，主に**交感神経**が，常に活動電位を発し続けて血管の収縮（活動電位の発射頻度の増加）および弛緩（活動電位の発射頻度の減少）を支配している．交感神経の血管収縮線維は，ほぼ全身の臓器の血管に分布し，血管運動を支配している．支配を受けている血管は，毛細血管以外の動脈や静脈であるが，特に細動脈（抵抗血管）は，血管の収縮弛緩の影響が血行に大きく作用するので，血圧にもその影響が強く反映する．

膵外分泌腺，唾液腺，脳軟膜，外性器などには，副交感神経が分布している血管があり，主に拡張作用を示す．

2）液性による調節

前述のようにホルモンなど液性による循環調節には，まず，交感神経系の神経伝達物質によるノルアドレナリンと交感神経の活動によって副腎髄質から分泌されるノルアドレナリンとアドレナリンがある．その他，下垂体後葉から分泌されるバソプレシンによる調節系やRAA系，ANPによる調節系がある（本章6C．血圧の調整 参照）．

①交感神経伝達物質による調節

交感神経系が活動すると神経伝達物質としてノルアドレナリンが分泌される．交感神経系は血管や心臓に分布し，血管の緊張（収縮・弛緩）を支配し，心臓の活動を促進する．ノルアドレナリンの作用している時間は活動電位の持続している間なので短時間である．

②副腎髄質ホルモンによる調節

交感神経の活動により，副腎髄質からホルモンのノルアドレナリンとアドレナリンが血行性に分泌され，全身性に標的臓器に作用を及ぼす．すなわち，循環器系ではノルアドレナリンは血管を収縮させ（α作用），血圧を上昇させる．アドレナリンは，心臓の心拍数を増加させ心拍出量を増す（β作用）．また，アドレナリンは骨格筋などの血管拡張を交感神経のβ作用により惹起する．ノルアドレナリンとアドレナリンの作用時間は，これらのホルモンが血液を循環し，血中からのホルモンの消失までの時間が長いので比較的長時間持続する．

一酸化窒素（NO）と循環器系

一酸化窒素（NO）は，常温で無色・無臭の気体である．窒素酸化物として光化学スモッグや酸性雨の原因物質として知られている．ところが，生体内でもNOはつくられて，重要な生理作用を行っている．

1978年，アメリカのファーチゴット（Robert Francis Furchgott：1916～2009）は，血管内皮細胞中に血管を弛緩させる物質を発見し，内皮由来弛緩因子（endothelium-derived relaxing factor：EDRF）と名付けた．後年，彼はEDRFが循環器系における重要な化合物で，それはNOであろうと予想した．

循環器系でNOはどのような作用を果たしているのであろうか？例えば，血管内皮細胞では，アセチルコリンや血流のズリ応力（血管壁を血流によりずらそうとする力）が刺激となってNO合成酵素（NO synthase：NOS）を活性化し，産生されたNOは血管平滑筋を弛緩させる．その結果，動脈は拡張し，血流量が増加し，血圧は低下する．

また，狭心症などの治療には古くからニトログリセリン，亜硝酸アミル，一硝酸イソソルビドなどの亜硝酸誘導体が用いられてきた．アメリカのムラド（Ferid Murad：1936～）は，これらのニトロソ化合物が生体内でNOに変化し，心臓の冠動脈を拡張させて血液供給を増やすという機序を明らかにしたのである．生体内ではNOは，NOSによってアミノ酸のL-アルギニンと酸素から合成される．合成されたNOは，それぞれの細胞内で可溶型グアニル酸シクラーゼを活性化してサイクリックGMP（cGMP）を合成し，cGMPはそれぞれの細胞での機能発現に重要なはたらきをしている．ムラドとイグナロ（Louis J Ignarro：1941～）は，別個に，このNOの細胞内情報伝達機構も明らかにした．ニトログリセリンの生体内での作用機序およびNOの生理作用と情報伝達機構の解明によりムラド，ファーチゴットとイグナロに1998年のノーベル生理学・医学賞が授与された．この受賞はニトログリセリンからダイナマイトを発明したアルフレッド・ノーベルが創設したノーベル賞にこのうえなく相応しいものといえよう．

NOは，血管内皮細胞以外にも白血球（マクロファージ），神経細胞などさまざまな器官の細胞で合成され，それぞれの器官で重要なはたらきを果たしている．最近では，NOの作用を応用してさまざまな医薬品の開発や医療への応用も行われている．

文　献
1）「PT・OT必修シリーズ　消っして忘れない解剖学要点生理ノート 改訂第2版」（井上 馨，松村讓兒／編），羊土社，2014
2）「カラー人体解剖学 構造と機能：ミクロからマクロまで」（F. H. マティーニ，他／著，井上貴央／監訳），西村書店，2003
3）「カラーで学ぶ解剖生理学」（G. A. ティボドー，K. T. パットン／著，コメディカルサポート研究会／訳），医学書院MYW，1999
4）「病気がみえる vol.2 循環器疾患 第1版」（医療情報科学研究所／編），メディックメディア，2004

臨床への入門　狭心症と心筋梗塞

虚血

虚血とは，組織への血液供給が妨げられることをいい，**部分的虚血**と**完全虚血**がある．部分的虚血は，血管の部分的な閉塞後に起こり，血流が減少することにより，組織では慢性的な酸素不足が起こる．細胞は，酸素不足のため萎縮がみられる．

完全虚血では，血管の完全閉塞により組織への酸素供給が停止し，細胞は壊死する．これが心臓や脳で起こると心筋梗塞や脳梗塞となる．このような疾患の原因として，動脈硬化がある．動脈硬化により，血管内皮下に粥腫ができ，血管の内腔が狭窄したり，動脈硬化巣が破れ，血小板が凝集し，血液凝固が起こって**血栓**を形成する．血栓が大きくなって脳や心臓の冠動脈で血管を完全に閉塞すると心筋梗塞や脳梗塞になる．また，心臓などでできた血栓やあるいは脂肪の塊などが，血流により流されて，別の場所の血管を閉塞した場合，**塞栓**とよばれる．動脈硬化の原因の1つに高血圧がある．高血圧とは，収縮期血圧が140 mmHg以上または，拡張期血圧が90 mmHg以上とされている．高血圧によって，過度の力により血管内皮などが傷害されて動脈硬化が発症する．

充血，うっ血

臓器に動脈性の血液が過剰に存在することを**充血**という．例えば，運動により筋肉への血液供給が増加した場合を能動性充血といい生理的な反応である．一過性に動脈を止血し，再び灌流すると動脈が拡張するが，これは反応性充血とよばれ，血管内皮の機能を検査するときに利用される．その他，アレルギー時や炎症時にも動脈が拡張して血液量が増えるが，これらも充血とよばれる．一方，**うっ血**は，臓器の静脈が拡張して静脈血で充満した状態をいう．臨床的には左心不全が起こると，肺の静脈にうっ血が生じて肺胞に漏出液が貯留し，肺水腫になる．**心不全**とは，心臓のポンプ機能が障害・破綻し，拍出される血液量が減少することによって，全身の組織に必要な血液量を供給できなくなり，静脈にうっ血を生じた状態をいう．

狭心症

狭心症とは，心筋の一過性虚血によって起こる胸痛を主訴とする症候群で，一般に労作（運動）時に発症する場合が多い．冠動脈の中に**動脈硬化（粥腫）**が形成され，粥腫（プラーク）より下流の心筋の血流量が徐々に減少する．労作時には，骨格筋への血流の供給が増すために心筋の仕事量が増加し，一過性の心筋虚血状態になり，心筋が酸素不足に陥る．そのため，激しい胸痛発作を生じる．狭心症の発作は，例えば，電車に乗るために急いで階段を全力で駆け上がるというような一定以上の労作時に起きる場合が多い．突然，胸が熱いという灼熱感や圧迫感を覚え，心臓を手で握りつぶされるような，あるいは絞られるような（絞扼感）激しい痛みを感じる．発作は，15～30分程度安静にしていると治まってくる．発作は**ニトログリセリン**により改善し，発作時に心電図を測定するとST部分の低下がみられる．このように労作時にみられる狭心症を**労作狭心症（安定労作狭心症）**という．狭心症には，労作狭心症以外に**冠攣縮性狭心症（異型狭心症）**がある．これは太い冠動脈が攣縮（痙攣性の収縮）を起こす結果，一過性の完全狭窄を生じる場合をいう．やはり，酸素不足になり胸痛発作を生じ，ニトログリセリンが有効である．発作時には，心電図のST部分の上昇がみられる．狭心症が進行し，粥腫が破綻して粥腫の上に血栓が形成され，一過性に冠動脈に完全狭窄が生じ，安静時にも発作がみられるものを**不安定狭心症**という．不安定狭心症は，心筋梗塞の前駆症状といわれている．

心筋梗塞

冠動脈の動脈硬化がさらに進展（不安定プラークの破綻）し，血栓が形成され血流がきわめて低下する．冠動脈が完全閉塞すると心筋に壊死が起こり，心筋細胞が破壊される．この状態を心筋梗塞という．心筋梗塞の発作が生じると心臓の機能が損なわれ，全身に血液を拍出できなくなる．心筋梗塞は，命にかかわる重篤な疾患である．心筋梗塞の発作時には前胸部痛や胸骨にえぐられるような強い痛みが現れる．そのため，冷汗が出たり，左肩，左腕内側部から腋窩部に放散する痛みを感じる（**関連痛**）．痛みは数時間以上持続し，ニトログリセリンの服用は効果を示さないことが多い．心筋梗塞発作時の心電図ではST部分の上昇がみられ，次いで幅の広いQ波が出現しT波の陰転化など，波形は時間とともに変化する．異常Q波とよばれる幅広く深いQ波の落ち込みは1年を経ても残る．

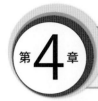

チェック問題

問 題

☐ ☐ **Q1** 心臓の構造について説明しなさい.

☐ ☐ **Q2** 刺激伝導系について説明しなさい.

☐ ☐ **Q3** 心電図について説明しなさい.

☐ ☐ **Q4** 動脈と静脈の構造について説明しなさい.

☐ ☐ **Q5** 胎児循環について説明しなさい.

解答&解説

A1 心臓は，心臓を包む2層の心膜，心筋層，および心房，心室の壁を覆う内皮細胞から構成されている．心臓には，右心房，右心室，左心房，左心室の4つの部屋があり，心房と心室の間には右房室弁（三尖弁），左房室弁（僧帽弁，二尖弁）があり，血液の逆流を防いでいる．心房間，心室間は心房中隔と心室中隔で仕切られている．心臓に出入りする血管は，上大静脈と下大静脈が右心房に入り，左心房には左右の肺から各2本ずつ肺静脈が入り，右心室からは肺動脈弁を経て肺動脈が，左心室からは大動脈弁を経て大動脈が心臓から出ている.

A2 心臓を規則正しく拍動させるペースメーカーは洞房結節とよばれ，上大静脈の下端部にある．洞房結節で生じた規則正しい電気的興奮は，心房全体に広がり房室結節に伝わる．次いで，ヒス束から心室中隔を右脚と左脚となって降りていき，プルキンエ線維となって心筋に入り，心筋を収縮させる.

A3 心電図とは，心臓の電気的活動を体表に置いた電極から記録したものである．測定法には，標準肢誘導法や単極肢誘導法，増高単極肢誘導法がある．心電図のP波とQRS波は，それぞれ心房と心室の興奮を示し，T波は心室の再分極を表す.

A4 動脈の構造は動脈の太さによっても異なるが，基本的には管腔側から内膜（血管内皮細胞），内弾性板，中膜（平滑筋），外弾性板，外膜（弾性線維を含む結合組織）で構成される．静脈は，動脈の構造と同様に，内膜，中膜，外膜からなり，それぞれの境界は明瞭でない．動脈に比べて，静脈の中膜の発達はよくなく，外膜は厚い．上肢と下肢の静脈には，静脈弁がみられる.

A5 胎児は，羊水中にいて肺呼吸はまだ行っていない．そのため，母胎から胎盤を介して必要な栄養素や酸素などが供給される．胎盤から臍帯の臍静脈を通して胎児へ栄養素と酸素を含んだ血液が運ばれる．この血液は門脈を経ずに静脈管を通って下大静脈に入る．下大静脈から右心房に流入した大部分の血液は卵円孔を通って左心房に入り，左心室から大動脈を通って全身に送られる．右心室に入った血液は肺動脈を通って肺へ送られるが，ほとんどの血液は動脈管を通って大動脈に入り，全身に送られる．全身を巡り，老廃物や二酸化炭素を含んだ血液は，内腸骨動脈から2本の臍動脈に入り，胎盤に戻る.

本書関連ノート「第4章 循環器系」でさらに力試しをしてみましょう！

第5章 呼吸器系

Point

1 エネルギー源となる栄養素の代謝と関連づけて，血液ガス（O_2・CO_2）の役割を理解する

2 呼吸の役割を理解する

3 呼吸器系は外呼吸にあずかる器官系であり，肺と気道（鼻腔・咽頭・喉頭・気管・気管支）からなる．呼吸器系の役割と構成を理解する

4 ガス交換のしくみと血液ガスの運搬について理解する

5 呼吸運動とその調節について理解する

概略図 呼吸器系の全景

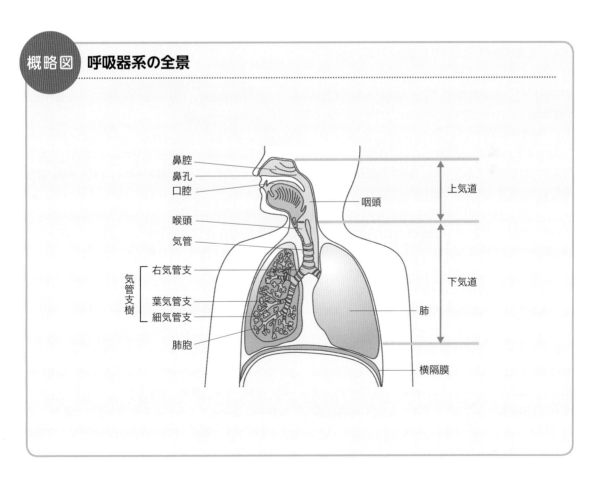

1 呼吸とは：内呼吸と外呼吸

　「自分の鼻と口を手で塞ぎ，10分ほど経つとどうなるか？」と尋ねると，多くの人は「死ぬ」と答える．しかし，実際は息苦しくて手を離すはずである．人体には，血中の酸素や二酸化炭素，肺のふくらみ，呼吸に要する仕事量などをモニターし，呼吸がスムーズに行われているかどうかを検知するしくみがあり，これらが異常を示すと，この息苦しいという不快感（呼吸困難）が生じる．これが警告反応となり，手を離し，健康・生命への危害が回避される．息ができないと危険なのは，生命の基盤であるエネルギーの獲得に支障をきたすからである．

　人体は，糖質や脂質などのエネルギー源となる栄養素が有する化学エネルギーを**ATP（アデノシン三リン酸）**の化学エネルギーに変え，これをさまざまな生物学的仕事に利用して生存・活動する生体機械の一面をもつ（p.18，"はじめに"参照）．ATPは**ミトコンドリアの酸化的リン酸化経路（呼吸鎖）**で効率よく合成されるが，それには外界から取り入れた**酸素（O_2）**が必須である．また，O_2は燃焼の場合のように基質と直接に反応するのではなく，エネルギー源となる栄養素の代謝で生じた**NADH＋H$^+$（ニコチンアミドアデニンジヌクレオチドの還元型）**などの還元物質から放出された電子の受容体としてはたらく．

　O_2が足りずにATPが枯渇すると，生物学的仕事を行えず，命は途絶える．一方，糖質や脂質などの代謝過程では，基質への加水・脱水素反応などで生じたカルボキシ基（－COOH）が脱炭酸反応を受けて，**二酸化炭素（CO_2）**が生じる．過剰なCO_2は代謝の進行や酸塩基平衡を妨げるので，老廃物として外界に排出しなくてはならない．また，過少であってはならない．

　このように，**外界から体内にO_2を取り入れて利用し，体内で生じたCO_2を外界に排出する過程を呼吸**という．O_2やCO_2は，血液によって体中に運ばれる．O_2やCO_2のように，標準状態（0℃，1気圧，乾燥状態）で気体（ガス）である分子が，血液中に含まれている場合には**血液ガス**といわれる．血液ガスの濃度は，血液100 mLあたりに含まれるガスの量を標準状態の容量（mL）で示すのが一般的である．

　呼吸は内呼吸と外呼吸に分けられる（図1）．

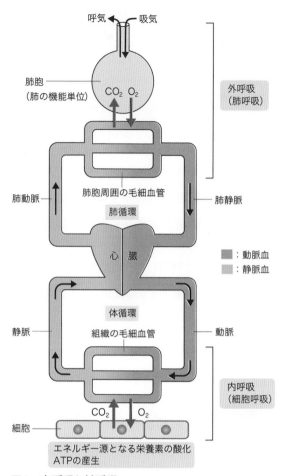

図1　内呼吸と外呼吸

● **内呼吸**：細胞がO_2を**電子受容体**として利用して代謝を行い，生じたCO_2を細胞外に放出する過程．**細胞呼吸**ともいう．
● **外呼吸**：外界からO_2を取り入れ，体内で生じたCO_2を外界に排出する過程，すなわち外気と血液との間のガス交換の過程．**肺呼吸**ともいう．

2 呼吸器系のあらまし

　呼吸器系は外呼吸にあずかる器官系で，**気道**と**肺**からなり，**胸郭**（後述）を含めることもある．気道は**鼻腔，咽頭，喉頭，気管，気管支**からなり，肺へと続く呼吸気の通り道で，鼻腔から喉頭までを**上気道**，気管・気管支を**下気道**という（概略図）．肺ではその機能単位の肺胞でガス交換が行われる．

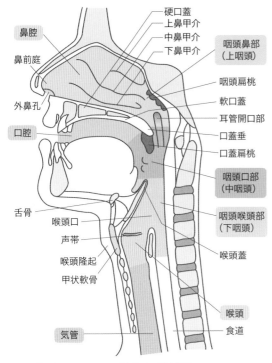

図2 鼻腔，咽頭および喉頭の縦断面

硬口蓋
上鼻甲介
中鼻甲介
下鼻甲介
鼻腔
鼻前庭
咽頭鼻部（上咽頭）
咽頭扁桃
軟口蓋
耳管開口部
口蓋垂
口蓋扁桃
咽頭口部（中咽頭）
外鼻孔
口腔
舌骨
喉頭口
声帯
喉頭隆起
甲状軟骨
咽頭喉頭部（下咽頭）
喉頭蓋
喉頭
気管
食道

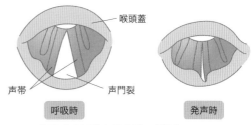

図3 声門（呼吸時と発声時の様子）

喉頭蓋
声帯
声門裂
呼吸時
発声時

3 気道

A. 鼻腔 (図2)

　外鼻孔（鼻の穴）から咽頭鼻部までの腔所で，鼻中隔により左右2室に分かれている．外鼻孔直近の鼻前庭には鼻毛が生え，吸気中の細塵などをからめ取り，異物が下気道に入るのを防ぐ．鼻腔には上鼻甲介，中鼻甲介，下鼻甲介というひだ状の突起があり，表面積を増している．鼻腔は粘膜で覆われており，その大部分を占めて呼吸気の通り道にあたる**呼吸部**と，嗅覚器がある鼻腔上部の**嗅部**に分けられる．鼻腔の機能には，**吸気の加湿・加温，発声時の共鳴作用**，嗅覚などがある．

　外気の吸入は鼻からする**鼻呼吸**が正常であるが，鼻閉（鼻づまり）などがあると口呼吸になる．**口呼吸**は咽頭炎や口臭の原因になり，いびきにも密接にかかわる．

B. 咽頭 (図2)

　喉頭とともに**咽喉（のど）**を構成する．鼻腔後方か

らはじまり，喉頭・食道の入り口まで続く長さ12〜16cmの管で，**咽頭鼻部（上咽頭）**，**咽頭口部（中咽頭）**，**咽頭喉頭部（下咽頭）**に区分される．

　咽頭口部は口を大きく開いたときに口腔の奥に見える部位である．咽頭鼻部はその上の直接には見えない部位で，口蓋垂および口蓋扁桃（いわゆる扁桃腺）の上後方の鼻腔の突き当たりに位置し，中耳まで伸びる耳管が開口している．咽頭喉頭部は咽頭口部の下方，食道や喉頭の入口付近に位置し，直接には見えない．

　咽頭口部は空気の通路であるとともに，飲食物の通路でもあり，**嚥下**をうまく行い，またはっきり発声するために重要である．**軟口蓋**は，咽頭鼻部と咽頭口部の間を開閉する扉の役割をもつ．その具合が悪いと，飲食物が鼻腔に流れ込んだり，発声の際に息が鼻に抜けて言葉がわかりにくくなったりする．乳幼児期には，扁桃は外界から進入する細菌などに対する免疫防御の役割をもつ．

C. 喉頭 (図2)

　喉頭は咽頭喉頭部の前面，気管の上部に位置し，靱帯や筋肉が付着した多くの軟骨でつくられ，内腔は粘膜で覆われている．甲状軟骨は喉頭部で最大の軟骨で，喉頭隆起（のどぼとけ）を形成する．**喉頭蓋**は，甲状軟骨の前上縁から後ろに突き出た喉頭蓋軟骨を粘膜が覆ってつくられ，その上側は舌根に付着している．喉頭隆起のやや下には左右一対の声帯と，それにはさまれた声門裂からなる**声門**がある（図3）．

　喉頭は呼吸気専用の通路であり，咽頭と連携して食物の気管内への流入を防ぐ重要な役割をもつ．**嚥下**の際は，**舌根**が奥に動いて食物を食道に送り込みつつ**喉頭蓋**を押し下げる一方，**喉頭が挙上**し，喉頭の入り口に蓋をして誤嚥を防ぐ（第2章参照）．

　声門を通る呼気が声帯を振動させて生じる声は，声

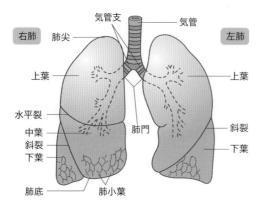

図4　肺の構造

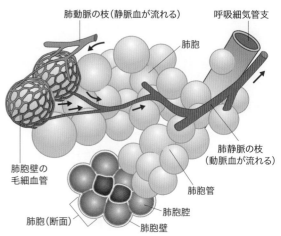

図5　肺胞の外観

門自体の調節や，咽頭，口腔，鼻腔，口唇などによる修飾を受けて，母音や子音はじめさまざまな声となる．

D. 気管および気管支 (図4)

気管は喉頭に続く直径約2 cm，長さ約10 cmの管で，食道に沿ってその前を下り，気管分岐部で左右の**気管支**に分かれて肺に入り，さらに枝分かれをくり返す．

気管・気管支は空気を絶えず出し入れするので，内腔がつぶれると困る．そのため，外壁はC字型の**気管軟骨**（硝子軟骨からなる）が多数積み重なり，軟骨のない後ろは**平滑筋**でつながれた構造をしており，つぶれない強さを維持しつつ，頸部の動きに伴って屈曲できる柔軟性がある．右気管支は左気管支よりも太く，分岐角が小さいので，**気道に入った異物の多くは右気管支に入る**．

肺

A. 肺の構造 (図4)

胸部の内臓を入れる**胸腔**は，**縦隔**（心臓，気管，食道などによる中央の壁）で左右に分けられている．**肺**はこの縦隔の両側にあり，形は半円錐に近く，右肺は上葉・中葉・下葉に，左肺は上葉・下葉に区分される．上端部を**肺尖**，横隔膜に接する底面を**肺底**という．内側面のほぼ中央には**肺門**があり，気管支，肺動脈・肺静脈，気管支動脈・気管支静脈，リンパ管，神経が出入りしている．

B. 肺内気管支

気管支は肺門に入る前の**肺外気管支**と，入ったあとの**肺内気管支**に分けられる．肺内気管支はまず**葉気管支**（右肺3本，左肺2本）に分かれ，分枝をくり返して**細気管支**となる（概略図）．細気管支はさらに**終末細気管支，呼吸細気管支，肺胞管**を経て，袋状にふくらんだ**肺胞**に終わる．

気管壁の軟骨は細気管支に達すると消失し，平滑筋や弾性線維が豊富になる．**交感神経の興奮は平滑筋を弛緩させることで細気管支の内径を拡張させ，換気を促進する．副交感神経の興奮は平滑筋を収縮させることで内径を縮小させ，換気を穏やかにする**．

上気道から終末細気管支までの気道表面は，線毛上皮とその上の粘液層で覆われている．この粘液は杯細胞や粘膜下腺から分泌され，気道に侵入した微粒子や微生物をからめ取り，線毛のはたらきで咽頭方向へゆっくりと移動していく（**粘液線毛エスカレーター**）．最終的に，粘液は痰として喀出されたり，嚥下される．

気管支喘息の発作時には，気管支平滑筋の過剰な収縮が生じ，また粘液の分泌が亢進して呼吸が困難となる．

C. 肺胞

外呼吸の主役の**肺胞**は，**肺胞腔**とこれを囲む**肺胞壁**からなり，肺胞気（肺胞腔内部の気体）と毛細血管内の血液との間でガス交換を行う（図5）．肺胞は直径$100 \sim 200 \mu m$ほどときわめて小さく，数は数億個にもなるので，ガス交換を行う総面積は体表面積の約30

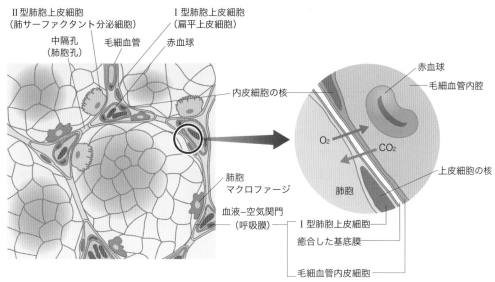

図6　肺胞の内部構造

図中のラベル：
Ⅱ型肺胞上皮細胞（肺サーファクタント分泌細胞）
Ⅰ型肺胞上皮細胞（扁平上皮細胞）
中隔孔（肺胞孔）
毛細血管
赤血球
内皮細胞の核
赤血球
毛細血管内腔
O_2
CO_2
肺胞
上皮細胞の核
肺胞マクロファージ
血液−空気関門（呼吸膜）
Ⅰ型肺胞上皮細胞
癒合した基底膜
毛細血管内皮細胞

倍，およそ 100 m² に及ぶ．

　肺胞壁の内腔面は肺胞上皮で覆われ，外側は肺動脈から枝分かれした毛細血管が網目状に取り囲んでいる．肺胞は毛細血管が体内で最も密に分布している部位であり，能率的にガス交換をするのに適している．肺では，肺胞上皮および肺胞内が**実質**，肺胞壁の基底膜や肺胞間の結合組織などは**間質**とよばれる．肺胞は中隔孔（肺胞孔）により互いに連絡している．肺胞上皮の95％以上は扁平な**Ⅰ型肺胞上皮細胞**が占め，ところどころに立方形の**Ⅱ型肺胞上皮細胞**（大肺胞上皮細胞）が散らばっている（図6）．

　Ⅰ型肺胞上皮細胞は，毛細血管内皮細胞や結合組織とともに**血液−空気関門（呼吸膜）**を形成し，肺胞内と血液との間のガス交換を行う．Ⅱ型肺胞上皮細胞は，肺胞内面を覆う液体層をつくり，また**肺サーファクタント**という界面活性物質を分泌する．この物質はリン脂質と数種類のたんぱく質からなり，肺胞内面の表面張力を弱めて，呼気時に肺胞がつぶれるのを防ぐはたらきをしている．未熟児ではサーファクタントの分泌が不十分なため，呼吸障害（**新生児呼吸窮迫症候群**）を起こしやすい．その治療に人工肺サーファクタントの気管内注入が行われる．

　呼吸細気管支および肺胞の内表面には線毛がない．ここまで達した微粒子や微生物は，液体層に存在する**肺胞マクロファージ**がその旺盛な食作用によって処理する．

5　胸郭と呼吸運動

A. 胸郭

　胸郭は，胸部の内臓を入れている胸腔を取り囲む壁で，**胸壁と横隔膜**からなる．胸壁の前面には胸骨，後面には脊柱があり，両者を肋骨がつないでいる（第8章参照）．隣り合う上下の肋骨の間は肋間筋で覆われている．横隔膜は，骨格筋と腱からなるシート状の中隔で，胸腔と腹腔を境している．胸郭は内臓を保護するとともに，**胸腔を拡張・縮小させる呼吸運動**を行っている．

B. 胸膜 (図7)

　胸郭内面と肺表面は，それぞれ**壁側胸膜**と**臓側胸膜（肺胸膜）**で覆われ，2つの胸膜は閉じた袋状につながっている．その狭いすき間を**胸膜腔**といい，ここを満たす少量の胸膜腔内液は，肺の動きを滑らかにする潤滑液の役目をしている．

　胸膜腔の内圧は常に陰圧となるように保たれているので，肺は組織自身の弾性で収縮しようとする性質に逆らって，絶えず引きのばされた状態にある．

　肺が破れたり，胸壁に穴が開くと，胸膜腔内に空気

が流入して陰圧を保てなくなる．そのため，肺は自身の弾性で縮小する．これを**気胸**という．

C. 呼吸運動

肺は能動的に動くための筋をもたないが，胸腔容積を増減させる胸郭の呼吸運動に伴って拡張・縮小し，**吸息・呼息**が行われる．横隔膜の運動を主とする呼吸を**腹式呼吸**，肋間筋の運動を主とする呼吸を**胸式呼吸**というが，通常の呼吸は両者の共同による．

吸息時には横隔膜と外肋間筋（吸息筋）が収縮する．横隔膜が収縮・緊張してその面積が減ると，腹腔内臓

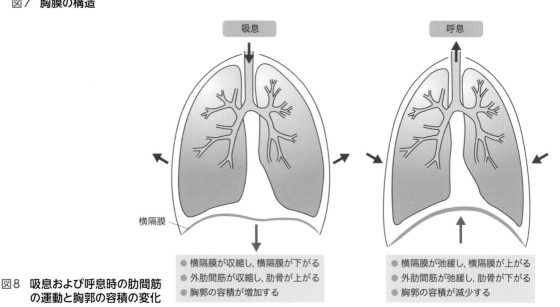

器に圧迫されてドーム状に盛り上がっていた横隔膜は下に下がる．外肋間筋が収縮すると肋骨は上に上がる．その結果，胸郭の容積が増大するので，胸腔内圧の陰圧が増して，肺に吸気が流入する（図8）．

呼息時には横隔膜と外肋間筋は弛緩する．横隔膜が弛緩してその面積が増えると，腹腔内臓器に圧迫されて横隔膜はドーム状に盛り上がる．外肋間筋が弛緩すると肋骨は下がる．その結果，胸郭の容積が減少するので，胸腔内圧の陰圧が減り，肺から呼気が流出する（図8）．努力して呼息する際は，胸郭の容積をさらに減少させるよう，内肋間筋や腹壁の筋が収縮する．

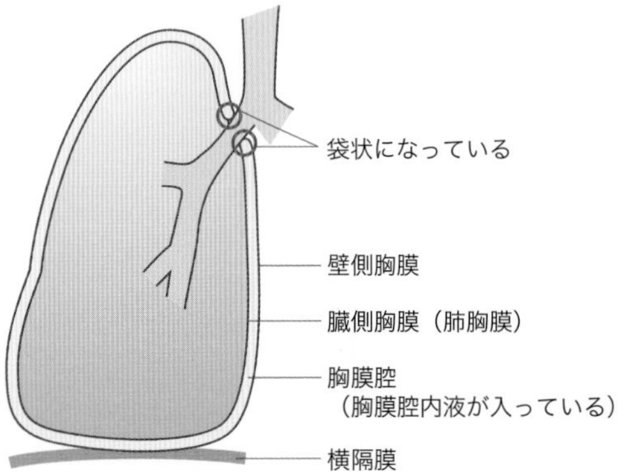

6 ガス交換および血液ガス

A. 吸気および呼気の性状

吸気として気道内に入った空気は，水蒸気で飽和され，さらに気道内の空間（死腔）の気体と混ざって肺胞に達する．**肺胞気**は血液との間でガス交換したあとに，その一部が呼気となって吐き出される．吸気，呼気，肺胞気の組成を**分圧**※で示すと，ほぼ図9のよう

図7　胸膜の構造

- 袋状になっている
- 壁側胸膜
- 臓側胸膜（肺胸膜）
- 胸膜腔（胸膜腔内液が入っている）
- 横隔膜

吸息　　　　　　　呼息

横隔膜

● 横隔膜が収縮し，横隔膜が下がる
● 外肋間筋が収縮し，肋骨が上がる
● 胸郭の容積が増加する

● 横隔膜が弛緩し，横隔膜が上がる
● 外肋間筋が弛緩し，肋骨が下がる
● 胸郭の容積が減少する

図8　吸息および呼息時の肋間筋の運動と胸郭の容積の変化

※　**分圧**：複数成分からなる混合気体の圧力（全圧）に対し，ある1つの成分がその混合気体と同じ体積を単独で占めるとした場合の圧力である．ある成分の分圧は，気体中でのその成分の濃度に比例する．生理学分野では圧力の単位として通常mmHgを用いる．これによると，標準大気の全圧は760 mmHg，O_2分圧は158 mmHg，CO_2分圧は0.3 mmHgとなる．

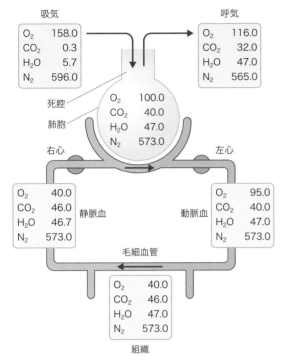

図9　呼吸器系と循環器系の各部位での呼吸ガスの分圧 (mmHg)

文献1より引用

になる．血液や組織液中の気体成分については，各成分の濃度を得るのに必要な，これらの液体と平衡状態にある気体における分圧が示されている．ある成分の分圧に差がある2つの相（例えば毛細血管と組織，肺胞と肺胞を囲む血管）が接しているとき，その成分は分圧勾配に沿って，すなわち分圧の高い方から低い方へと拡散して移動する．

B. 肺胞でのガス交換

肺胞気と血液との間のガス交換の場である**血液−空気関門**は，厚さが $0.6\,\mu m$ ほどとごく薄く，気体成分が拡散によって速やかに移動できる．また，肺胞の総表面積は非常に大きい（$100\,m^2$ ほど）ので，肺全体としてきわめて効率よくガス交換をすることができる．

肺胞でのガス交換を支えるのは，肺胞気と肺胞周囲の毛細血管内の静脈血との間の気体成分の分圧差（分圧勾配）である．すなわち，O_2 は約 60 mmHg の分圧差で肺胞気から血液へと拡散し，CO_2 は約 6 mmHg の

分圧差で血液から肺胞気へと拡散する（図9）．その結果，血液は O_2 分圧約 95 mmHg，CO_2 分圧約 40 mmHg となって肺から出ていく．

C. 末梢組織でのガス交換

末梢組織での物質交換の場である毛細血管の壁は，1層の内皮細胞からなり，非常に薄い．内径は約 $5\,\mu m$ で赤血球（直径約 $7\,\mu m$）1個が変形しつつ通るのがやっとであるが，高度に枝分かれしているために**総断面積（輪切りにしたときの面積の総和）は $0.45\,m^2$ 近く，総延長は 10 万 km に近い**．このように，毛細血管は，ガス交換はもとより栄養素や老廃物を末梢組織と交換するのに適している．

末梢組織では，O_2 の大部分は酸化的リン酸化経路によるATPの産生のために消費される一方，エネルギー源となる栄養素の炭素骨格に由来する CO_2 が生じるので，O_2 分圧は約 40 mmHg，CO_2 分圧は約 46 mmHg となっている．したがって，O_2 は約 55 mmHg の分圧差で血液から組織へと拡散し，CO_2 は約 6 mmHg の分圧差で組織から血液へと拡散する（図9）．その結果，血液は O_2 分圧約 40 mmHg，CO_2 分圧約 46 mmHg となって静脈へと出ていく．

D. 血液ガスとその運搬

血液は，主要な血液ガスである O_2 や CO_2 を物理的溶解以外の方法でも保持できる．そのため，O_2 や CO_2 の血中濃度は，物理的に溶解するだけの N_2 に比べてはるかに高い．このように，血液は O_2 や CO_2 を能率よく運ぶのに適した優れものである（第3章参照）．

1）O_2 の場合

肺胞気から血液−空気関門を透過して血漿中に物理的に溶解した O_2 は，赤血球内に拡散し，**ヘモグロビン（Hb）**と結合する．ヘモグロビンと O_2 の結合は酸素分圧（PO_2）に依存している．すなわち，血液を PO_2 の差がある空気と平衡に達するまで反応させ，血液中の全ヘモグロビンの何%が O_2 と結合しているか（**酸素飽和度**）を調べると，図10のようなS字型の曲線（**酸素解離曲線**）となる．肺胞内の PO_2 は約 100 mmHg なので，動脈血のヘモグロビンの酸素飽和度は 97% ほどになる．健康人の血液中には約 15 g/100 mL のヘモグロビンが含まれており，動脈血 100 mL あたり 19.5 mL

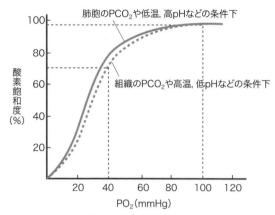

図10 ヘモグロビンの酸素解離曲線

表 血液ガスの血中濃度 [mL/100 mL]
（ただしヘモグロビン濃度は15 g/100 mL）

	動脈血		静脈血	
	PO₂：95 mmHg PCO₂：40 mmHg HbのO₂飽和度：97%		PO₂：40 mmHg PCO₂：46 mmHg HbのO₂飽和度：75%	
ガス	A	B	A	B
O_2	0.29	19.5	0.12	15.1
CO_2	2.62	46.4	2.98	49.7
N_2	0.98	0	0.98	0

A：物理的な溶解の形で含まれるガス
B：物理的な溶解以外の形〔Hbへの結合など（O_2の場合），（$HCO_3{}^-$の生成など（CO_2の場合）〕で含まれるガス

のO₂がヘモグロビンに結合している（表）．一方，物理的に溶解しているのは0.29 mLほどである．

　肺でO₂を受け取った血液は，左心房を経て左心室から肺以外の各組織に送られる．組織では，PO₂は40 mmHgと低い．また，CO₂の影響によるpHの低下や，酸素への親和性を低下させる2,3-ビスホスホグリセリン酸が産生されるために，酸素解離曲線はわずかに右方向に移動する．そのため，ヘモグロビンの酸素飽和度は75％ほどに下がる．静脈血では100 mLあたり，ヘモグロビンに結合したO₂は15.1 mL，物理的な溶解量は0.12 mLほどである（表）．つまり，安静時には血液100 mLあたり，

$$(19.5 + 0.29) - (15.1 + 0.12) = 4.57 \text{ mL}$$

ほどのO₂が血液から組織に受け渡される．

　O₂と結合したヘモグロビンを**オキシ（酸素化）ヘモグロビン**といい，O₂と結合していないものを**デオキシ（脱酸素化）ヘモグロビン**という．オキシヘモグロビンは鮮紅色，デオキシヘモグロビンは青味がかった暗赤色をしている．一般に，血中のヘモグロビン量の3分の1がデオキシヘモグロビンになると，皮膚や粘膜が青紫色を呈する**チアノーゼ**が生じる．

　一酸化炭素やシアン化水素は酸素よりもヘモグロビンとの親和性が高く，酸素運搬を阻害して毒性を発揮する．

　酸素運搬を一手に引き受ける赤血球は，酸素を消費すれば業務上横領となってしまう．これを避けるかのように，成熟赤血球はミトコンドリアをもたない省エ

ネシステムである．遺伝子，またその発現のしくみももたない．

2）CO₂の場合
①組織における反応

　組織で生じたCO₂は毛細管壁を透過して血漿中に物理的に溶解する．さらに赤血球内に拡散したあと，**炭酸脱水酵素**の作用によってH₂CO₃（炭酸）を生じ，これが直ちにH⁺と**HCO₃⁻**（**重炭酸イオン**）に解離する（式1）．

$$CO_2 + H_2O \Leftrightarrow H_2CO_3 \Leftrightarrow H^+ + HCO_3{}^- \quad （式1）$$

　H⁺はヘモグロビンと結合し（HHb），HCO₃⁻の約70％は特異的な輸送体のはたらきで赤血球内から血漿へと出ていく．また，赤血球内のCO₂の一部はヘモグロビンと結合して**カルバミノヘモグロビン**（HHbCO₂）を形成する（図11A）．このように，H⁺やHCO₃⁻は赤血球内に蓄積しないように処理されるので，赤血球内での式1の反応は右方向へどんどんと進む．つまり，炭酸脱水酵素などのたんぱく質のおかげで，二酸化炭素分圧（PCO₂）が46 mmHgである静脈血100 mLは，物理的溶解量（2.98 mL）に比べてはるかに多量（49.7 mL）のCO₂を物理的溶解以外の方法で運ぶことができる（表）．

②肺における反応

　組織でO₂を受け渡してCO₂を受け取った血液（**静脈血**）は，右心室から肺動脈を経て肺に送られる．肺胞では，PCO₂が静脈血の46 mmHgに比べて

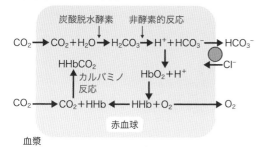

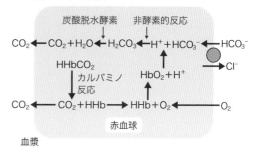

図11　二酸化炭素の運搬における赤血球の役割

A）代謝が盛んな組織を血液が通る際，赤血球はO_2を放出するとともに，CO_2を摂取する．摂取されたCO_2は速やかにHCO_3^-に変換されて血漿に出ていくが，一部はカルバミノ反応によりヘモグロビンに結合し（HHb），カルバミノヘモグロビン（$HHbCO_2$）となる

B）肺を血液が通る際，赤血球はO_2を摂取するとともに，CO_2を放出する．炭酸脱水酵素は平衡のズレを補うために，CO_2を次々に産出する．その結果，血漿中のHCO_3^-が減少する

40 mmHgと低く，この分圧勾配に従ってCO_2は血液から肺胞腔へ出ていく．その結果，血液中のCO_2濃度が下がるので，**式1**の反応はCO_2を生じる左方向へと進み，CO_2の排出が能率よく行われる（**図11B**）．肺でCO_2を排出してO_2を受け取った血液（**動脈血**）はPCO_2が40 mmHgほどで，動脈血100 mLが含むCO_2は，物理的溶解による量が2.62 mL，物理的溶解以外による量が46.4 mLである．したがって，安静時には血液100 mLあたり，

$$(49.7 + 2.98) - (46.4 + 2.62) = 3.66 \text{ mL}$$

ほどのCO_2が血液から呼気中に排出される．

7　呼吸機能の指標

A. 呼吸数

　成人の呼吸数は，**安静時には15〜20回/分**ほどであるが，運動時には持久的運動能力に優れた人では60回/分にも達する．新生児の呼吸数は多く，成長とともに少なくなる．

B. 肺機能検査

　肺機能検査は肺の容積や換気機能を調べる検査であり，その結果から肺機能を評価する．測定には**スパイロメーター**を用いるのが一般的で，鼻をノーズクリップで止め，呼吸管を接続したマウスピースを口にくわ

Column

二重標識水法を利用したエネルギー消費の算出

　炭酸脱水酵素による**式1**の反応は可逆的であり，しかも生体内での化学反応のうち最も迅速に行われるものの代表である．よって，血中のCO_2分子の酸素原子は，最終的には水分子の酸素原子に置き換えられる．日常生活におけるエネルギー消費量の優れた測定法として知られる二重標識水法は，この事実を活用している．すなわち，まず水素原子および酸素原子の安定同位元素である重水素（D）および

^{18}Oで標識した（置き換えた）二重標識水（$D_2{}^{18}O$）を被験者に投与する．その後，それぞれの同位元素の体内からの消失をモニターする．Dの消失は水の出納だけを反映するのに対し，^{18}Oの消失は水の出納およびCO_2の排出の両者を反映する．したがって，その差からCO_2の排出量を求めることができる．多くの栄養学の教科書に記載されているように，エネルギー消費量はCO_2排出量から算出できるのである．

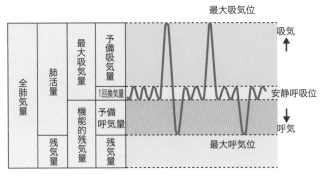

図12　スパイロメーターによる肺気量測定と肺気量分画
残気量はスパイロメーターでは計れない

え，静かに数回呼吸をくり返したあと，大きく息を吸い，そして大きくゆっくりと息を吐き出す．すると，図12のようなスパイログラムが得られ，これから次のような肺気量分画（後述のカッコ内の容量は正常成人男性の場合）が求まる．

● **1回換気量**：通常の1回の呼吸で肺に出入りする空気量（約500 mL）．このうち約150 mLは死腔の容量に由来し，気道を満たすだけで肺胞に到達せず，ガス交換に関与しない．

● **予備吸気量**：通常の（安静時の）吸息後，さらに最大限に努力して吸入できる空気量（約2〜3 L）．

● **最大吸気量**：最大限に努力した際に吸入できる空気量で，1回換気量に予備吸気量を加えたもの（約2.5〜3.5 L）．

● **予備呼気量**：通常の呼息後，さらに最大限に努力して呼出できる空気量（約1 L）．

● **肺活量**：最大限に吸息したあと，最大限に呼出できる空気量．1回換気量，予備吸気量，予備呼気量の合計にあたる．

なお，特殊な方法を用いると残気量を測定でき，これからさらに機能的残気量や全肺気量を算出できる．

● **残気量**：最大限に呼息したあとに気道と肺胞に残っている空気量（約1〜1.5 L）．

● **機能的残気量**：通常の呼気後に気道と肺胞に残っている空気量で，予備呼気量と残気量の合計．これにより，呼吸中に肺胞はつぶれずにすみ，またガス交換が継続的に行われる．

● **全肺気量**：残気量と肺活量の合計．

肺活量は年齢，身長，性で異なるが，健康な成人については**式2**で標準的な値（**予測肺活量**）を算出できる．

男性：(27.63 − 0.112 ×年齢) ×身長(cm)
女性：(21.78 − 0.101 ×年齢) ×身長(cm)〔式2〕

下記を**％肺活量**といい，基準は80％以上である．

％肺活量(%) ＝ 実測肺活量÷予測肺活量×100

また，最大限に吸息したあと，一気に呼出した際の空気量を**努力性肺活量**といい，実測肺活量の95％以上が基準である．さらに，その際，最初の1秒間で呼出された量を**1秒量**といい，実測肺活量に占める1秒量の割合を**1秒率**という．1秒率の基準は70％以上である．1秒率は，**気道抵抗**の評価に用いられる．気道抵抗は，鼻や口から吸入された空気が気道を通るときの抵抗を意味し，これが小さいほど空気はスムースに肺に運ばれる．運動時は，交感神経の緊張が高まって気管支が拡張し，気道抵抗が低下する．一方，喫煙は気管支平滑筋を収縮させ，また気道内の粘液分泌を増加させ，気道抵抗を増大させる．

C. 肺コンプライアンス

肺や胸郭は**弾性**，すなわち外力で変形した物体が元の形に戻ろうとする性質をもち，この弾性に関する指標にコンプライアンスがある．肺コンプライアンスは，肺にはたらく圧の増し分ΔPに対する，肺容積の増し分ΔVの割合（$\Delta V/\Delta P$）で表され，肺のふくらみやすさを示す．肺コンプライアンスの低下は**肺の硬化**を意味

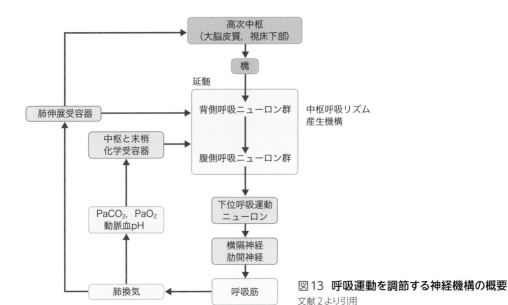

図13 呼吸運動を調節する神経機構の概要
文献2より引用

し，肺活量が減少して換気が低下する．逆にコンプライアンスが増大すると肺が呼気時に容易に虚脱し，換気に関与しない残気量が増えて換気が低下する．肺コンプライアンスの増加は，肺気腫や老化，また低下は，肺線維症，胸膜肥厚，肺炎，肺水腫などでみられる．

D. 動脈血酸素飽和度

動脈血の酸素飽和度は，97％以上なら正常，95％前後でやや低下，90％未満では呼吸不全の状態であり，酸素吸入の適応となる．正確な測定は動脈血の採血によるが，プローブを指先や耳などに付けて，非侵襲的に脈拍数と経皮的動脈血酸素飽和度をモニターする**パルスオキシメーター**が普及している．

8 呼吸の調節

A. 呼吸リズムの形成

呼吸筋は骨格筋であるが，誕生時から死に至るまで活動しつづけ，安静時には意識しなくても15〜20回/分ほどのリズムで周期的な吸息・呼息運動が行われている．しかし，このリズムの形成は呼吸筋自体ではなく，延髄に分布する呼吸の基本的リズムを産みだすしく

み（**中枢呼吸リズム産生機構**）によるとされる（図13）．

延髄には，呼吸のリズムによく合うリズムで自発的に活動電位を発生する2つのニューロン群がある．**背側呼吸ニューロン群**と**腹側呼吸ニューロン群**である（図13）．前者は主に吸息を促進する吸息ニューロンで構成されている．後者は吸息ニューロンと呼息ニューロンで構成されており，背側呼吸ニューロンからの入力を受けている．これらのニューロン群の興奮は，下位呼吸運動ニューロンを経て，呼吸筋を支配する横隔神経や肋間神経に伝えられる．一方，両ニューロン群はいずれも，大脳皮質や橋を含む高次中枢，また中枢と末梢の化学受容器などからさまざまな入力を受けている．

B. 呼吸の随意的調節

正常呼吸は不随意的に行われるが，**呼吸の数や深さは随意的に変えることができる**．話したり，歌ったり，泳いだり，深呼吸したり，このような際には，他の骨格筋に対すると同様に，大脳皮質による意識的な調節が呼吸筋に対して行われる．短時間なら呼吸を意識的に止めることもできるが，この息こらえ（**自発的無呼吸**）をできる長さは動脈血のPCO_2の上昇によって制限される．

C. 呼吸の反射的調節

1) ヘーリング-ブロイエル反射

吸息により肺がふくらむと肺の気道平滑筋に分布する伸展受容器が興奮し，その情報が迷走神経を介して呼吸中枢に伝わり，吸息を抑制し，吸息から呼息への切り替えを促進する．このヘーリング-ブロイエル反射は，過度に深い呼吸による肺胞の破裂を防ぐのに役立つ．

2) 咳とくしゃみ

気道に分布する刺激物（イリタント）に対する受容器が刺激されると咳が誘発され，鼻粘膜への刺激ならばくしゃみが起こる．どちらの場合も，深呼吸のあとに強制的にハイスピードの呼出が行われ，刺激物を口や鼻から出しやすくするのに役立つ．

3) 嚥下

嚥下の際は，複雑な反射方式によって呼吸が抑制される．飲食物が咽頭口部に達すると，咽頭鼻部が閉じ，喉頭の入り口が閉じるとともに，呼吸が抑制されて誤嚥を防ぐ．飲食物が誤って気道内に入った場合は，上気道のイリタント受容器が刺激されて，咳反射が誘発される．

D. 呼吸に影響を与える因子

1) 末梢化学受容器

大動脈弓近傍の大動脈小体や頸動脈洞近傍の頸動脈小体は，動脈血のPO_2低下に反応する化学受容器としてはたらく．PCO_2上昇，pH低下にも反応するが，その作用は弱い．大動脈小体の生理的役割は，頸動脈小体に比べて小さい．これらの受容器の興奮は呼吸中枢に伝えられ，呼吸運動を促進する（p.102，第4章 6 C. 血圧の調節 参照）．

2) 中枢化学受容器

延髄には，動脈血のPCO_2の上昇に伴う脳脊髄液のpH低下に反応して興奮する化学受容器がある．この受容器の興奮は呼吸運動を促進する．

3) その他

体温上昇，運動，精神的興奮・感動，交感神経の興奮などは，呼吸運動を促進する．

Column

新型コロナウイルス感染症

2019年に発生し，世界的な大流行を起こした新型コロナウイルス感染症（COVID-19）は，重症急性呼吸器症候群コロナウイルス（SARS-CoV）-2とよばれる新型コロナウイルスの感染により引き起こされる急性呼吸器症候群を主症状とする疾患である．ウイルスが細胞に侵入するために使われる受容体は，血圧調節に重要なレニン-アンジオテンシン-アルドステロン系（第6章，第10章参照）で重要なアンジオテンシン変換酵素II（ACE2）であり，心臓，腎臓，精巣の他，さまざまな組織で低濃度で発現している分子である[3]．SARS-CoVやSARS-CoV-2はこの分子を利用して細胞内に侵入するが，この分子の発現状態が病態に大きく関連していると考えられている．このように，生体に発現する分子の発現強度や局在によってCOVID-19の症状が異なる可能性が指摘されており，一部の患者でサイトカインストーム症候群が起こっているのではないかと考えられている．このサイトカインストーム症候群は20世紀初頭に，敗血症の症例から発見されている．細菌が体内で増殖し，死に至る敗血症は，病原体の増殖が直接の死因ではなく，病原体に対する免疫機構の暴走が死因であるという報告がはじまりである[4]．その後，サイトカインストーム症候群は感染症や自己免疫疾患により引き起こされる重症化の原因として捉えられてきた．サイトカインストームは，免疫系に対するネガティブフィードバックが失われ，炎症性サイトカインが過剰産生されることにより全身に炎症が広がり，多臓器不全が引き起こされる症状である．スペイン風邪，高病原性鳥インフルエンザ，SARSといった呼吸器系のウイルス性感染症において，呼吸器だけの症状にとどまらず，多臓器不全が起こり死に至るような症例については，サイトカインストームの関与が疑われており，免疫機構の暴走を止める薬剤による制御が期待されている．

呼吸器系疾患

慢性閉塞性肺疾患（COPD）

日本呼吸器学会のガイドライン[5]は，COPD（chronic obstructive pulmonary disease）を次のように定義している．

"タバコ煙を主とする有害物質を長期に吸入曝露することなどにより生じる肺疾患であり，呼吸機能検査で気流閉塞を示す．気流閉塞は末梢気道病変と気腫性病変がさまざまな割合で複合的に関与し起こる．臨床的には徐々に進行する労作時の呼吸困難や慢性の咳，痰を示すが，これらの症状に乏しいこともある"．

かつて肺気腫と慢性気管支炎に区分されていた2つの疾患は，さまざまな割合で合併することが多いため，両者による閉塞性肺疾患を合わせてCOPDとよぶようになった．COPDは日本人男性の死因の第8位を占める（2017年）．

COPDは全身性疾患であり，全身性炎症，栄養障害，骨格筋機能障害，心・血管疾患，骨粗鬆症，抑うつ，糖尿病，睡眠障害，貧血などの合併が認められる．

肺炎

肺に生じる炎症の総称で，主に細菌，ウイルス，真菌などの感染によって発生する．日本人の死因の第5位にある（2017年）．原因，発生機序，病変の形態などさまざまな分類がある．罹患場所による分類では，市中感染肺炎（普通の生活のなかで発症した肺炎），院内感染肺炎（病院で治療中の患者，他の疾患をもつ患者に発症した肺炎）がある．前者には，肺炎球菌，レジオネラ菌，マイコプラズマ，クラミジアなどによるものが多い．後者には，ブドウ球菌やグラム陰性菌によるものが多い．

なお，高齢者では，口の中の唾液，痰，食べ物が気管の中に入り込み，細菌が肺まで到達して炎症を引き起こす誤嚥性肺炎（日本人の死因第7位，2017年より分類項目を追加）が多い．特に，介護を要する高齢者では不顕性誤嚥が多い．これは睡眠中などに無意識のうちに唾液とともに細菌が気道に流れ込むもので，むせや咳込みがみられない．予防の基本は口腔内の清潔である．

かぜ症候群

主にウイルス感染による上気道の急性炎症性疾患で，鼻汁，鼻閉，咽頭痛，嗄声，咳，痰などの呼吸器症状の他，発熱，倦怠感，頭痛，食欲不振などの全身症状がある．原因ウイルスは成人ではライノウイルスが多い．

インフルエンザ

インフルエンザウイルスによる急性感染症で，典型的には，1～5日（平均3日）の潜伏期のあとに，突然38℃以上の高熱が出現し，頭痛・関節痛・筋肉痛・全身倦怠感などの全身症状に加えて，咽頭痛・咳・鼻汁などのかぜ様症状が現れる．

インフルエンザウイルスにはA型・B型・C型があり，ヒトの間で流行するのは，A型の新型（ブタ由来H1N1型：2009年に世界的流行）・ソ連型（H1N1亜型）・香港型（H3N2亜型），B型の4タイプである．このうち，新型インフルエンザウイルス以外の3つを原因とするインフルエンザを季節性インフルエンザと総称している．

呼吸不全

動脈血の血液ガスが異常な値を示し，生体が正常な機能を営むことができない状態であり，動脈血中の酸素分圧が60 mmHg未満である場合に，呼吸不全と診断される．呼吸困難（p.112）は「息苦しい」という主観的症状であるのに対し，呼吸不全は客観的病態である．呼吸不全の状態が短時間で生じた場合を急性呼吸不全，1カ月以上続くものを慢性呼吸不全という．また，二酸化炭素の増加を伴わない場合をⅠ型呼吸不全，伴うものをⅡ型呼吸不全という．急性呼吸不全のほとんどは，Ⅰ型呼吸不全を呈する．

急性呼吸不全の原因となりうる主な疾患には，気道疾患（誤嚥・気管支喘息），肺胞への血流を妨げる疾患（肺血栓塞栓症，別名エコノミークラス症候群ともいう），心疾患（心不全），胸膜疾患（気胸）がある．慢性呼吸不全を呈する肺疾患にはCOPD，肺結核後遺症，間質性肺炎，肺がんなどがある．

アシドーシス，アルカローシス

　血液のpHは主に血漿中のHCO$_3^-$（アルカリ）濃度とCO$_2$分圧の影響を受け，それらの関数（pH = 6.1 + log [HCO$_3^-$]/0.03PCO$_2$）で近似され，7.35～7.45の狭い範囲に維持されている．通常，動脈血のpHが7.35未満の場合をアシデミア，7.45を超えた場合をアルカレミアという．一方，酸の蓄積またはアルカリの欠乏を引き起こす生理的過程を**アシドーシス**，アルカリの蓄積または酸の欠乏を引き起こす生理的過程を**アルカローシス**という．しかし，アシデミア，アルカレミアの病態を，アシドーシス，アルカローシスとよぶことも多い．

　アシドーシス，アルカローシスは，代謝性と呼吸性に区分され，呼吸性以外の機序によるものをまとめて代謝性という．**代謝性アシドーシス**は，HCO$_3^-$の喪失（下痢〔消化管から〕，低アルドステロン症〔腎から〕），有機酸の蓄積（糖尿病性ケトアシドーシス，乳酸アシドーシス），腎不全（リン酸塩や硫酸塩の排泄障害，HCO$_3^-$の再吸収障害）などで生じる．**代謝性アルカローシス**は，H$^+$の喪失（嘔吐や胃液吸引〔消化管から〕，利尿薬〔腎から〕）などで生じる．

　呼吸性アシドーシスは，呼吸数や呼吸量の減少（低換気）によりCO$_2$が蓄積（高炭酸ガス血症）して生じ，**呼吸不全**によって引き起こされる．**呼吸性アルカローシス**は，呼吸数や呼吸量の増加（過換気）によりCO$_2$が過少（低炭酸ガス血症）となって生じる．**過換気症候群**では，精神的な不安により過呼吸となり，手足や唇の痺れや動悸，めまいなどの症状を呈する．

肺がん

　肺がんは肺に発生する悪性腫瘍で，肺そのものから発生する**原発性肺がん**と，他の臓器から発生して，肺に転移した**転移性肺がん**にわかれる．国立がん研究センターのがん情報サービスにより公表されている部位別がん死亡率は，男性では胃がんを抜いて死亡率第1位，女性では大腸がんに続き第2位である．発育が早く小さなうちから転移しやすい小細胞肺がんと，腺がん，扁平上皮がん，大細胞がんなどの非小細胞肺がんに大きく分類される．このうち，特に小細胞がんと扁平上皮がんの発症者はそのほとんどが喫煙者である．肺がんで最も多いのが60％を占める腺がんで，女性に多く発症し，症状が出にくいのが特徴である．

気管支喘息

　気管支喘息は，Ⅰ型アレルギー性に分類されるアレルギー反応により気管支の狭窄が起こり，喘鳴，呼気延長，呼吸困難といった発作が起こる疾患である．発作時の気道狭窄は，気管平滑筋収縮，気道粘膜浮腫，気道分泌亢進によって引き起こされる．持続する気道炎症によって気道が傷害され，気道過敏性を亢進させる．そのため，炎症を抑えるために吸入ステロイド薬やロイコトリエン拮抗薬などを用いてアレルギー性の炎症を鎮めて，発作をコントロールするとともに，発作時には，交感神経β2受容体作動薬によりβ2アドレナリン受容体を刺激して気管支の平滑筋を弛緩させ気管を拡張させて症状を和らげる．厚生労働省によると1999年と比較気管支喘息による死亡者数は減少傾向にあり，2014年では1,550人とされているが，有病率は大幅に増加傾向にあり，2008年では幼稚園児で19.9％，6～7歳で13.8％，13～14歳で8.3％，国民全体で800万人が罹患していると考えられている[6]．

文　献

1）Ganong WF：Review of Medical Physiology 19th Edition, p629, Appletor and Lange, 1999

2）「オックスフォード生理学」（Pocok G & Richards CD/著，植村慶一/訳），丸善，p313，2001

3）Lambert DW, et al：Tumor necrosis factor-alpha convertase (ADAM17) mediates regulated ectodomain shedding of the severe-acute respiratory syndrome-coronavirus (SARS-CoV) receptor, angiotensin-converting enzyme-2 (ACE2). J Biol Chem, 280：30113-30119, 2005

4）Behrens EM & Koretzky GA：Review: Cytokine Storm Syndrome: Looking Toward the Precision Medicine Era. Arthritis Rheumatol, 69：1135-1143, 2017

5）「COPD（慢性閉塞性肺疾患）診断と治療のためのガイドライン2018［第5版］」（日本呼吸器学会COPDガイドライン第5版作成委員会），メディカルレビュー社，2018

6）「リウマチ・アレルギー対策委員会報告書（平成23年8月）」（厚生科学審議会疾病対策部会，リウマチ・アレルギー対策委員会），厚生労働省，2011

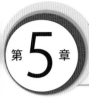

問題

<input disabled="" type="checkbox"> <input disabled="" type="checkbox"> **Q1** 次の記述の誤りを指摘しなさい.「呼吸によって体内に取り入れられた酸素は，細胞内で脂肪と反応して燃焼させ，熱エネルギーを獲得するのに利用される」

<input disabled="" type="checkbox"> <input disabled="" type="checkbox"> **Q2** 次の記述の誤りを指摘しなさい.「赤血球は血中の酸素運搬には関与するが，二酸化炭素運搬には関与しない」

<input disabled="" type="checkbox"> <input disabled="" type="checkbox"> **Q3** 次の記述の誤りを指摘しなさい.「呼吸筋は平滑筋であるが，随意的な調節が可能である」

<input disabled="" type="checkbox"> <input disabled="" type="checkbox"> **Q4** 次の記述の誤りを指摘しなさい.「鼻孔から肺に至る呼吸気の通り道の順番は，鼻孔→鼻腔→喉頭鼻部→喉頭口部→喉頭咽頭部→咽頭→気管→気管支→細気管支→葉気管支→肺胞管→肺胞である」

<input disabled="" type="checkbox"> <input disabled="" type="checkbox"> **Q5** 次の記述の誤りを指摘しなさい.「血液−空気関門を形成している肺胞の細胞は，大肺胞上皮細胞である」

解答&解説

A1 酸素が，細胞内で脂肪と反応して燃焼させることはない. 酸素は，ミトコンドリアの酸化的リン酸化経路によるATP産生において，電子受容体として利用される.

A2 赤血球は酸素結合たんぱく質であるヘモグロビンをもち，血中の酸素運搬の主役である. さらに，赤血球は炭酸脱水酵素をもち，二酸化炭素からの重炭酸イオンの生成およびその逆反応を行うことで，二酸化炭素の運搬に深くかかわっている.

A3 肺は能動的に動くための筋をもたないので，胸腔容積を増減させる胸郭の呼吸運動に伴って拡張・縮小し，吸息・呼息が行われる. この胸郭運動を行う呼吸筋には，横隔膜や内・外肋間筋などがある. これらはいずれも骨格筋であり横紋筋にあたる. すなわち平滑筋ではない. しかし，通常は，延髄に分布する中枢呼吸リズム産生機構によって，不随意的に周期的な吸息・呼息のリズムが形成されている.

A4 鼻孔から肺に至る呼吸気の通り道の順番は，鼻孔→鼻腔→咽頭鼻部→咽頭口部→咽頭喉頭部→喉頭→気管→気管支→葉気管支→細気管支→肺胞管→肺胞である.

A5 毛細血管内皮細胞や結合組織とともに血液−空気関門を形成して肺胞内と血液との間のガス交換を行う細胞は，Ⅰ型肺胞上皮細胞である. 大肺胞上皮細胞はⅡ型肺胞上皮細胞ともよばれ，立方形をしていて厚いのでガス交換には不向きである. 大肺胞上皮細胞は肺サーファクタントを分泌する役割をもつ.

本書関連ノート「第5章　呼吸器系」でさらに力試しをしてみましょう！

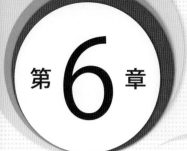

第6章 腎・尿路系

Point

1 腎臓は尿を生成すると同時にホルモン分泌も行っていることを理解する

2 腎臓でつくられた尿は尿管を通り膀胱に一時蓄えられ，尿道を通って排泄されることを理解する

3 腎臓は多数のネフロンから構成されている．そこで血漿をもとに尿がつくられることを理解する

4 尿の組成について理解する

5 尿の生成（とその調節）を通して，老廃物の排泄と，体液の恒常性（ホメオスタシス）の維持が行われることを理解する

6 腎臓の障害の程度は，はたらいているネフロン数の減少を表す糸球体濾過量の低下と，フィルター機能の低下を表すたんぱく尿により評価されることを理解する

7 濾過，浸透圧，膠質浸透圧，透析について理解する

概略図 **全身臓器と腎・尿路系とのかかわり**

脳および下垂体

バソプレシンを分泌して，腎臓における尿中への水排泄を調節する

副甲状腺

副甲状腺ホルモンを分泌して，腎臓における活性型ビタミンD産生やカルシウムやリンの尿中排泄を調節する

肝臓

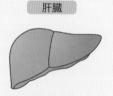

血漿たんぱく質のアルブミン，アンジオテンシノーゲンを産生する

骨髄

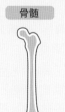

腎臓から分泌されるエリスロポエチンは，骨髄にはたらき赤血球の分化増殖を刺激する

心臓　血管

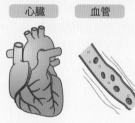

腎臓は血圧や血液量が保たれるようにはたらく

副腎

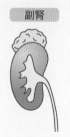

アルドステロンを分泌して，腎臓における尿中ナトリウムとカリウム排泄を調節する

1 腎・尿路系の構成

腎臓（kidney）は，腹腔の後ろの壁の中に左右1対あり，右側の腎臓は肝臓に押されるので左側よりやや下にある（図1）．色や形が赤インゲンマメ（red kidney bean）によく似た握りこぶし大の臓器で，くぼんだ内側中央部は**腎門**とよばれ，そこから血管（**腎動脈**と**腎静脈**），尿管，神経などが出入りしている．

腎臓の断面を見ると，表層の**皮質**と深部の**髄質**とに区別することができる．腎門につながる部分は**腎盂**（腎盤）とよばれ袋状になっていて，そこに生成された尿が入る．腎盂は尿管へと続いており，尿は尿管を経て一時的な貯蔵庫である**膀胱**へと送り込まれる．骨盤内では前から膀胱，次いで子宮（女性の場合のみ），最も後ろに直腸が位置している．膀胱内に一時蓄えられていた尿は**尿道**を経て排泄される．腎盂以降では尿の成分や量は変わらない．

尿管はスパゲッティの太さぐらいの細い管で，腎門から出て（腎盂からつながっている）腹腔の後ろの壁内を下り，左右別々に膀胱の下面に開いている（図1）．**平滑筋**層がよく発達し，しごくような収縮（蠕動運動）により尿を膀胱へ運んでいる．内面は**移行上皮**で覆われている．膀胱も，壁が平滑筋でできていて，伸縮性に富む袋である．内面は移行上皮に覆われていて，尿で充満しているときにはこれが横に伸びて扁平化し断裂することが防がれている．

膀胱の下面前方から尿道が出ているが，そこを平滑筋でできた**内尿道括約筋**（不随意筋）と，その外側の骨格筋でできた**外尿道括約筋**（随意筋）が取り巻いている．尿がたまると副交感神経を介する反射が起こり，膀胱の収縮と内尿道括約筋の弛緩が起こる．このとき排尿できる状況になければ，外尿道括約筋を意識的に収縮させるとやがて反射がおさまる．**尿道**は膀胱から体外に尿を運ぶ管である．男性では陰茎を通過するため17 cmほどあるが，女性では短く3〜4 cmほどである．

腎臓は，腹大動脈から分かれた左右の**腎動脈**から血液の供給を受ける．体重の0.5 %（約100 g）に満たない腎臓を心臓から送り出される血液量の約4分の1が通過する．

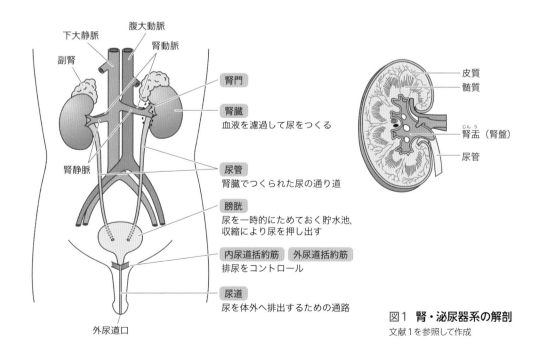

図1 **腎・泌尿器系の解剖**
文献1を参照して作成

2 腎臓の構成と機能

A. 尿の組成 (表)

　尿は血液をもとにつくられる．尿中には血液由来のさまざまな溶質が，水とともに排泄される．それらの尿中排泄量は水を含めて互いに独立に調節されている．

　生体内に水が過剰な場合には，多くの水分が排泄され薄い尿（**低浸透圧尿**）が大量に排泄される．一方，水が不足する（体液が濃い場合）場合には，水分の排泄が低下し濃い尿（**高浸透圧尿**）が少量出る．

　ナトリウム（Na$^+$）の尿中排泄量は調節されており，通常の場合摂取量と尿中排泄量はほぼ一致する．そのため1日の尿中ナトリウム排泄量を測定するとナトリウム摂取量がわかる．また，出血，大量の発汗，あるいは下痢などで水分とともにナトリウムが体から失われて不足すると尿中排泄は低下する．カリウム（K$^+$）の尿中排泄量も調節されている．摂取量の8〜9割が尿中に排泄される（残りは糞便中）．特に血液中のカリウム濃度は3.5〜5 mMと低いので，1回の食事で摂取されたカリウムのみで異常なレベルまで増加する危険性もある．それを防ぐため速やかに尿中に排泄されている．

　表にはないが，尿中にはカルシウム，リン（リン酸として）なども調節性に排泄されていて，これらのミネラルの血中濃度調節に役立っている．

　尿のpHは通常酸性（pH 5〜7）となる．代謝で酸（H$^+$）が産生されると血液のpHは低下するので，それを防ぐため尿中に酸が排泄される．同時に腎臓は**アンモニア**（NH$_3$）をつくりそれに酸を結合させて**アンモニウム**（NH$_4^+$）として尿中に排泄することにより，**酸の排泄**の能率を上げている．

　尿素はアミノ酸などに由来する窒素の代謝産物である．そのため，1日あたりの尿中尿素窒素排泄量から食事によるたんぱく質摂取量を推定することができる[※1]．

　クレアチニンは，筋肉にあるクレアチンの代謝産物

表　正常成人の尿と血漿との成分濃度の比較
（尿は24時間蓄尿の値）

	尿	血漿	単位
浸透圧	50〜1,300	280	mOsm/L
pH	5.0〜7.0	7.40±0.05	
Na$^+$	50〜130	140〜150	mM
K$^+$	20〜70	3.5〜5	mM
Cl$^-$	50〜130	100〜110	mM
NH$_4^+$	30〜50	0.005〜0.02	mM
尿素	2.0	0.03	g/100 mL
クレアチニン	0.075	0.001	g/100 mL
グルコース	0	0.1	g/100 mL
たんぱく質	0	7	g/100 mL

mOsm/L：ミリオスモル，1 Lの溶液がもつ浸透圧
mM：ミリモーラー，溶液1 L中の溶質のモル数
文献2を参照して作成

である（p.129，Column参照）．

　その他の尿酸（アデニンなどのプリン塩基の代謝産物）などの代謝産物，服用している薬（およびその代謝産物），あるいは食事から血中に入った毒物が，たとえその血中濃度が微量であっても，能率よく尿中に排泄されている．

　グルコースやアミノ酸は，血中に比較的大量に含まれるが尿中には出てこない．また血球や血漿たんぱく質も尿中には出てこない．

B. 腎臓の機能単位 (ネフロン)

　腎臓の断面を見ると，表層の皮質と，内側（腎盂の側）の髄質に分かれている（図2A）．

　ネフロンは，腎臓の構造と機能の単位である（図2B）．それぞれの腎臓に約100万個ある．各ネフロンは**腎小体**と腎小体から出ている1本の細い管である**尿細管**の2つの構造物からなる．腎小体はさらに，**糸球体**とこれを包み込む**ボーマン嚢**からなる．最初の尿（**原尿**）はここでつくられる．尿細管ははじめ皮質内を屈曲して走り（**近位尿細管**），次いで，いったん髄質のほうへ下がったのち再び皮質へと上がってきて〔**ヘンレ係蹄（ヘンレループ）**〕，最後に皮質内を屈曲して走る（**遠位尿細管**）．最後にいくつかの遠位尿細管が集合

[※1]　たんぱく質摂取量（g/日）＝〔尿中尿素窒素排泄量（g/日）＋0.031×体重（kg）〕×6.25
1日蓄尿を行い，その中に含まれる尿素中の窒素量を測定する．〔0.031〕は便や皮膚から失われる窒素分の予想値．〔6.25〕はたんぱく質に含まれる窒素量が16%なので，逆算（1/0.16）するための係数．

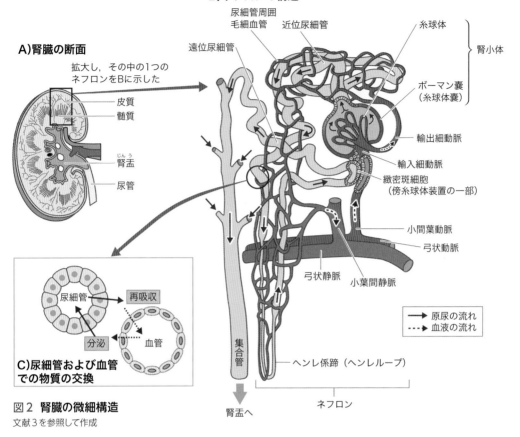

B)ネフロンの構造

尿細管周囲
毛細血管　　近位尿細管

遠位尿細管

糸球体

腎小体

ボーマン嚢
（糸球体嚢）

輸出細動脈

輸入細動脈

緻密斑細胞
（傍糸球体装置の一部）

小間葉動脈

弓状動脈

弓状静脈　　小葉間静脈

A)腎臓の断面

拡大し，その中の1つの
ネフロンをBに示した

皮質
髄質

腎盂（じんう）

尿管

再吸収

尿細管

分泌　　血管

**C)尿細管および血管
での物質の交換**

集合管

腎盂へ

→　原尿の流れ
┄→　血液の流れ

ヘンレ係蹄（ヘンレループ）

ネフロン

図2　腎臓の微細構造
文献3を参照して作成

して太い**集合管**[※2]となり腎盂に向かう．いずれも一層の上皮組織からなる細い管で，周りを取り囲む血管網と中を通る尿との間の物質の吸収や分泌を仲立ちしている（図2C）．これにより原尿は尿細管を流れる間に変化し，集合管の末端から最終的な組成の尿が腎盂に出ていく．

C. ネフロンの機能と尿の生成

1）糸球体濾過

　尿の生成の最初の過程は，糸球体とそれを取り囲むボーマン嚢からなる**腎小体**で起こる．そこで糸球体から血漿が**濾過**されボーマン嚢にたまる．これを**原尿**という．糸球体はボーマン嚢の中に入った1本の細動脈

Column

血中および尿中クレアチニンの測定の臨床的意義

　クレアチニンは，筋肉中のクレアチンが代謝され血中に出て，それが尿中に排泄されたものである．そのためクレアチニンの尿中排泄量（1日あたり）を身長で割った「クレアチニン身長係数」から骨格筋の量をある程度推定することができる．

　クレアチニンの血中濃度および尿中排泄量をもとに，糸球体濾過量（GFR）を測定することができる．さらにGFRの低下を簡便に推定するため，血中のクレアチニン濃度（腎機能低下により上昇する）と年齢から推算糸球体濾過量（eGFR）を計算することがある．

※2　左右の腎臓のそれぞれに250本ほどある．

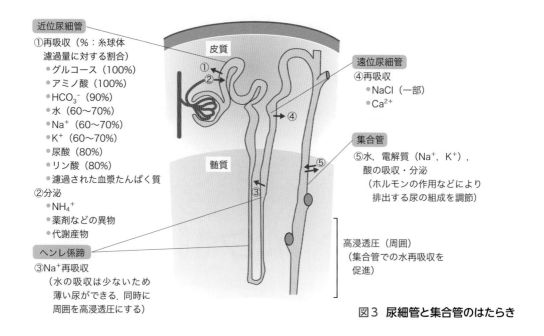

近位尿細管
①再吸収（%：糸球体
　濾過量に対する割合）
　●グルコース（100%）
　●アミノ酸（100%）
　●HCO_3^-（90%）
　●水（60〜70%）
　●Na^+（60〜70%）
　●K^+（60〜70%）
　●尿酸（80%）
　●リン酸（80%）
　●濾過された血漿たんぱく質
②分泌
　●NH_4^+
　●薬剤などの異物
　●代謝産物

皮質

髄質

遠位尿細管
④再吸収
　●NaCl（一部）
　●Ca^{2+}

集合管
⑤水，電解質（Na^+，K^+），
　酸の吸収・分泌
　（ホルモンの作用などにより
　　排出する尿の組成を調節）

高浸透圧（周囲）
（集合管での水再吸収を
　促進）

ヘンレ係蹄
③Na^+再吸収
　（水の吸収は少ないため
　　薄い尿ができる．同時に
　　周囲を高浸透圧にする）

図3　尿細管と集合管のはたらき

（**輸入細動脈**）から枝分かれする約50本の毛細血管の糸玉である．糸球体毛細血管は最終的に1本の細動脈（**輸出細動脈**）に集められて，ボーマン嚢から出ていく．また，輸入細動脈の壁には，**レニン**（後述）を分泌する細胞が分布している．

　糸球体濾過の原理は濾紙による濾過と同じで，押し出す力とフィルターの通りやすさで決まる．糸球体は約50 mmHgと通常の毛細血管より高い血圧が保たれているので押し出す力が強く，濾過の効率はよい．腎臓全体の濾過量を1分あたりで表した値を**糸球体濾過量**（**GFR**）とよび，成人の男性では120 mL/分（1日あたり170 L）もの値になる．この値を尿量（1日あたり1〜2 L）と比較すると，濾過された液の大部分（99%）が尿細管（と集合管）を通る間に**再吸収**されることがわかる．一見無駄なようにみえるが，この大量の濾過量が老廃物をしっかりと排泄するのに必要なのである．糸球体濾過量は尿生成の基盤をなし，その低下は，腎機能の低下の指標となっている．

　糸球体濾過においてフィルターの役割を果たしているのは糸球体毛細血管網の周りを囲む基底膜（コラーゲンなどでできている）である．そのため，原尿には水溶性低分子物質〔電解質，糖（グルコース）などの栄養物質，代謝産物，異物など〕は血漿と同じ濃度で含まれている．しかし，低分子量の血漿たんぱく質

（β_2-ミクログロブリンなど）を除いて，血球やたんぱく質，また，リポたんぱく質に含まれる脂質や，血漿たんぱく質に結合している物質は，ほとんど含まれていない．ちなみに血漿たんぱく質の半分以上を占めるアルブミンの半径は3.5 nmほどでフィルターの孔ぎりぎりの大きさといえる．このため糸球体の疾患においてはしばしば尿中に出てしまう．

2）尿細管と集合管の構造とはたらき（図3）

　糸球体で濾過された原尿はボーマン嚢から尿細管に流れていく．尿細管の各部位（近位尿細管，ヘンレ係蹄，遠位尿細管）と集合管はそれぞれ異なった吸収・分泌特性をもち，協力しあって最終的な尿を生成している．

●**近位尿細管**：糸球体で濾過されたグルコースやアミノ酸のほぼすべてを再吸収する．しかし，これらの再吸収には上限があり，例えば血糖値が200 mg/dL以上になると尿中にグルコースが少し出てくる（糖尿）．その他，近位尿細管では重炭酸イオン（HCO_3^-）（糸球体濾過量の90%；以下同様），水やナトリウムやカリウム（60〜70%），尿酸（80%），リン酸（80%）を再吸収する．さらに濾過された小さな血漿たんぱく質の大部分を再吸収している．その他近位尿細管ではアンモニア（NH_3）が産生され酸（H^+）と結合してアンモニウムイオン（NH_4^+）

として尿中に分泌される．これは生体で余分に産生されるH⁺の排泄に役立っている．その他，生体にとって外来性異物（薬剤など）とその代謝産物（基本的に有機酸や有機塩基）が近位尿細管から効率よく分泌され，尿中（体外）に排泄される．

- **ヘンレ係蹄**：主として髄質にある．その特別なはたらきにより濃い尿や薄い尿を生成するのに重要な役割を果たしている．ここでは，ナトリウムが吸収されるが，それに比較し水分の吸収は少ない．そのため**薄い（低浸透圧性，低張性）尿ができる**．体内の水分が余分になり血漿の浸透圧が下がったときには，低張性の尿をそのまま排泄し血漿の浸透圧を元に戻すことができる．ヘンレ係蹄部は同時に髄質部の尿細管の周りの浸透圧を高く（高浸透圧性，高張性）保つはたらきをしている．これは後で述べるように濃い尿をつくるのに重要な役割を果たしている．
- **遠位尿細管**：NaCl（の一部）とカルシウム（Ca²⁺）を再吸収する．

  なお，少し高度な内容となるが，ヘンレ係蹄から遠位尿細管に移る部分は，その尿細管のはじまりとなっている腎小体に接し，その部分には緻密斑細胞とよばれる特殊な上皮細胞が集まっている（図2B）．この細胞は原尿のNaCl濃度と流量をモニターし，糸球体に負のフィードバック信号を送ることにより，糸球体濾過量，ひいては血液量の調節に関与している．また，緻密斑細胞と，輸入細動脈の周りにある傍糸球体細胞，およびそれらと糸球体をつなぐ役割をもつ細胞（糸球体外メサンギウム細胞とよばれる）は，互いに依存し合いはたらいているのでまとめて傍糸球体装置とよばれる．
- **集合管**：水・電解質（ナトリウム，カリウム）の吸収や分泌，および酸（H⁺）分泌を調節性に行う．ホルモンである**バソプレシン**（抗利尿ホルモンともいう）および**アルドステロン**の受容体があり，これらのホルモンによる調節を受け，最終的に排泄される尿の組成が決まる．下垂体後葉から分泌されたバソプレシンは**アクアポリン**とよばれる水チャネルを活性化することにより，集合管での水の再吸収を促す．副腎皮質から分泌されたアルドステロンは集合管でのナトリウム再吸収を高め，尿中への**ナトリウム排泄**を抑える．アルドステロンはさらに集合管でのカ

リウム分泌を高め，尿中への**カリウム排泄**を増加させるはたらきももつ．

3　体液とその異常

腎臓の主要な機能の1つは**体液の恒常性**の維持調節である．そのメカニズムについて考える前に体液とその異常について理解する必要がある．

A. 体液の量と電解質組成

生体の約60％（体重あたり）は水分である．そのうち3分の2（40％）は細胞の中にあり（**細胞内液**），残りの3分の1（20％）は細胞外にある（**細胞外液**）．細胞外液には血液の細胞（血球）以外の血漿中の水分も含まれる（4％）（図4）．細胞を直接取り囲む水分（**組織液，あるいは間質液**）は，毛細血管の壁を通して血漿中の水分と常に入れ替わっている．そのため，血液循環を介してそこに栄養分や酸素が常に供給され，細胞に利用される．また，細胞から排出された老廃物や二酸化炭素は速やかにそこから運び去られる．すなわち細胞を直接取り囲む水分は，血液とのやりとりを介してその成分が常に細胞にとってよい状態に保たれており，そこを**内部環境**とよぶ．そこでは水分はプロテオグリカンやコラーゲンなどの高分子の細胞外マトリックスの隙間に存在し，全体としてゲルとなっている．

体液には，その他に消化管内の水分や脳脊髄液などもあるが，その量はわずかである．

生体の体重あたりの水分の割合は年齢とともに変化し，乳児では高く，次第に低下してくる．また脂肪細

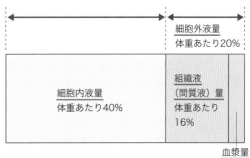

図4　生体を構成する水分の分布

胞はわずかしか水分を含んでいないので，女性など体脂肪の割合が多い人では水分割合は低い．

細胞外液と細胞内液とでは，ナトリウム，カリウムなどの電解質組成が異なる．血漿を含めて細胞外液の主な電解質はナトリウムで，細胞内液はカリウムが多い．このように細胞内と細胞外とでナトリウムとカリウムの濃度が異なるのは，細胞膜にあるNa^+, K^+-ATPase（ナトリウムポンプ）のはたらきによる．この酵素はATPのエネルギーを利用しナトリウムを細胞内から細胞外に，カリウムを反対に細胞外から細胞内に**能動輸送**する（図5）．このような細胞内外の電解質組成の違いは，さまざまな細胞機能（膜電位の維持と活動電位発生，細胞容積調節，物質輸送など）において不可欠な役割を果たしている（p.18，"はじめに"参照）．

B. 体液の浸透圧とその異常

浸透圧は，体液[※3]の調節やその異常を考えるうえできわめて重要である．浸透圧は，溶けているすべての溶質粒子の濃度の和に比例するのでその濃度で表すことができる．血漿と組織液（間質液）の浸透圧濃度は280 mOsm/L（ミリオスモル）で，生理食塩水（0.9% NaCl溶液）も同じ浸透圧濃度である．一般にこの浸透圧の液を**等張液**といい，これより浸透圧の高い液を**高張液**，低い液を**低張液**という．浸透圧は細胞膜を介しての水の動きに重要で，浸透圧が高い側に水（純粋の水）は移動する．細胞外液が何らかの理由で濃くなると浸透圧が増加し，細胞外に向かって細胞から水が失

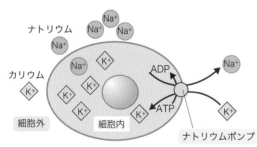

図5 細胞内外における電解質組成とナトリウムポンプの役割
細胞内にはカリウムが多く，細胞外にはナトリウムが多い

※3 「体液」という名称は，臨床ではより狭く細胞外液を意味することが多い．例えば「体液の喪失」といった場合，細胞外液の減少を意味する．

われ，細胞の容積は小さくなる．逆に，細胞外液が薄くなり浸透圧が低下した場合は，細胞内に水が入り細胞容積が大きくなる．

C. 体液量の低下

体液は，出血，下痢や嘔吐，発汗などで失われることがある．失われるのは主としてナトリウムに富む細胞外液である．このとき，末梢血管が収縮し，同時に尿中へのナトリウムや水の排泄は低下する．その結果，最も大事な脳や心臓への血液循環が維持される．これらの反応には交感神経系と，後で述べるレニン－アンジオテンシン－アルドステロン系が最も重要な役割を担っている．体液量の最終的な回復にはナトリウムと水の補給（摂取）が必要である．

D. 膠質浸透圧低下と浮腫

細胞外液は組織液と血漿からなり，両者の成分のうち毛細血管の壁を透過しにくい血漿たんぱく質以外は，常に入れ替わっている（一体となっている）ことを述べた．この状況で血漿中に溶けているたんぱく質は水分を組織液から血管内に引き込む力としてはたらいている（押し出す力である血圧と拮抗している）．この力を**膠質浸透圧**という．この場合動くのは純粋の水ではなく，溶けている低分子の電解質やグルコースを含んだ水分である（先に述べた細胞内外の浸透圧の差の場合では水のみが動くことに注意）．腎臓の機能が低下し，血漿たんぱく質，特にアルブミンが尿中に出る状態では血漿の膠質浸透圧が低下し，組織液に水分が移動するようになる．この状態を**浮腫**という．特に急速に糸球体機能が低下し低アルブミン血症と浮腫を中心としてさまざまな症状がみられる疾患群をネフローゼ症候群という．

E. 酸塩基平衡とその異常

血液のpHは7.40±0.05の狭い範囲に維持されている（表）．このpHホメオスタシスを**酸塩基平衡**という．生体内で代謝により産生された酸性やアルカリ性のさまざまな物質により，酸塩基平衡は乱されそうになる．このとき腎臓は尿中にそれぞれH^+（酸が過剰なとき）あるいはHCO_3^-（アルカリが過剰なとき）を分泌し，この乱れを防いでいる．

酸性の物質が異常に多くつくられ腎臓の調節機能を超えると，血液のpHは生理的範囲以下に低下しさまざまな症状をきたす．この状態を**代謝性アシドーシス**という．例えば，コントロールがうまくいかない糖尿病においては酸であるケトン体が大量に産生され代謝性アシドーシスになる．また，異常な酸の産生が起こらなくても通常では酸が多く産生されているので，慢性腎臓病では酸の排泄障害などにより代謝性アシドーシスをきたす．一方，大量のアルカリが生体に増え血液のpHが生理的範囲よりアルカリに傾くと**代謝性アルカローシス**になる．胃内容物（酸を含む）を大量に嘔吐したときや，原発性アルドステロン症でみられる（アルドステロンは尿中酸排泄を刺激する）．

なお，血液のpHが生理的範囲を逸脱し酸性やアルカリ性に逸脱することは，二酸化炭素（CO_2）が蓄積あるいは低下したときにもみられる．この状態をそれぞれ**呼吸性アシドーシス，呼吸性アルカローシス**という（p.124, 臨床への入門 参照）．

4 水・電解質の調節機構におけるホルモンと腎臓の役割

腎臓は，水と電解質，および酸（とアルカリ）の尿中排泄を調節することにより，体液の恒常性を維持している．さまざまなホルモンがそれに関与している（第10章参照）．

A. 水の出納と浸透圧調節

飲料および食品中の水は消化管から体内に吸収される．その量は1日あたり2,000 mLを超える．その他，代謝の結果約300 mLの水が体内で産生される．これを**代謝水**という．これらの水は，呼気（400 mL），汗（600 mL；激しい運動をしなかったとき），便（100 mL），尿（1,500 mL）として排泄される［カッコ内はいずれも1日あたり］．

大量の発汗により水分が失われた場合，汗に含まれる電解質の濃度は細胞外液のそれより低いため，細胞外液の**浸透圧の上昇**が起こる．その結果，細胞容積は小さくなる．一方，水を過剰に摂取するとまず細胞外液の**浸透圧の低下**が起こる．それにより細胞容積が増大する．細胞容積の増大も低下も，細胞機能にさまざまな悪い影響を及ぼす．それを防ぐために，脳の視床下部で血液中の微細な浸透圧変化が感受され，下垂体後葉からの**浸透圧調節ホルモン**である**バソプレシン**の分泌を調節している（図6）．浸透圧の上昇はバソプレシンの分泌を促す．分泌されたバソプレシンは血液に乗って腎臓に運ばれ，**集合管での**バソプレシン受容体**を活性化する．その結果，アクアポリンを介した水の再吸収が増大する．再吸収された水は濃くなった体液を元に戻すことになる．同時に尿中水排泄は減ることになり，**濃い尿**が少量排泄される．一方，体液の浸透圧の低下は，下垂体後葉からのバソプレシン分泌の抑制をもたらし，その結果，集合管での水の再吸収は起

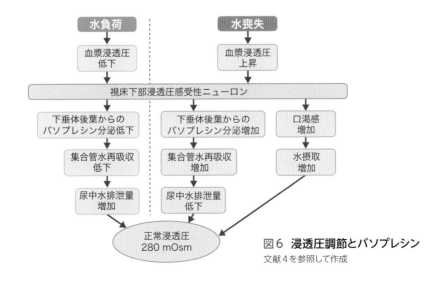

図6 **浸透圧調節とバソプレシン**
文献4を参照して作成

こらず**薄い尿**が大量に排泄されるので，体液の浸透圧は増加（回復）する（図6）．

何らかの原因でバソプレシンの分泌が低下したり，集合管でのバソプレシンの作用が障害されると，体液の浸透圧にかかわらず薄い尿が大量に排泄される．これを**尿崩症**<ruby>尿崩症<rt>にょうほうしょう</rt></ruby>といい，高張性の脱水となる．

B. 体液量調節（レニン-アンジオテンシン-アルドステロン系）

体液量や血液量の低下は循環機能の低下をもたらすため，生体にはそれに対応・修復するさまざまなメカニズムが備わっている．腎臓はそのなかで中心的な役割を果たしている．腎臓による体液量・循環維持にかかわるメカニズムを，それに関与するホルモンの名前を並べて**レニン-アンジオテンシン-アルドステロン（RAA）系**とよぶ（図7）．大量の発汗などによる細胞外液量の低下や出血などによる循環血液量の低下は，まず腎臓の輸入細動脈の壁に存在する特別な細胞（傍糸球体細胞）に蓄えられていた**レニン**の分泌を促す．レニンは**アンジオテンシノーゲン**（肝臓でつくられ血液中に存在しているたんぱく質）を限定分解してアンジオテンシンⅠをつくりだす．アンジオテンシンⅠは血管内皮細胞に発現している**アンジオテンシン変換酵素**で，**アンジオテンシンⅡ**に変換される．アンジオテンシンⅡは2つの作用を有している．1つ目の作用は，末梢血管の収縮作用である．これにより血圧の低下とそれによる血液循環機能の破綻を防いでいる．2つ目の作用として副腎皮質を刺激し，そこからの**アルドス**

テロン分泌を引き起こす[※4]．アルドステロンはすでに述べたように（p.131），腎臓の集合管にはたらきナトリウムの再吸収を促進する．以上の結果，ナトリウムの排出とそれに伴う水の尿中排泄が防がれ，さらなる体液量（血液量）の低下が防がれる．結局腎の行っていることは，**ナトリウムの尿中排泄を防ぐ**ことで細胞外液量の低下を防ぎ，ひいては"血液量の低下とそれによる血液循環機能の破綻を防ぐ"ことである．実際の血液量の回復には，食塩と水の摂取を待たなければならないことも忘れてはならない．これに関連し，増加したアンジオテンシンⅡは脳の視床下部にはたらき口渇感をもたらし，水分摂取を促す作用もある．

レニン-アンジオテンシン-アルドステロン系が活性化される状況では，多くの場合血管収縮と血圧上昇効果を有する交感神経系も同時に活性化され，協働で体液量と血液循環機能が維持されている．

C. カリウムの調節と腎臓

食物として摂取したカリウム（K^+）の8～9割は尿中に排泄される（残りは便中に排泄）．これには，血液中のカリウム濃度増加が，①直接尿細管からのカリウム分泌を促すこと，②副腎皮質からのアルドステロン分泌を刺激し，それを介して尿細管カリウム分泌を高めること，の2つが関与している．

アルドステロンが集合管からのカリウム排泄を高める作用を有するため，高アルドステロン症では，高血圧のみならず血中のカリウム濃度が低下する低カリウム血症も起こることも理解できる．

高血圧 Column

ナトリウムの過剰摂取は細胞外液量，ひいては血液量を増加させるので高血圧になる．通常そうならないようナトリウム摂取量が増えると腎臓からのナトリウム排泄は増加する．慢性腎臓病になるとその機能が低下し，食塩過剰摂取による高血圧になる危険性が増す．また，副腎の腫瘍などが原因で起こる高アルドステロン症では，ナトリウムの蓄積から高血圧をきたす．なお，現在使われている高血圧の薬（一般に降圧薬とよばれる）の多くは，アンジオテンシンⅡの産生，または，はたらきを抑える作用を有している．

[※4]　副腎皮質から分泌されるホルモンにはアルドステロンの他にコルチゾールもある．コルチゾールは糖代謝に影響するのでグルココルチコイド（糖質コルチコイド）ともいい，アルドステロンは電解質代謝に影響することから電解質コルチコイド，または**ミネラルコルチコイド**（鉱質コルチコイド）などともいう．

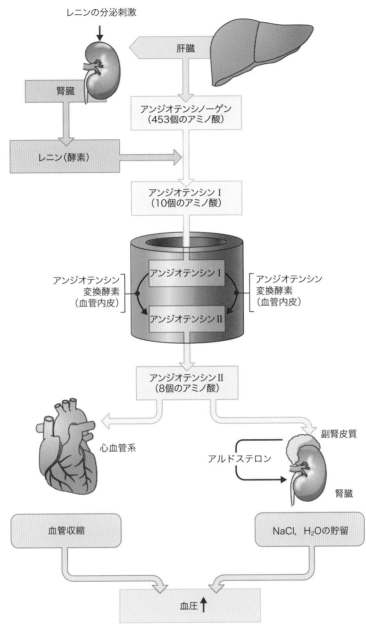

レニンの分泌刺激

肝臓

腎臓

アンジオテンシノーゲン
（453個のアミノ酸）

レニン（酵素）

アンジオテンシン I
（10個のアミノ酸）

アンジオテンシン
変換酵素
（血管内皮）

アンジオテンシン I

アンジオテンシン II

アンジオテンシン
変換酵素
（血管内皮）

アンジオテンシン II
（8個のアミノ酸）

心血管系

アルドステロン

副腎皮質

腎臓

血管収縮

NaCl，H₂Oの貯留

血圧↑

図7　レニン-アンジオテンシン-アルドステロン系による血圧と体液量の調節
文献5より引用

慢性腎臓病では上記の機能が低下するため，血中のカリウム濃度が上昇し，不整脈などの症状をきたす高カリウム血症になる．腎臓の機能の低下がなくても，災害時の組織挫滅（ざめつ）などにより細胞内のカリウムが急速に流出すると高カリウム血症をきたすこともある．

D. カルシウム，リンの調節と腎臓

血中のカルシウム（Ca^{2+}）と，リン（リンは血液中ではリン酸イオン $HPO_4^{2-}/H_2PO_4^{-}$ として存在する）の濃度の調節は互いに関連しあっている．例えば骨にはリン酸とカルシウムの塩が大量に沈着しており，そこからの溶出（骨吸収）は，血中のカルシウムとリンの

濃度を同時に上げる．腎臓は，カルシウムとリンの両者の尿中排泄をそれぞれ独立に制御することで血中濃度調節にあずかっている．腎臓はさらに，ビタミンDを活性型ビタミンD（1,25-ジヒドロキシビタミンD）に変換し血中に放出する．活性型ビタミンDは腸管からのカルシウム吸収を高める作用をもつので，腎臓はそれによっても血液中カルシウム濃度調節に関与している．活性型ビタミンDは腎臓から分泌されるホルモンの一種と考えてよい．

血中カルシウム濃度の維持には，副甲状腺ホルモン（PTH，あるいはパラトルモンともいう）[※5]が重要な役割を果たしている．副甲状腺ホルモンは，血中のカルシウム濃度が低下すると副甲状腺から分泌され，腎臓でのカルシウム排泄を低下させる．副甲状腺ホルモンは同時に腎臓での活性型ビタミンD産生・分泌を刺激し，それによって腸管カルシウム吸収を増大させる．副甲状腺ホルモンはさらに骨吸収を高めるはたらきも有している．これらの作用が相まって血中カルシウム濃度は回復する．

血中リン濃度調節にも副甲状腺ホルモンが関与する．副甲状腺ホルモンは尿中へのリン排泄を高める作用がある．それに伴う血中リン濃度低下は骨吸収を促すので，副甲状腺ホルモンのもつ血中カルシウム濃度の上昇（回復）効果にもこれが間接的に関与している．

慢性腎臓病では，リンの尿中排泄が低下し血中のリン濃度の上昇（高リン血症）が起こる．高リン血症は，血管壁にリン酸とカルシウムの塩の沈着を引き起こし，その結果血管障害をもたらす．慢性腎臓病ではさらに活性型ビタミンDの産生が低下するため腸管カルシウム吸収が低下し，低カルシウム血症が引き起こされる．高リン血症と低カルシウム血症はともに副甲状腺ホルモンの分泌を刺激するため，副甲状腺機能亢進症が引き起こされる．副甲状腺機能亢進症は骨障害をはじめさまざまな病態をもたらすことが知られている．これらの病態は「慢性腎臓病に伴う骨・ミネラル代謝異常」とよばれている．

5 腎臓から分泌されるホルモン

腎臓からは，レニン，活性型ビタミンD，およびエリスロポエチンの3種のホルモンが生成・分泌される．レニンと活性型ビタミンDについてはすでに述べた．

エリスロポエチンは，赤血球の分化成熟を促すホルモンで，**貧血**などで血液中の酸素濃度が低下すると腎臓から分泌される．**高地トレーニング**が有効なのは，気圧が低いため酸素濃度が低く，それが刺激となってエリスロポエチンの産生分泌が高まり，赤血球が増加するためである．慢性腎臓病では，糸球体や尿細管機能の低下による障害がおもな症状であるが，エリスロポエチン産生も障害されると貧血を伴うようになる（第3章参照）．

※5 副甲状腺は甲状腺の背面に接して上下左右4つある米粒大の器官である（第10章参照）．

文　献

1）鈴木一永：腎・尿路系疾患．「栄養科学イラストレイテッド 臨床医学 疾病の成り立ち」（田中 明，他/編），p.136-163，羊土社，2011
2）「新しい解剖生理学 改訂第11版」（山本敏行，他/著），p.303，南江堂，2005
3）「人体の構造と機能」（エレイン N マリーブ/著，林正健二，他/訳），医学書院，2005
4）「ネオエスカ代謝栄養学」（横越英彦/著），同文書院，2005
5）「ギャノング生理学 原書24版」（岡田泰伸/監訳），p.797，丸善出版，2014

腎・尿路系疾患

慢性腎不全と慢性腎臓病

さまざまな病気が原因で腎臓の機能が次第に低下すると，多彩な症状が現れる．この状態を**慢性腎不全**という．現れる症状は高血圧や動脈硬化などの心血管障害，たんぱく尿とそれに伴う浮腫（糸球体濾過の障害による），貧血（エリスロポエチンの分泌低下による），代謝性アシドーシス（酸排泄能の低下による），高カリウム血症（カリウム排泄能の低下による），カルシウムとリン代謝の障害（排泄能の低下，およびビタミンＤの活性化の障害による），などである．その他に脳神経系や筋骨格系の機能も低下する．また，消化管障害も起こりやすくなり，食欲不振などから低栄養状態に陥る．最終的に，尿素などの代謝産物や毒物が高度に血液中にたまり，前述の諸症状も高度になる尿毒症となる．この状態を放っておくと死に至るので，透析や腎移植といった治療が必要になる．

○ 慢性腎臓病 (chronic kidney disease：CKD)

慢性腎不全について，まだその症状の出ない初期から末期までを表すために新たに提唱された概念である．糸球体濾過量（GFR）の低下を中心にアルブミン尿を加味して病期（ステージ）を５つに分ける．このとき推算糸球体濾過量（eGFR，p.129，Column 参照）が使われることもある．その他の症状（血圧上昇，貧血，尿毒症の症状など）も考慮して治療計画をたてる．１〜２の病期では進行を遅延させる治療が中心である．５の病期においては，透析または腎移植の導入を視野に入れることになる．

急性・慢性糸球体腎炎

急性糸球体腎炎は，主にＡ群β溶血性連鎖球菌の上気道感染後に起こる．細菌の抗原とそれに対する抗体との免疫複合体が糸球体に付着することで糸球体が傷害され炎症が引き起こされ（Ⅲ型アレルギーの一種），その結果，血尿，たんぱく尿がみられるようになる．また糸球体濾過量の低下により尿量は低下し，細胞外液量が増加するので，浮腫や高血圧が生じる．慢性糸球体腎炎は，急性糸球体腎炎が完治せず，その後１年以上にわたって異常な尿所見や高血圧症状の持続するものをいう．それが進行すると慢性腎不全の状態になる．

ネフローゼ症候群

アルブミンなどのたんぱく質が尿中に大量に出てしまい，低たんぱく血症をきたす腎疾患群の総称である．低たんぱく血症が原因で浮腫がみられる．しばしば高コレステロール血症も合併する（たんぱく尿として失われたアポリポたんぱく質を補うために肝臓で合成能が高まっているためと考えられる）．糸球体の濾過選別機能が著明に低下することが主な原因であり，糖尿病性腎症，糸球体腎炎などさまざまな腎疾患に伴って起こる．

糖尿病性腎症

糖尿病に伴う腎障害で，糖尿病合併症の微小血管障害によって発症する．10年以上の期間を経て次第に進行し，慢性腎不全に至る．近年増加し，透析療法を受ける原因のトップを占めるようになっている．

尿路結石症

尿中に排泄された溶解度の低い物質が結晶化することにより起こる．結石が細い尿管を下降するとき，吐き気や冷や汗を伴う激痛が側腹部から背部にかけて発生する．また粘膜傷害による血尿もみられる．尿酸結石，リン酸（とカルシウムの塩）結石，シュウ酸（とカルシウムの塩）結石などがある．

血液透析，腹膜透析

血液と透析液の間に半透膜（水と，そこに溶けている一定の大きさ以下の物質を透過させる膜）をおき，それを介して血液中に蓄積した尿毒症の原因となる物質を取り除き，同時に血液の電解質のバランスの乱れを正常に戻すことを目的として行う．血液透析は，ポンプを使い腕の血管から血液を取り出し人工的な半透膜（濾過膜ともいう．透析液が周りを循環する）でできた筒に通した後で体に戻す．腹膜透析は，透析液を腹腔に一定時間投与するもので，半透膜の性質をもつ腹膜を利用している．いずれの場合においても，栄養や水の摂取の管理がこれで不必要になるということはない．

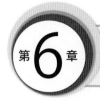

チェック問題

問 題

☐ ☐ **Q1** 尿は，腎盂，尿管，膀胱，尿道をどのように流れるか，説明しなさい．

☐ ☐ **Q2** ネフロンはどのような構造からなり，それぞれはどのような機能をもつか，説明しなさい．

☐ ☐ **Q3** 尿の量と組成の特徴を説明しなさい．

☐ ☐ **Q4** 水分が失われた場合，バソプレシンはどのようにはたらいて体液の浸透圧を調節しているか，説明しなさい．

☐ ☐ **Q5** レニン–アンジオテンシン–アルドステロン系とは何か，説明しなさい．

解答&解説

A1 腎臓でつくられた尿はいったん腎盂に入り，そこから尿管を通って膀胱に入りそこに一時蓄えられる．次いで，膀胱の収縮の助けを借りて尿道を通って排尿される．

A2 ネフロンは腎小体と尿細管からなる．腎小体で血漿が濾過され原尿ができ，尿細管とそれに続く集合管で再吸収や分泌が起き，最終的な尿がつくられる．

A3 やや酸性で，老廃物である尿素や尿酸を含む．たんぱく質やグルコースは含まれない．体液の不足，過剰に応じて電解質や水分（尿量）の排泄量は変化する．

A4 体液の浸透圧の上昇により下垂体から分泌されたバソプレシンは，集合管での水の再吸収を増加させ，尿中への水分排泄を低下させることにより体液の浸透圧を元に戻す．

A5 3種類のホルモンによる体液量と血圧を維持する一連の反応系のこと．血液量の低下を感受して，腎臓からのナトリウムの再吸収を増加させ，同時に血管の収縮を引き起こす．

本書関連ノート「第6章 腎・尿路系」でさらに力試しをしてみましょう！

第7章 生殖器系

Point

1 生殖器系は子どもをつくるための器官系である．男性の生殖器は精子をつくる精巣と精液を運ぶ精路が，女性では卵子をつくる卵巣と受精した卵を容れて胎児に育てる子宮が主体であることを理解する

2 卵子は，月経周期第14日に卵巣から腹膜腔に排出（排卵）される．卵管において精子と接合（受精）して子宮へ到達した後，子宮に着床すると妊娠が成立することを理解する

3 平均的な妊娠期間は，最終月経の開始日から280日間（約40週）である．妊娠の最終月になると子宮筋の強い収縮により陣痛が起こり，胎児，および胎盤を娩出することを理解する

概略図　生殖器系の構成

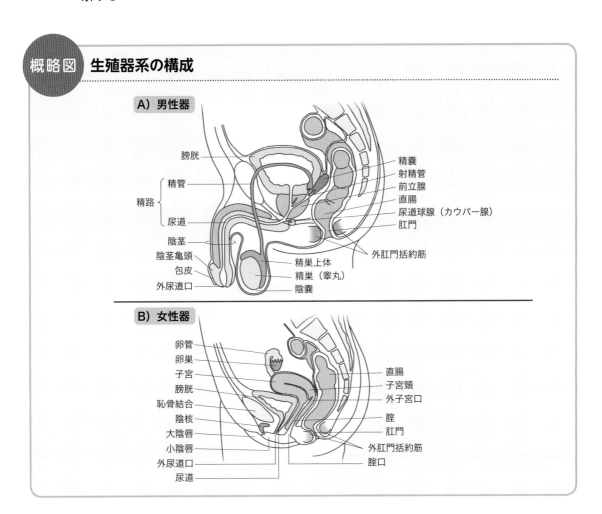

A）男性器

膀胱
精管
精路
尿道
陰茎
陰茎亀頭
包皮
外尿道口
精巣上体
精巣（睾丸）
陰嚢
精嚢
射精管
前立腺
直腸
尿道球腺（カウパー腺）
肛門
外肛門括約筋

B）女性器

卵管
卵巣
子宮
膀胱
恥骨結合
陰核
大陰唇
小陰唇
外尿道口
尿道
直腸
子宮頸
外子宮口
腟
肛門
外肛門括約筋
腟口

1 生殖器系の構成と機能

A. 男性生殖器系の構成と機能

生殖器系は子どもをつくるための器官系である。男性の生殖器は精子をつくる**精巣**（睾丸）と精液を運ぶ**精路**（精管と尿道），精路に付属する大小の腺，交接器（陰茎）からなっている。

精巣は陰嚢の中にある一対の縦に長く丸い器官である。精巣の上後面に**精巣上体**がついており，その尾は次第に細くなって精管となる（概略図A）。精巣が精子をつくる器官であるのに対し，精巣上体と精管はそれを運ぶ管系である。精巣でつくられた精子は，主に精巣上体を構成する精巣上体管に蓄えられている。性的興奮が極点に達すると，管の壁にある輪走筋が律動的に収縮して，内容物を射精管から尿道さらに体外へ放出する（射精）。

B. 女性生殖器系の構成と機能

女性では卵子をつくる**卵巣**と，胎児を育てる**子宮**が生殖器の主体で，交接器の腟と外陰部が付属している。卵巣は精巣と外観のよく似た細長く丸い器官で，骨盤の上部の外側壁に腹膜のひだでつなぎとめられている（概略図B，図3も参照）。卵巣から腹膜腔に排出（**排卵**）された卵子は卵管を通り子宮へ到達する。その間に精子と接合（受精）すると，子宮に着床して妊娠が成立する。ヒトの妊娠期間は受精から数えて平均270日（受胎前の最終月経の第1日目からは280日，約40週）である。

C. 性の決定

ヒトは44個（22対）の常染色体と，2個（1対）の性染色体をもつ。性染色体にはX染色体とY染色体があり，性はこの組み合わせで遺伝的に決まる。通常の細胞（体細胞）では，男性は性染色体XYをもち，女性では性染色体XXをもつ。**減数分裂**[※1]でできた**配偶子**[※2]の卵子は22個の常染色体と1個のX染色体をも

つが，精子のもつ性染色体は1個のX染色体または1個のY染色体である。卵子がX染色体をもつ精子と受精すると44個の常染色体と性染色体XXをもつ**接合子**[※2]を経て女性になる。一方，卵子がY染色体をもつ精子と受精すると44個の常染色体と性染色体XYをもつ接合子になり男性となる。

2 男性生殖器の発育過程・形態・機能

A. 男性生殖器の発育過程

発達中の胎児の内生殖器である**生殖腺**は，胎生第6週まで男女の差はなく，どちらの性でもウォルフ管とミュラー管をもつ（図1A）。7～8週になると男性ではY染色体にある精巣決定遺伝子によって精巣に発達し，ウォルフ管は精巣上体，精管，精嚢および前立腺となる。ミュラー管は退化する（図1A）。未分化の外生殖器も性分化が起こり，陰茎，陰嚢となる（図1B）。

男性の思春期は9～10歳にはじまり，精巣が大きくなる。精通，すなわち早朝尿における精子の出現は12～13歳で起こる。男性ホルモンの分泌が思春期における生殖機能の発達に重要であり，陰茎，前立腺，精嚢などの副生殖器の成熟を促し，声変わりを惹起する。また，腋窩および恥部に発毛がみられる。

B. 男性生殖器の形態と機能

1）精巣における精子形成

精巣は著しく曲がりくねった精細管と，その間を満たす疎性結合組織（間質）からなる。間質にはライディッヒ細胞があり男性ホルモン（テストステロン）を分泌する。精細管の壁は，精上皮といい，ここで思春期から老年まで絶えまなく精子が産生される。**精原細胞**（精祖細胞）という精子のもとになる細胞から，精母細胞，精子細胞などを経て，完成した精子となる。

精子は特殊な形の細胞で（図2），その核が頭をなし，細胞質の成分が長い尾をなす。尾はそのつけ根の部分にらせん状に巻きついたミトコンドリアで産生される

※1 **減数分裂**：生殖腺において卵子や精子をつくるための細胞分裂の段階で，染色体の数が，体細胞の半数となる細胞分裂のことをいう。受精により染色体数は2倍となり元へ戻る。

※2 **配偶子，接合子**：男性の精子，女性の卵子のことを配偶子といい，これらが接合した卵のことを接合子という。

A) 内生殖器の性分化

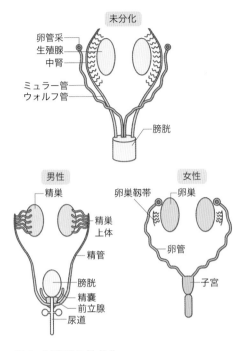

B) 外生殖器の性分化

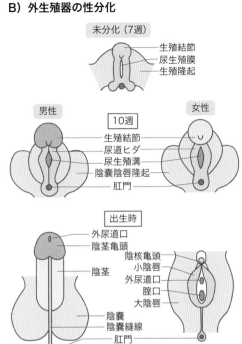

図1　生殖器の性分化

エネルギーを用いて，むちを振るように運動する．精液は白くてねばり，独特のにおいを発する流動体で，精子の他に精上皮や精路からの脱落細胞やその破片を含み，前立腺，精嚢腺の分泌物，粘液腺の分泌物をまじえる．精液1 mLには約1億個の精子が含まれる．

2）勃起と射精

　陰茎亀頭や膀胱，前立腺，精嚢などへの刺激により**副交感神経系が興奮**すると，陰茎を構成する海綿体に分布する小動脈が弛緩することで海綿体への血液の流入が増加し，同時に静脈灌流が妨げられる．その結果，陰茎の血液量が増え勃起が生じる．

　性交では陰茎の触受容器からの刺激が脊髄の射精中枢に達し，脊髄反射で射精が起こる．射精中枢から神経を介して精嚢と輸精管の輪走筋（平滑筋）が収縮し，輸精管や精嚢からの分泌液と精子および前立腺液が尿道へ射出される．さらに海綿体筋および会陰の骨格筋の律動的な収縮が起こると，精液は尿道から体外に放出される．1度の射精では平均して2.5〜3.5 mLの精液が射出される．

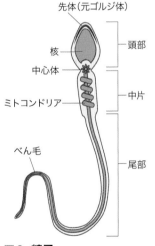

図2　精子
頭部，中片，尾部の3つの部分に分けられる

3 女性生殖器の発育過程・形態・機能

A. 女性生殖器の発育過程

　女性では内生殖器である生殖腺は卵巣に発達し，中腎およびウォルフ管の両者は退化する．一方，ミュラー管が発達し，卵管，子宮および腟の上部3分の1になる（図1A）．未分化の外生殖器も性分化が起こり，陰核，小陰唇，大陰唇となる（図1B）．

　女性の思春期では卵巣重量が増し，乳房が発達する．乳房の発達は，性ホルモンや成長ホルモンなどのホルモンの複雑な影響下で起こる．女性ホルモンの影響下で，子宮および頸部の拡張，子宮腺数の増加，子宮内膜と実質の増殖が起こり，また副生殖器の発育が促される．陰毛が発毛し，やがて初潮が認められる．

B. 女性生殖器の形態と機能

1）女性生殖器の形態（図3）

　女性の生殖器は，卵子をつくる**卵巣**と受精卵を胎児に育てる**子宮**を中心として，卵管・腟・腟前庭（小陰唇で囲まれた部分）などからなる．

①卵巣

　卵巣の皮質には，卵子のもとになる**卵母細胞**と，そ

の周囲をとりかこむ**卵胞上皮細胞**が**卵胞**を形成して存在している．卵胞は，最も未熟な原始卵胞から発育し，一次卵胞，二次卵胞を経て最終的な卵胞である**グラーフ卵胞**（成熟卵胞）となる（p.188，第10章 図16参照）．思春期の卵巣には未成熟の卵胞（一次卵母細胞）が両側でおよそ40万あるが，二次卵母細胞を経てグラーフ卵胞にまで成熟するのは，生涯を通じ400個ほどにすぎず，他は成熟途中で退化消失する．卵管は排卵によって卵巣から腹膜腔に放出された卵子を吸いとって子宮にまで運ぶ管（長さ11 cmほど）である．卵管の先はヒラヒラした突起のついた縁をもつ漏斗をなし（**卵管采**），腹膜腔に開いている（図3）．

②子宮

　子宮は骨盤の中央に位置を占め，前後から圧しつぶされた形の器官である．子宮の上壁を**底部**といい，その両側端に卵管がついている．子宮の壁は粘膜と平滑筋層からなる．粘膜は子宮内膜とよばれ，**円柱上皮細胞**で覆われ，その下に多数の管状の子宮腺（粘液を分泌する）がある．子宮内膜は28日の性周期に応じて著しく厚さを変える（p.188，第10章 図16参照）．子宮の下側は**子宮頸**といい，その下端は丸く腟のなかに突出している．子宮腟部とよばれるこの部分は，腟から直接触診や視診ができるので臨床上重要である．**腟**は子宮の下につづく前後におしつぶされた管（長さ

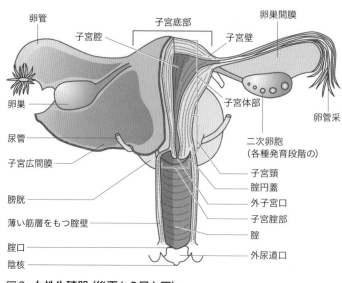

図3 女性生殖器（後面から見た図）

8 cmほど）であり，尿道のうしろ，直腸の前にあって腟前庭に開いている．

2) 女性の生殖機能

女性の生殖機能は，受精と妊娠のための準備となる日常的機能と，妊娠・分娩に大別される．準備相では約28日（25〜32日）を1周期とする卵胞の成熟，排卵および子宮内膜の周期的変化がみられる．思春期より閉経期に至るまで，子宮内膜の機能層が周期的に脱落し月経として腟から排出される．

閉経，すなわち月経周期の停止は，45〜56歳の間で起こる．卵胞数の減少にはじまり，卵胞の喪失によるエストロゲン産生の低下が閉経の主要因である．閉経に至る前の，規則的な月経周期がくり返される時期から，ホルモン分泌に変化が起こっている．

4 女性の性周期，排卵の機序
（図4）

A. 性周期

1) 卵巣の周期

思春期以降に排卵される卵胞は，成熟度に応じて**卵胞期，排卵期，黄体期**に分かれる．

● **卵胞期**：月経周期とは無関係にいくつかの原始卵胞が大きくなり卵細胞の周囲に腔所を形成する（一次卵胞）．二次，三次卵胞を経て月経周期の第6日頃か

らその中の1個だけが急速に成長して成熟し，最終的にグラーフ卵胞となるが，他は退化する．

● **排卵期**：第14日頃，グラーフ卵胞は破れて卵子は腹腔内に出る（排卵）．排卵日を排卵期といい，直ちに黄体期がはじまる．

● **黄体期**：排卵後，卵胞に残った顆粒細胞とそれを包む卵胞膜細胞は急速に増殖し，黄色い脂質に富む黄体細胞となり，**黄体**を形成する．卵巣からは**エストロゲン（卵胞ホルモン）**，黄体からは**プロゲステロン（黄体ホルモン）**が分泌される．妊娠が成立すると黄体が存続し月経は起こらない．妊娠しない場合は次の月経のはじまる4日ほど前（第24日頃）から黄体は退化し，瘢痕化して白体となる（p.188，第10章図16参照）．

2) 子宮の周期

月経周期は，卵巣の機能的周期により引き起こされる子宮内膜の周期的変化である．子宮内膜の周期は，**月経期，増殖期**，および**分泌期**に分けられる．

● **月経期**：排卵後に妊娠が成立しないと黄体からのプロゲステロンの分泌が消退するため，子宮内膜は維持されず，組織脱落膜様に変化した子宮内膜組織の機能層は崩壊・脱落することにより月経として排出される．月経時には月経血として個人差はあるが，約30 mLの血液と同量の分泌液が失われるが，フィブリノーゲンが溶解しているため非凝固性である．

● **増殖期**：月経開始後，第5日頃までに子宮内膜基底

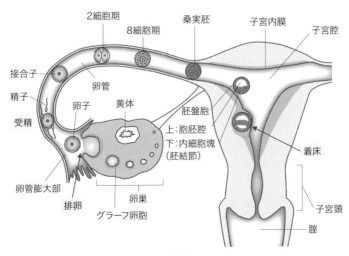

2細胞期　8細胞期　桑実胚　子宮内膜　子宮腔

接合子　卵管
精子
受精　卵子　黄体
卵管膨大部
排卵　グラーフ卵胞　卵巣
胚盤胞
上：胞胚腔
下：内細胞塊
（胚結節）
着床
子宮頸
腟

図4　排卵から受精，着床までの過程

層の間質細胞は卵胞から分泌されるエストロゲンにより，子宮内膜として再生する．この時期以降，排卵までを増殖期という．

- **分泌期**：排卵後，黄体からのプロゲステロンにより子宮内膜の子宮腺が発達して，内膜は肥厚し腺細胞の分泌活動が刺激され，妊娠の準備を行う．プロゲステロンの分泌は基礎体温の上昇として認められる．この期間を分泌期という．中期から後期にかけて分泌活動はさらに刺激され，同時に間質も増殖して脱落膜細胞へと分化し，再び着床のための準備を行う．

B. 排卵の機序

視床下部−下垂体前葉−卵巣系の複雑な相互作用に伴う内分泌ホルモンにより調節されている．思春期以降，**性腺刺激ホルモン**および**エストロゲン**の分泌が増加すると，卵胞の発育は著しく刺激され，常に一定数の原始卵胞が成熟を開始する．卵子を囲む卵胞上皮細胞からエストロゲンの原料であるテストステロンが分泌されるとさらに成熟が進みグラーフ卵胞となる．グラーフ卵胞は直径2〜3 cmにも達し，卵胞の表面は膨張し薄くなる．二次卵胞およびグラーフ卵胞からは大量のエストロゲンが分泌され，**黄体形成ホルモン**の大量分泌（LHサージ）も起こる．排卵期には卵胞液の膨張，内圧の上昇および卵胞膜の破裂が起こり，卵子が卵胞液とともに腹膜腔に放出される．卵子は開口する**卵管采**から卵管に入り，卵管の繊毛運動により卵管膨大部から子宮へと運ばれる．

5 妊娠と分娩

A. 妊娠 (図4)

1) 受精および着床

卵巣から放出された卵子は受精の起こる**卵管膨大部**へ向かって運ばれる．腟内に放出された精子のうち約50〜100個が卵管膨大部にたどり着く．卵子と精子の受精による受精卵の形成は，排卵から数時間後，遅くとも24時間以内に起こる．精子が，卵子に付着している卵胞細胞間をくぐり抜け，その頭部が卵母細胞内に入ると接合子（受精卵）が形成される．ここまで到達

できる精子は1つだけである．

受精卵は約3日間，卵管から子宮内腔へと移動しながら卵割とよばれる有糸分裂をくり返して桑実胚にまで発達する．その後，桑実胚は子宮内腔で内腔を形成し，約3日で胚盤胞とよばれる段階に発達する．胚盤胞は，排卵から約1週間後に子宮内膜に**着床**し，妊娠が成立する．

2) 胎盤

着床によって子宮内膜は肥大増殖し，**脱落膜**となる．受精卵の細胞栄養膜層が急速に増殖し，絨毛を生じて円盤状に脱落膜を侵食し，子宮内膜と血管による連絡をもつようになる．胎児と子宮内膜の血管連結によって生じた連結組織が**胎盤**である．胎盤では酸素，栄養素などが母体から胎児に供給され，老廃物や二酸化炭素が母体側へ排出される．両者の血液は混合することはない．胎児から出生後の新生児の体内循環経路は大きく変容する（第4章参照）．子宮に着床した胎児の身長は，妊娠2カ月目には2 cm，妊娠6カ月目には35 cm，妊娠10カ月目では50 cmと発育する（図5）．

3) 母体の変化

母体には，循環器系，呼吸器系，エネルギー代謝，および栄養の面で，大きな変化が生じる．**母体の血液量は妊娠中期で急激に増加**し，分娩間近では約50％も増加している．血液量の増加は，血漿および赤血球の増加による．妊娠時には，胎児，胎盤，子宮，および乳房の発達，さらに増加する母体血液のために，たんぱく質を多く摂取する必要がある．また，妊娠による胎盤および胎児，そして母体のヘモグロビン必要量を維持するために，妊娠期間の総計で800〜1,000 mgの鉄分が必要となる．

B. 分娩

平均的な妊娠期間は，最終月経の開始日から約280日間（約40週）である．妊娠の最終月になると子宮は不規則で弱い収縮をはじめる．下垂体後葉からの**オキシトシン**分泌の作用により，一連の規則的で強い収縮，すなわち陣痛となり，胎児，および胎盤を娩出する．オキシトシンによる子宮収縮は，胎盤を娩出した後の止血効果にも役立つ．

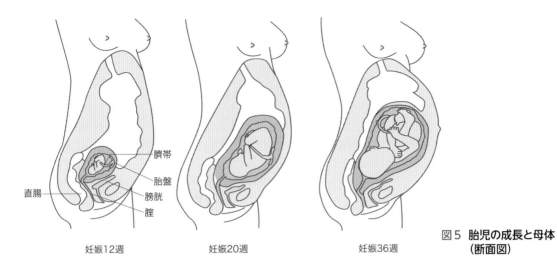

図5 胎児の成長と母体
（断面図）

妊娠12週　　　　　妊娠20週　　　　　妊娠36週

臍帯
胎盤
膀胱
腟
直腸

C. 乳汁分泌

乳腺には多数の腺胞があり，腺胞から分泌される乳汁は乳管によって排出される．妊娠中には，プロラクチン分泌が次第に増加して，**エストロゲン，プロゲステロン**分泌とともに乳腺が発達する．分娩後は，エストロゲン，プロゲステロン分泌が減少するが，**プロラ**クチンが乳腺からの乳汁分泌を促進し，**オキシトシン**が排出を促す．哺乳時には，乳児の乳首吸引による刺激が反射性にオキシトシンを分泌させ，乳管壁の筋細胞を収縮させて貯留した乳汁を乳頭から射出させる（射乳）．

第7章
生殖器系

生殖器系疾患

性感染症

　性行為を介した微生物の感染により起こる疾患の総称である．梅毒，後天性免疫不全症候群（AIDS），性器クラミジア感染症，性器ヘルペスウイルス感染症などがあり，その臨床症状は生殖器を中心として他の器官組織にも多岐にわたる．

不妊

　生殖年齢の男女が妊娠を希望して，性生活を行っているにもかかわらず，ある一定の期間を過ぎても妊娠に至らない状態を不妊という．不妊因子には，卵管因子，内分泌因子，子宮因子，男性因子などがある．

妊娠高血圧症候群

　妊娠20週以降，分娩後12週までに高血圧がみられる場合，または高血圧にたんぱく尿を伴う場合のいずれかで，かつこれらの症状が単なる妊娠の偶発合併症によるものではないものをいう．妊娠高血圧症候群は，妊娠負荷に対する恒常性の維持機構が破綻し，適応不全を起こした状態であると考えられている．

文　献

1）「入門人体解剖学 改訂第5版」（藤田恒夫/著），南江堂，2012
2）「人体解剖学 改訂第42版」（藤田恒太郎/著），南江堂，2003
3）「生理学テキスト 第5版」（大地陸男/著），文光堂，2007
4）「標準生理学 第9版」（大森治紀，大橋俊夫/総編集），医学書院，2019
5）「人体の正常構造と機能 全10巻 縮刷版 改訂第3版」（坂井建雄，河原克雅/総編集），日本医事新報社，2017

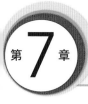

チェック問題

問 題

☐ ☐ **Q1** 生殖腺の性分化の過程について説明しなさい.

☐ ☐ **Q2** 性周期における子宮内膜の変化とその機序について説明しなさい.

☐ ☐ **Q3** 授乳にかかわるホルモンのはたらきについて説明しなさい.

解答&解説

A1 胎児の生殖腺は男性では精巣に分化し,ウォルフ管が精巣上体や精管等へと分化しはじめ,ミュラー管は退化する.女性では生殖腺は卵巣に分化し,ウォルフ管は退化するがミュラー管が卵管や子宮へと分化する.

A2 月経開始後第5日頃までに子宮内膜は卵胞から分泌されるエストロゲンにより再生しはじめ増殖する.月経開始後第14日頃の排卵後,黄体から分泌されるプロゲステロンにより子宮内膜はさらに刺激され,妊娠成立のための子宮内膜の準備・維持を行う.妊娠が成立しないと月経開始後第24日頃に子宮内膜組織の機能層が崩壊・脱落して再び月経となる.

A3 妊娠後期にはエストロゲンおよびプロゲステロン分泌により乳腺が発達する.分娩後はプロラクチン分泌が乳腺の乳汁分泌を促進し,オキシトシンが乳腺からの射出を促す.

本書関連ノート「第7章 生殖器系」でさらに力試しをしてみましょう！

第7章 生殖器系

第 **8** 章 骨格系

Point

1. 主要骨格は，頭蓋骨，体幹骨，上肢骨，下肢骨に分類され，成人の骨は約200個である．長管骨，短骨，扁平骨，不規則骨，種子骨，含気骨などがあることを理解する

2. 軟骨は骨とともに骨格系を支える支持組織である．関節は骨の連結部であり，その連結部には関節軟骨をもつ．靱帯はその関節の運動または制限にはたらくことを理解する

3. 骨の発生過程には，膜性骨化と軟骨内骨化の2つの様式があることを理解する

概略図 **全身の骨格**

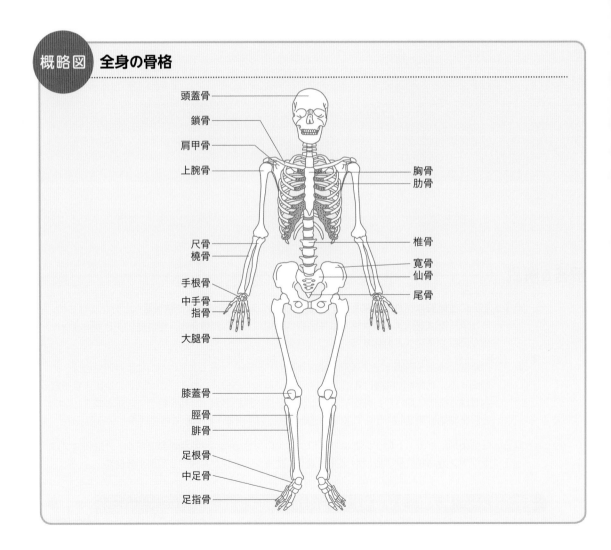

頭蓋骨
鎖骨
肩甲骨
上腕骨
尺骨
橈骨
手根骨
中手骨
指骨
大腿骨
膝蓋骨
脛骨
腓骨
足根骨
中足骨
足指骨

胸骨
肋骨
椎骨
寛骨
仙骨
尾骨

1 骨格系の構成と機能 (概略図)

A. 骨格系の構成

骨格系は骨を主体として構成されている。新生児では約350個の分離骨が認められるが、成人になると一部癒合されるため約200個となる。骨は、それぞれが独特の役割を担っており、存在部位により、**体幹骨**（胴体）と**体肢骨**（手足）に大別される。主要骨格としては、頭蓋骨、体幹骨、上肢骨、下肢骨に分類される。

さらに骨は軟骨や靱帯を含む関節により連結されている。

1) 頭蓋骨

頭蓋骨[※1]は**15種類**あり、**23個**の骨から構成されている。脳を収納する**脳頭蓋**として、前頭骨、側頭骨、頭頂骨、後頭骨、蝶形骨、篩骨があり、顔面をつくる**顔面頭蓋**として、下鼻甲介、涙骨、鼻骨、鋤骨、上顎骨、口蓋骨、頬骨、下顎骨、舌骨がある。

2) 体幹骨

体幹骨は**椎骨**、**胸骨**、**肋骨**に分けられる。椎骨は頸椎（7個）、胸椎（12個）、腰椎（5個）、仙骨、尾骨からなり、胸骨は胸骨柄、胸骨体、剣状突起からなる。肋骨は12対で胸椎と胸骨に連結する。

3) 上肢骨と下肢骨

上肢骨は上肢帯、自由上肢骨、下肢骨は下肢帯、自由下肢骨に分けられる。

4) 胸郭

胸郭は**胸椎**、**胸骨**、**肋骨**からなり、胸部内臓を保護している。肋骨は後方で胸椎に連結し、前方10番目までの肋骨は肋軟骨を介して胸骨に連結している。

5) 骨盤

骨盤は**寛骨**、**仙骨**、**尾骨**から構成される。男性では膀胱、直腸の他に前立腺が入る。女性では膀胱、直腸のほかに、子宮、卵巣、卵管が入るため骨盤腔が広く、**形態上、性差が最も大きい骨格**である。

B. 骨の機能

骨の主なはたらきとして、①身体各部を支える、②骨格の中に臓器を入れて保護する、③カルシウムなどのミネラルの貯蔵庫（全身のカルシウムの99%近くが骨に存在する）であり、血中カルシウム濃度の調節に関与する、④関節を支点として骨に付着した筋肉とともに運動を行う、⑤骨内部に骨髄があり、造血に関与する、があげられる。

C. 骨組織の基本構成

骨組織は各種の骨構成細胞とその間隙にある細胞間基質からできている。細胞間基質に存在する水分、リン酸カルシウム、フッ素、マグネシウム、ナトリウム、カリウム、亜鉛、鉄などのミネラルは骨全体の40～60%を占める。有機成分は主としてコラーゲンたんぱく質であり、骨全体の約40%の割合で存在する。骨はコラーゲン線維を網目状に張り巡らし、その線維分子間にミネラルを石灰化させている。コラーゲンは鉄筋、ミネラルはコンクリートに例えられる。

2 骨・軟骨・関節・靱帯の構造と機能

A. 骨

1) 形状と種類 (図1)

①長管骨

上肢や下肢にみられる比較的長く細い骨である。両端部は**骨端**、支柱となる中央部は**骨幹**とよばれる。骨幹は皮質骨で囲まれ、内部には髄腔が存在する。発育中の骨では、これらの間に**骨端軟骨（成長板）**が存在するが、発育が終わると骨端軟骨は消失し、**骨端線**が残る。

②短骨

手首や足首の関節をつくる手根骨や足根骨に代表され、長さと幅がほぼ等しく箱型で短い骨である。骨表面は皮質骨で覆われ、内部構造は長管骨と類似している。

③扁平骨

胸骨、肋骨、頭蓋骨などに代表され、板状で強度がある。

④不規則骨

背骨を構成する椎骨や上顎骨に代表される。骨表面に隆起や突起をもち、複雑な構造をしている。

※1 「ずがいこつ」ともよぶが、解剖学的には「とうがいこつ」とよぶ。

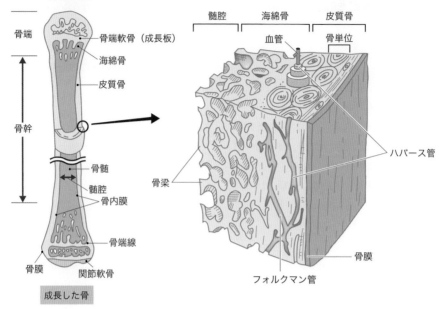

図1 骨の構造

⑤種子骨

膝蓋骨（膝の皿）のように腱の中に形成されたものをいう.

⑥含気骨

顔面骨のように内部に空洞があるものをいう.

2）構造と組織（図1）

骨組織は組織学的に**皮質骨**と**海綿骨**に大別される. 皮質骨は骨の外側に存在する硬く緻密な骨質（緻密質）である. 海綿骨は骨の内部に認められ, 網状の骨梁により構成される. 骨内部の髄腔や海綿骨の隙間は骨髄で満たされている. 骨膜は線維性の結合組織で, その中には血管と神経が走っている. 皮質骨には**ハバース層板**が同心円上に配列し, **骨単位（オステオン）**を形成している. ハバース層板の中心には**ハバース管**が位置している. ハバース管は, 骨幹を横走もしくは斜走する**フォルクマン管**に連絡している. これらにも神経や血管が走行している. ハバース管は骨単位に栄養素を補給しており, その垂直方向に発達しているフォルクマン管は骨単位の深部に血液を運び, 骨髄に栄養素を補給している.

3）主要骨格

①頭蓋骨（図2, 3）

脳を収納する**脳頭蓋**と顔面の骨格をつくる**顔面頭蓋**からなる.

i. 脳頭蓋

前頭骨（1個）, 頭頂骨（左右あわせて2個）, 後頭骨（1個）, 側頭骨（左右あわせて2個）, 蝶形骨（1個）, 篩骨（1個）から構成される. 脳頭蓋の天井はドーム型をしており, これを**頭蓋冠**, 底を**頭蓋底**, 脳の収まる腔部を**頭蓋腔**という.

頭蓋骨（図2）は, 成人の場合, 矢状縫合（左右の頭頂骨間）, 冠状縫合（前頭骨と頭頂骨間）, ラムダ縫合（頭頂骨と後頭骨間）, 鱗状縫合（側頭骨と頭頂骨間）で連結されている.

新生児, 乳幼児期の頭蓋骨には一部膜状の結合組織が広がっており, ここを**頭蓋泉門**という（図2ピンク色の部分）. 成人の冠状縫合の位置にあるものを大泉門といい, 菱形をしており, 生後1年半〜2年で閉鎖し骨化する. 小泉門は成人のラムダ縫合の位置にあり, 生後6カ月〜1年後に閉鎖する. 泉門の閉鎖時期は栄養状態を反映する.

内頭蓋底（図3）は前方から前頭蓋窩, 中頭蓋窩, 後

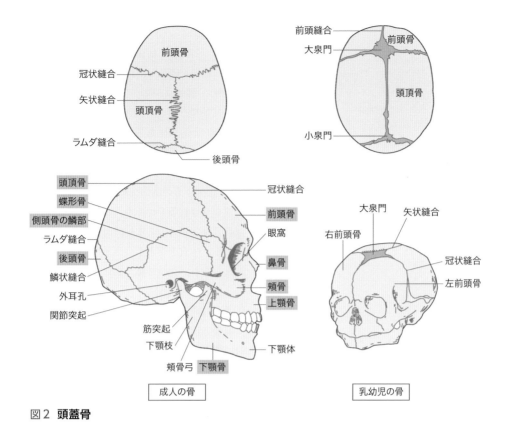

図2 頭蓋骨

頭蓋窩に分けられる.

ii. 顔面頭蓋

　鼻骨（2個），鋤骨（1個），涙骨（2個），下鼻甲介（2個），上顎骨（2個），頬骨（2個），口蓋骨（2個），下顎骨（1個），舌骨（1個）で構成され，顔面を形成する（図2）.

　顔面中央部には**鼻孔**が開口しており，鼻骨と上顎骨で囲まれている．鼻腔は**鼻中隔**（篩骨と鋤骨で構成）で左右に仕切られ，3つの鼻甲介で上・中・下鼻道に細分される．鼻腔周辺の骨には多数の空洞（副鼻腔）があり，鼻腔に開口し，鼻粘膜で覆われている.

　眼窩は，眼球，眼筋，涙腺が入る空間で，前頭骨，頬骨，上顎骨，蝶形骨，涙骨（眼窩の鼻側に位置する），篩骨（鼻腔，脳頭蓋，眼窩を隔てる），口蓋骨から構成されている．**口蓋骨**は口腔の天井に相当し，鼻腔との境界になる．眼窩の奥には視神経管，上・下眼窩裂があり，いずれも頭蓋腔へ通じている．眼窩の上・下内側縁には，各々眼窩上孔，眼窩下孔がみられ，ここから出る神経は顔面の知覚に関係する.

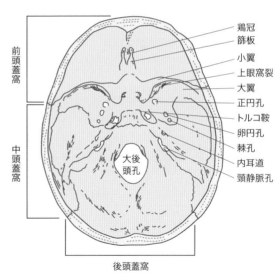

図3 内頭蓋底

　頬骨の外側には側頭骨に連絡する頬骨弓がある．上顎骨には歯槽突起が，下顎骨にはオトガイがみられる.

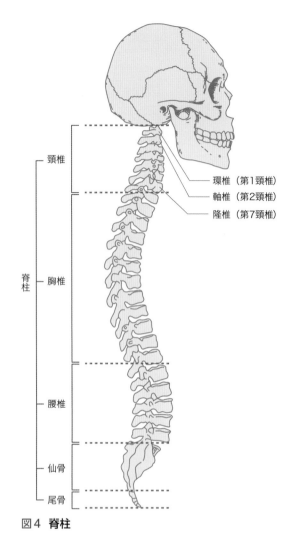

図4 脊柱

（左側ラベル）
頸椎
胸椎
腰椎
仙骨
尾骨

（脊柱全体の範囲）
脊柱

環椎（第1頸椎）
軸椎（第2頸椎）
隆椎（第7頸椎）

②脊柱（図4〜6）

椎骨（24個），仙骨（1個），尾骨（1個）で構成される．椎骨が連なった部分は上から頸椎（7個），胸椎（12個），腰椎（5個）の3部位に分けられる．仙骨と尾骨は仙椎5個と尾椎3〜5個が成人でそれぞれ1つに融合したものである（図4）．

椎骨は前方の椎体，後方の椎弓，両者間に挟まる椎孔から構成される．椎弓は棘突起（後方），横突起（側方），上・下方の関節突起をもつ（図5）．椎孔は上下に連なり脊柱管をつくり，中に脊髄を収める．各椎体は軟骨性で弾力のある椎間円板で連絡しあい，衝撃を吸収し，体重を支える．上下の椎体と椎弓の境界に椎間孔があり，脊髄神経，血管，リンパ管の出入り口となっている（図6）．

③胸郭（図7）

胸骨（1個），肋骨（12対），胸椎（12個）で構成され，胸部内臓を保護し，呼吸運動に関係している．上方が狭く下方が広い樽状骨格であり，下方に突出して肋骨弓をなす．肋骨は後方で胸椎に連結し，前方では上から10番目までの各肋骨が肋軟骨を介して胸骨に連結している．

④上肢骨（図8）

上肢帯と自由上肢骨から構成される．上肢帯には肩甲骨と鎖骨があり，体幹と自由上肢骨を連結する．

i．上肢帯の骨（肩甲骨・鎖骨）

肩甲骨は胸郭の背面にある逆三角形の扁平骨である．外側縁に関節窩というくぼみがあり，上腕骨頭と肩関

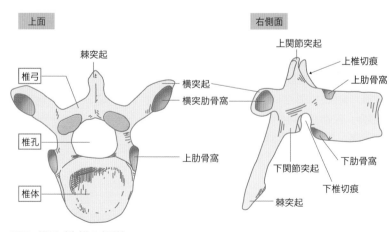

上面

棘突起
椎弓
椎孔
椎体
横突起
横突肋骨窩
上肋骨窩

右側面

上関節突起
上椎切痕
上肋骨窩
下肋骨窩
下関節突起
下椎切痕
棘突起

図5 椎骨（胸椎の部分）

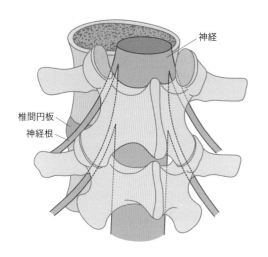

図6　脊髄神経の走行

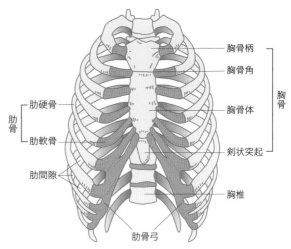

図7　胸郭

節をつくる.

　鎖骨は頸部と胸部の境を水平に走る扁平な長骨であり，一方は肩峰と連結し，もう一方は胸骨柄と連結して胸鎖関節をつくっている.

ii．自由上肢骨（上腕骨・前腕骨・手の骨）

　上腕骨は骨頭部分が肩甲骨の関節窩と連結しており，肩関節を形成する．上腕骨の遠位端には前腕骨の**橈骨**と**尺骨**が連結して**肘関節**をつくり，前腕の曲げ伸ばしに関与する.

　前腕骨のうち母指側に橈骨，小指側に尺骨が存在する．橈骨は手根骨との間に**橈骨手根関節**（手首関節）をつくり，手首の曲げ伸ばしに関与する.

　手の付け根には**手根骨**（8個）が縦4列横2段に並び，掌には**中手骨**（5個）があり，手根骨と指骨を連結している.

　指骨は近位端から基節骨，中節骨，末節骨の3節から，母指は基節骨と末節骨の2節からなる.

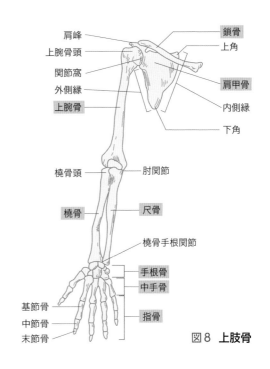

図8　上肢骨

脊柱とコラム

Column

　脊柱は24個の椎骨とそれぞれ1個の仙骨および尾骨からなる．英語ではvertebral column（ヴァーテブラル コラム）という．ヴァーテブラは，ラテン語のウェルテブラ（vertebra）「椎骨」の意味で，ウェルトー（verto）「回転する」から派生している．椎骨が回転する骨なので，そう名付けられた．コラム（column）は，ラテン語のコルムナ（columna），すなわち，「（ギリシャ・ローマ風の）柱」を意味する．ちなみに本書のこのコーナーや新聞，雑誌の"コラム"は「柱」状になった別枠の囲み記事や特別寄稿欄を指す.

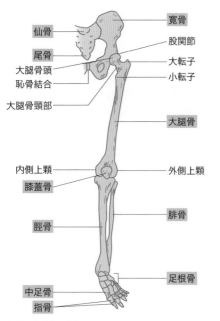

図9 下肢の骨

寛骨
仙骨
尾骨
大腿骨頭
恥骨結合
大腿骨頸部
股関節
大転子
小転子
大腿骨
内側上顆
外側上顆
膝蓋骨
腓骨
脛骨
足根骨
中足骨
指骨

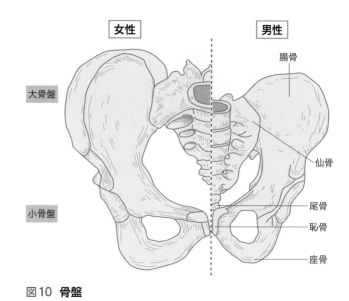

女性　男性

大骨盤
小骨盤
腸骨
仙骨
尾骨
恥骨
座骨

図10　骨盤

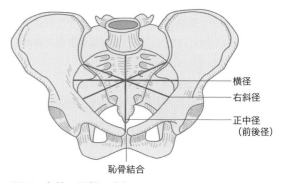

横径
右斜径
正中径
（前後径）
恥骨結合

図11　女性の骨盤の内径

⑤ 下肢骨（図9，10）

下肢帯と**自由下肢骨**から構成される．下肢帯は寛骨（腸骨・恥骨・座骨）からなり，体幹と自由下肢骨に連結する．

i．下肢帯の骨

寛骨は扁平な8の字形をした人体で最大の骨である．**腸骨**（上半部），**恥骨**（前下部），**座骨**（後下部）が発生途中で融合して1つの骨になっている．半円形の大きな関節窩（**寛骨臼**）は大腿骨との間に股関節をつくり，下肢（大腿）の運動に関与する（図9）．

骨盤は左右の寛骨と仙骨，尾骨から形成されているすり鉢状で底のない骨格である（図10，11）．左右の寛骨は前方で恥骨結合，後方では仙骨と仙腸関節で連結している．骨盤腔は上部が大骨盤，下部が小骨盤に分けられ，大骨盤には腹部臓器，小骨盤には生殖器，膀胱，直腸などが入る．**骨盤は最も性差が明瞭な骨格**であり（図10），硬さは女性の方が柔らかく，上下の開口部も女性の方が広い．形は女性で円筒状，男性では漏斗状である．上部の形状は女性で楕円形，男性ではハート形である．骨盤の大きさのうち，内径は女性の分娩時に重要であり，仙骨の岬角から恥骨結合までの距離を産科結合線（真結合線）という．

ii．自由下肢骨

大腿，下腿，足の3部位に分けられる．

大腿骨は人体で最も長い長骨であり，身長の約4分の1を占める．大腿骨頭と寛骨臼は靭帯で連結している（図9）．骨頭頸部の大転子（外側），小転子（内側）には寛骨と連結した筋が付着している（近位）．遠位では膝蓋骨と膝蓋大腿関節を，脛骨とは膝関節を形成する．**大腿骨頭の頸部**は高齢者が骨折すると，寝たきりの原因となる確率が高い．

下腿骨は内側にある脛骨と外側に繋がる腓骨からなる．脛骨の近位端は大腿骨と膝関節を形成する．

足の骨は足根骨，中足骨，指骨に分けられる．脛骨と腓骨の下端は足根骨の距骨と関節を形成し，足首の運動を行う．

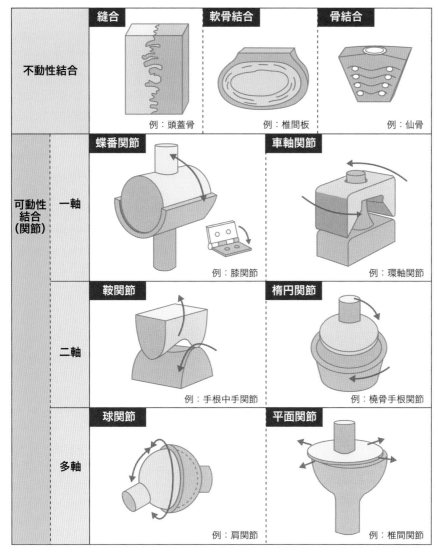

		縫合	軟骨結合	骨結合
不動性結合		例：頭蓋骨	例：椎間板	例：仙骨

		蝶番関節		車軸関節
可動性結合（関節）	一軸	例：膝関節		例：環軸関節
	二軸	鞍関節 例：手根中手関節		楕円関節 例：橈骨手根関節
	多軸	球関節 例：肩関節		平面関節 例：椎間関節

図 12 骨の連結と関節の 種類
文献 1, p.102 を参照して作成

4) 骨の連結（図12）

　ほとんどの骨は，骨同士が連結して骨格を形成している．連結部の構造により大きく2種に分類され，不動性および可動性の結合様式がある．

①不動性結合

　骨同士が不動的に結合した構造で，頭蓋骨で骨化の進んだ骨同士が線状に連結した**縫合**，椎間板や恥骨結合のように骨間に線維状の軟骨が介在する**軟骨結合**，仙骨のように数個の骨が融合した**骨結合**などがある．

②可動性結合

　関節を介した複数の骨による結合である（詳細は本項Cを参照）．

B. 軟骨

　軟骨は骨とともに骨格系を支える支持組織である．軟骨組織は軟骨細胞と細胞間基質（軟骨基質）で構成され，血管，神経を含まない．軟骨には**硝子軟骨，弾性軟骨，線維軟骨**がある．

1) 硝子軟骨

　典型的な軟骨組織で，量は最も多い．胎生期の骨格原基，**骨端軟骨，肋軟骨，気管軟骨，喉頭軟骨，関節軟骨**に代表される．線維質に乏しく，半透明で均質な軟骨である．軟骨膜に覆われている．

2) 弾性軟骨

　弾性軟骨の基質にはプロテオグリカン，コラーゲン

の他，エラスチンが豊富に含まれる．他の軟骨とは異なり，黄色で不透明である．**耳介**と**喉頭蓋**にみられる．軟骨膜に覆われている．

3）線維軟骨

Ⅰ型コラーゲンを含む軟骨基質からなる．軟骨細胞は比較的小さく，線維芽細胞様で，線維間および軟骨細胞周囲にはプロテオグリカンが存在する．**椎間円板**，**関節円板**，**恥骨結合**にみられる．可動性に乏しい．軟骨膜はない．

C. 関節

骨は隣接する骨と連結して骨格を形成し，その連結部を**関節**という．関節は連結する骨の関節面に関節軟骨をもち，その軟骨間には関節包で覆われた関節腔がある．関節腔は滑液で満たされている．関節包の外側は骨膜で，内側には骨膜はなく，滑膜で裏打ちされている．

連結する2つの骨端は凹凸になっており，凸側は**関節頭**，凹側は**関節窩**とよばれる．関節は関節頭と関節窩の形状により分類される．運動の方向が一軸の**蝶番関節**（例：膝関節）および**車軸関節**（例：環軸関節），二軸の**鞍関節**（例：手根中手関節）および**楕円関節**（例：橈骨手根関節），多軸の**球関節**（例：肩関節），**平面関節**（例：椎間関節）がある（図12）．

D. 靱帯

骨格の各部の連結により，関節の運動の促進または制限にはたらく．弾性の強い線維性の組織である．**関節内靱帯**は股関節（大腿骨頭靱帯）や膝関節（前・後十字靱帯）内にあり，脱臼を防ぐ．**関節外靱帯**は関節包を外側から補強する．

3 骨の成長

A. 骨の発生

骨の発生過程には，**膜性骨化**と**軟骨内骨化**の2つの様式がある．

1）膜性骨化

膜性骨化により形成される骨組織は，頭蓋の前頭骨，頭頂骨，後頭骨，側頭骨，上顎骨と下顎骨の一部，鎖骨などである．膜性骨化は血管の発達した間葉組織で起こる．血管に近接した間葉系細胞は骨芽細胞へと分化し，類骨を形成する．そこで石灰化が生じることにより骨組織がつくられる．

2）軟骨内骨化

軟骨内骨化は，硝子軟骨を経て骨組織へと置換するもので，四肢骨，頭蓋底部の骨，椎骨，骨盤などでみられる．まず，軟骨細胞の肥大化が認められ，一次骨化中心が形成される．その後軟骨周囲の血管が発達し，軟骨内に侵入する．血管とともに入り込んだ未分化間葉系細胞が骨芽細胞に分化し，海綿骨を形成する．一方，骨幹では髄腔が形成され，骨端の軟骨に血管が侵入し，二次骨化中心が形成される．骨端，骨幹端部の髄腔は海綿骨で満たされ，骨端軟骨で隔てられる．骨端軟骨は成長ホルモンにより調節されるが，思春期以降には，このホルモンの分泌が低下し，骨端と骨幹から骨化が進み融合し，**骨端線**を形成する（図1）．

B. 骨の成長および維持機構

骨の成長および維持機構には，**モデリング**と**リモデリング**がある．モデリングは成長期に起こるもので，基本的な形状変化を伴わず，骨格は大きさを増す．

一方，ヒトの骨格は骨の成長が停止したあとも絶えず古い骨から新しい骨に入れ替わっている．既存の骨が吸収され，その部位に新しい骨が形成され，元の形状が維持される現象をリモデリング（再構築）という（後述）．リモデリングは活性型ビタミンD，副甲状腺ホルモン（PTH），カルシトニンなどのカルシウム調節ホルモンや炎症性サイトカイン[2]，骨局所に加わる力学負荷因子などにより調節されている．

4 骨形成・骨吸収

A. 骨形成サイクル

骨リモデリングは，**破骨細胞**の分化・活性化後に行われる**骨吸収**にはじまり，**骨芽細胞**による**骨形成・石**

※2　**炎症性サイトカイン**：炎症を引き起こす情報伝達物質で，インターロイキン（IL）ファミリーや腫瘍壊死因子であるTNF-αなどがあげられる．

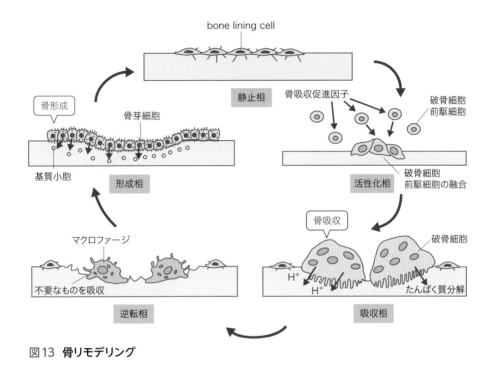

bone lining cell

骨形成

骨芽細胞

静止相

骨吸収促進因子

破骨細胞前駆細胞

基質小胞

形成相

破骨細胞前駆細胞の融合

活性化相

マクロファージ

骨吸収

破骨細胞

不要なものを吸収

H⁺

H⁺

たんぱく質分解

逆転相

吸収相

図13 骨リモデリング

灰化で完結する（図13）.

　破骨細胞は，マクロファージ様造血幹細胞から分化した前駆細胞が，さらに分化・活性化にすることにより多核細胞となったものである．骨吸収も骨形成も行われていない**静止相**では，bone lining cell とよばれる扁平な骨芽細胞に覆われている．**活性化相**では，骨吸収促進因子（炎症性サイトカインのTNF-αなど）により破骨細胞前駆細胞が分化・融合・活性化される．**吸収相**では，前駆細胞の融合によって多核細胞となった破骨細胞が骨基質表面に密着し，水素イオン（H⁺）分泌により骨基質のミネラルを溶解し，たんぱく質分解酵素の分泌により，骨基質のコラーゲンなどを分解する．約2週間で30〜40 μmの深さの骨が削られ，吸収窩を形成する（**骨吸収**）．**逆転相**では，骨表面にマクロファージが現れ，吸収窩の残渣を吸収する．**形成相**では，間葉系幹細胞から分化した骨芽細胞がI型コラーゲンやオステオカルシン，オステオポンチンといった骨基質たんぱく質とリン酸カルシウムを含む基質小胞を吸収窩に分泌する．この小胞中でハイドロキシアパタイトの結晶が成長し，数カ月かけて石灰化を行う（**骨形成**）．その後骨芽細胞の一部は骨基質中に包まれて骨細胞になり，その他は骨表面に残り，bone linging

cellとなる.

B. ライフサイクルと骨量

　骨量[※3]は思春期に急増し，骨形成が骨吸収を上回っている．成人期には骨形成・骨吸収のバランスがとれていて（カップリング），骨量は安定している．その後，特に，女性は更年期で閉経による女性ホルモン（エストロゲン）の減少により骨量が急激に低下する．これは骨形成・骨吸収ともに亢進するが，骨吸収が骨形成を上回る（高回転型骨量減少）ことによる．閉経後10年以上の女性や高齢期の男性では，骨形成・骨吸収のいずれも低下するが，やはり骨吸収が骨形成を上回るため，低回転型の骨量減少が引き起こされる．

※3　どう違うの？　骨量・骨塩量・骨密度・骨梁
骨量（bone mass）：骨の芯となるコラーゲンなどの有機質と，その間隙を埋めるカルシウムやリンなどのミネラルとの総和.
骨塩量（BMC）：カルシウムなどのミネラルの総量のこと.
骨密度（BMD）：骨塩量を骨の面積（cm²），あるいは体積（cm³）で割った値.
骨梁：海綿骨領域に網の目のように縦横にはりめぐらされている組織．栄養状態の変化を受けやすい
（BMC：bone mineral contents, BMD：bone mineral density）

臨床への入門 **骨格系疾患**

ロコモティブシンドローム（運動器症候群）

主に加齢による骨・関節・筋肉などの運動器の障害・疾患のため，移動能力の低下をきたし，要介護になる危険の高い状態を指す．骨粗鬆症，変形性関節症，脊柱管狭窄症といった運動器の3大疾病に加え，筋力低下やバランス能力低下によって生じる．

骨粗鬆症

骨基質は，コラーゲンを代表とする有機成分とリン酸カルシウムなどのミネラルから構成されているが，骨粗鬆症は骨基質とミネラルのいずれもが減少して骨が脆くなり，骨折の頻度が高まり，寝たきりの原因になりやすい．

骨粗鬆症は，加齢や閉経に伴い発症する**原発性骨粗鬆症**と種々の疾患（関節リウマチ，糖尿病，腎不全など）や薬剤投与（ステロイド）により二次的に起こる**続発性（二次性）骨粗鬆症**に大別される．いずれも骨吸収が骨形成を上回った結果，骨量が減少する．原発性骨粗鬆症は，特に女性で閉経を機に発症し，エストロゲン欠乏による急激な骨量減少が起こるため，20歳前後で最大骨量（peak bone mass）をできるだけ高めておくことが必要である．続発性骨粗鬆症のなかで，日本人に多い糖尿病性骨粗鬆症では，絶対的および相対的なインスリンの作用不足や持続的高血糖が骨芽細胞の機能および数を低下させ，高血糖による細胞内ソルビトールの蓄積を介して破骨細胞による骨吸収が促進される．糖尿病性骨粗鬆症の主因は，この持続的高血糖に起因する低回転型骨量減少であるが，同時に引き起こされる骨コラーゲンの架橋異常が，骨密度とは独立した機序で骨の脆弱性に関与している．グリコシル化最終産物（AGEs）は，たんぱく質に含ま

れるリジン残基が高血糖状態でメイラード反応により形成される物質の総称である．近年，骨コラーゲンは骨密度以外の骨強度を規定する重要な因子として注目されるようになってきているが，コラーゲンの分子間に形成される架橋はリジン酸化酵素を介した生理的な架橋と，酵素を介さず糖化や酸化により形成されるAGEs架橋の2種類に分けられる．生理的架橋は，その形成と骨強度との間に正の相関があり，骨基質の石灰化に関与していることから骨強度に対してプラスに作用する．しかし，AGEs架橋はコラーゲン分子を過度に架橋してしまうことで，コラーゲン線維を硬化，脆弱化させ，骨強度を低下させる．

骨軟化症・くる病

ビタミンD欠乏によりカルシウム吸収が障害され，骨基質は正常であるが，ミネラルの骨への沈着，すなわち，骨の石灰化が不十分のまま骨が成長し軟性になるため，体重負荷により湾曲する．骨端軟骨の閉鎖以後の成人で発症する場合を**骨軟化症**，閉鎖以前の小児に起こるものを**くる病**という．

変形性関節症

関節の変性変化を基盤として発症し，関節の痛みと腫脹，関節可動域の制限を主な症状とする．加齢に伴い罹患者が増加し，女性に多く，高齢者の関節痛の原因として最も頻度が高い疾患である．力学的ストレスも一因とされる．関節軟骨の変性と消失が生じ，関節の形態が変化する．膝関節に最も多く発症し，股関節，肘関節，足関節などにも起こる．関節内に水がたまることもあり，これは関節水腫とよばれる．

文　献

1）「骨単〜語源から覚える解剖学英単語集〜」（河合良訓/監），エヌ・ティー・エス，2008
2）「硬組織研究ハンドブック」（松本歯科大学大学院硬組織研究グループ/監・著），松本歯科大学出版会，2005
3）「〈普及版〉図説・ヒトのからだ」（中野昭一/編），医歯薬出版，2002
4）「人体の構造と機能−解剖生理学」（林正健二/編），メディカ出版，2004
5）「人体の構造と機能及び疾病の成り立ち　各論Ⅱ」（国立健康・栄養研究所/監），南江堂，2005

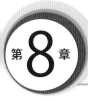

チェック問題

問 題

- ☐ ☐ **Q1** 骨単位（オステオン）について説明せよ.
- ☐ ☐ **Q2** 頭蓋骨の縫合と泉門の違いを説明せよ.
- ☐ ☐ **Q3** 膜性骨化と軟骨内骨化の違いを説明せよ.
- ☐ ☐ **Q4** 骨形成と骨吸収による骨リモデリングについて説明せよ.
- ☐ ☐ **Q5** 骨粗鬆症を2つに大別し，その原因について述べよ.

解答&解説

A1 緻密質にみられ，ハバース管を中心に同心円状の層板（骨層板）を形成している．ハバース管は骨の長軸方向に長く伸びており，ハバース層板に栄養素を補給している．その垂直方向に発達しているのがフォルクマン管であり，血液を骨深部のハバース層板に運んだり，骨内部の骨髄に栄養素を補給している．

A2 頭蓋骨は，成人の場合，矢状縫合（左右の頭頂骨間），冠状縫合（前頭骨と頭頂骨間），ラムダ縫合（頭頂骨と後頭骨間），鱗状縫合（側頭骨と頭頂骨間）で連結している．この成人の縫合を乳幼児の場合には頭蓋泉門という．そのうち，大泉門は成人の冠状縫合の位置にあり，生後1年半か2年で閉鎖し骨化する．小泉門は成人のラムダ縫合の位置にあり，生後6カ月～1年後に閉鎖する．

A3 膜性骨化は頭蓋骨，顔面蓋骨の一部，鎖骨などで行われる発生様式で，結合組織性の膜組織から骨が形成される．軟骨内骨化はほとんどの骨で行われる発生様式で，結合組織の中にまず軟骨がつくられ，この部分に毛細血管や結合組織が侵入すると軟骨は破壊，吸収され，その後骨芽細胞により骨が形成される．

A4 破骨細胞により既存の骨が吸収され（骨吸収），その部位に骨芽細胞により新しい骨が形成され（骨形成），均衡を保ちながら元の形状が維持されることを骨リモデリングという．

A5 骨粗鬆症は骨吸収が骨形成を上回り，骨量が減少する疾患である．原発性と続発性（二次性）に分けられる．原発性の代表的なものは閉経後のエストロゲン欠乏によるもので，続発性は関節リウマチや糖尿病などの疾患において続発的に引き起こされる．

本書関連ノート「第8章 骨格系」でさらに力試しをしてみましょう！

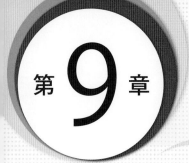

第**9**章　筋肉系と運動機能

Point

1. 筋肉には，骨格筋，心筋，平滑筋があることを理解する
2. 骨格筋線維には，速筋線維と遅筋線維があることを理解する
3. 骨格筋線維が収縮するしくみを理解する
4. 骨格筋が血糖を取り込むしくみについて理解する

概略図　全身の骨格筋

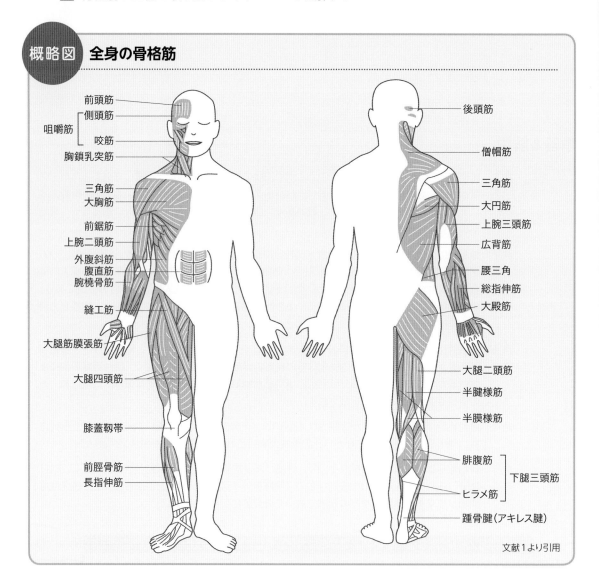

文献1より引用

1 筋肉系の構成と機能

A. 筋肉の種類と機能

　筋肉は**骨格筋，心筋，平滑筋**の3種類に分けられる（表1）．腕や脚の筋肉に代表される骨格筋は名前のとおり骨に付着しており，身体の関節にまたがって張られているので，われわれは骨格筋を収縮させることによって身体を動かすことができる．身体の関節には関節を曲げる**屈筋**と伸ばす**伸筋**とが張られている（図1）．

　骨格筋は運動神経の支配を受けており，大脳皮質からの命令により意識的に収縮させることができる**随意筋**である．一方，心筋は心臓の壁をつくる筋肉であり，心臓が収縮することによって全身に血液を送り出している（第4章参照）．また，平滑筋は消化管・膀胱・肺・気管支・子宮などの内臓や血管の壁をつくる筋肉である．例えば，消化管の蠕動運動を行っているのは平滑筋であり，また，血圧は血管，特に，細動脈の壁にある平滑筋の収縮・弛緩によって調節される．心筋と平滑筋は意識的に動かすことはできない**不随意筋**であり，自律神経である交感神経や副交感神経の支配を受けて収縮・弛緩する．骨格筋や心筋は縦切りにして顕微鏡で拡大観察すると横縞が見えるので**横紋筋**とよばれる．平滑筋には横縞模様は観察されない．本章では，主に骨格筋に焦点をあてて説明する．

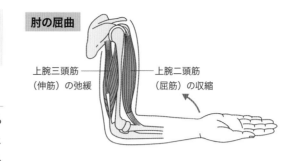

肘の屈曲

上腕三頭筋（伸筋）の弛緩 ── 上腕二頭筋（屈筋）の収縮

肘の伸展

上腕三頭筋（伸筋）の収縮 ── 上腕二頭筋（屈筋）の弛緩

図1　骨格筋の収縮と関節の運動（右腕）
文献2，p.312より引用

表1　筋の種類と特徴

	骨格筋	心筋	平滑筋
体内の所在	骨に付着	心臓の壁	内臓（心臓以外）や血管の壁
筋線維	横紋筋	横紋筋	平滑筋
細胞の形態	細長く単一円柱状	細長い細胞が枝分かれして，隣接する細胞と吻合	紡錘形
	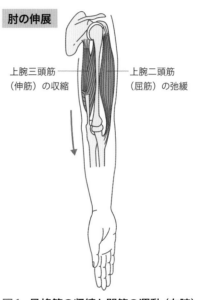		
核	多核	単核	単核
収縮の調節	随意	不随意 ペースメーカーあり	不随意
神経支配	運動神経	自律神経	自律神経

文献2，p.304を参照して作成

B. 骨格筋の構成 (概略図)

　人体には約400個の骨格筋が存在し，体重の40％前後を占めている．筋はその部位によって頭頸部，背部，胸部，腹部，上肢および下肢の筋に分けられる．頭頸部には下顎骨を動かす**咀嚼筋**（咬筋，側頭筋，内側翼突筋，外側翼突筋）と顔の皮膚を動かす**表情筋**がある．背部の深層には**脊柱起立筋**が存在し体幹を直立させるはたらきを司っている．胸部の深層には呼吸を司る**肋間筋**や**横隔膜**が存在する．表情筋や横隔膜は骨には付着していないが骨格筋に分類される．上肢の上腕部前面には肘を屈曲させる**上腕二頭筋**，背面には伸展させる**上腕三頭筋**がある．下肢の大腿部前面には膝関節を伸展させる**大腿四頭筋**が存在する．下肢帯には，**腸腰筋**（大腰筋，腸骨筋）が存在し，大腿を動かすはたらきをしている．下腿部後面には**下腿三頭筋**（腓腹筋，ヒラメ筋）があり，この筋の腱は**アキレス腱**である．

2　骨格筋の構造と機能

A. 骨格筋の構造

　骨格筋は直径約 $10～100~\mu\mathrm{m}$ の**筋線維**が束になってできている（図2）．筋線維は多数の核をもつ1個の細胞であるが，その長さはさまざまで，ほんの数mmのものから15cmを超えるものまである．図2には，筋線維の内部構造を示すが，直径約 $1~\mu\mathrm{m}$ の**筋原線維**で満たされている．この筋原線維により筋収縮が行われるのだが，その筋原線維は**アクチン**とよばれるたんぱく質の細いフィラメント，ならびに，**ミオシン**とよばれるたんぱく質の太いフィラメントから成り立っている（図2）．アクチンとミオシンが重なった部分が濃く見えるので，骨格筋は全体的に横縞模様になって見える．横紋筋とよばれる所以である．そして，筋原線維を取り囲むように袋状の**筋小胞体**（sarcoplasmic reticulum：SR），筋原線維と筋原線維の間にはミトコンドリア，そして，筋線維の表面から内部の筋小胞体に達するように**横行小管**（T管）が存在する（図3）．

B. 骨格筋が収縮するしくみ

　随意的な筋収縮を引き起こす活動電位（電気的興奮）は**大脳皮質運動野**から発せられ，**延髄**の錐体を通り脊髄を下降し脊髄前角に存在する運動神経の細胞体に達する．この経路を錐体路系という．1個の運動神経細胞体から出た神経線維はいくつにも分枝して複数の筋線維につながっている．運動神経が興奮すると末端から神経伝達物質である**アセチルコリン**（ACh）が放出され，筋線維表面の細胞膜へ興奮が伝えられる（図4）．細胞膜に伝わった電気的興奮は**横行小管**（T管）を通って筋線維内部へ，さらには，**筋小胞体**（SR）に伝えられる（図5）．筋小胞体はカルシウムイオン（Ca^{2+}）を内部に蓄えた袋状の貯蔵庫であり，興奮が伝わるとカルシウムイオンを筋線維の内部に放出する（図5）．放出されたカルシウムイオンがトロポニンと結合することが合図となり，ミオシンフィラメントがアクチンフィラメントをたぐりよせて生じる滑り込みによって筋線維が収縮する（図6，7）．その滑り込みの連動力はATPのエネルギーを利用したミオシン頭部の構造変化である．なお，カルシウムイオンは再び筋小胞体内部へ取り込まれることにより筋は弛緩する．このような神経と筋の連動による一連の筋収縮システムは**興奮収縮連関**（excitation–contraction coupling：E-C coupling）とよばれる．

C. 単収縮と強縮

　運動神経から筋線維へ伝わる電気的興奮が弱すぎると筋線維の収縮は全く起こらない．しかし，興奮がある閾値レベルに達すると筋線維は最大に収縮する．そして，それ以上刺激を強めても収縮の度合いは変わらない．これを**全か無かの法則**という．

　筋線維はただ1回の活動電位刺激を受けると，1回だけ収縮して力を発揮して弛緩する．これを**単収縮**という（図8）．刺激を数回くり返して受けると，筋線維は十分に弛緩することができずに単収縮の効果が重なるために収縮力が増すことになる．これを**不完全強縮**という（図8）．運動神経からの刺激頻度がさらに増すと，単収縮はいっそう密に重なり合い，より大きな収縮力が起こるが，これを**強縮**という（図8）．われわれの意思による運動（随意運動）は，すべて不完全強縮か強縮によるものである．

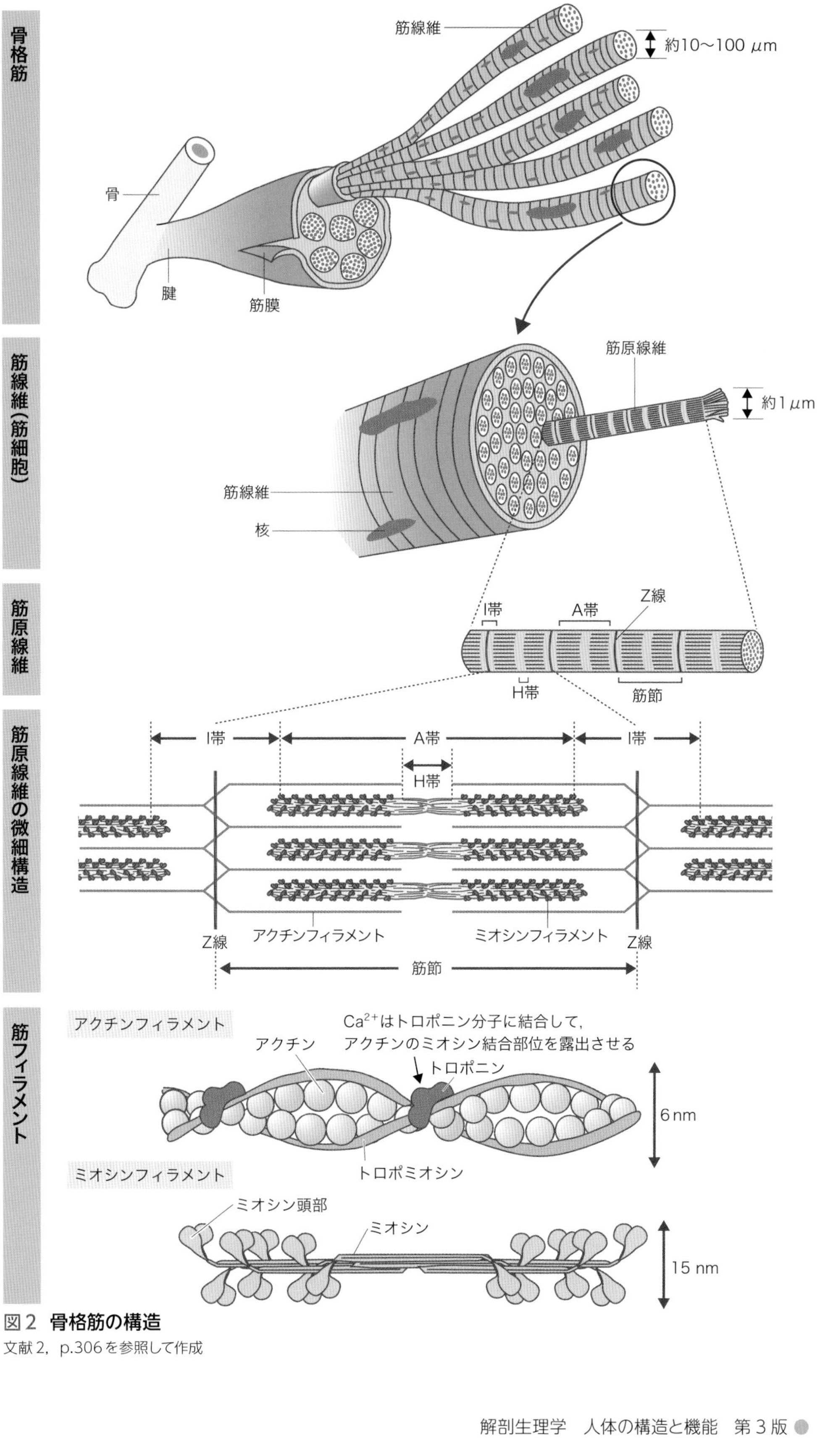

骨格筋

筋線維

約10〜100 μm

骨

腱

筋膜

筋線維（筋細胞）

筋原線維

約1 μm

筋線維

核

筋原線維

I帯　A帯　Z線

H帯　筋節

筋原線維の微細構造

I帯　A帯　H帯　I帯

Z線　アクチンフィラメント　ミオシンフィラメント　Z線

筋節

筋フィラメント

アクチンフィラメント

アクチン

Ca²⁺はトロポニン分子に結合して，アクチンのミオシン結合部位を露出させる

トロポニン

6 nm

ミオシンフィラメント

トロポミオシン

ミオシン頭部

ミオシン

15 nm

図2　骨格筋の構造
文献2，p.306を参照して作成

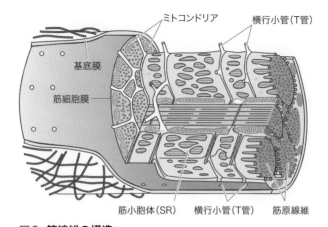

図3 筋線維の構造
文献3，p.42を参照して作成

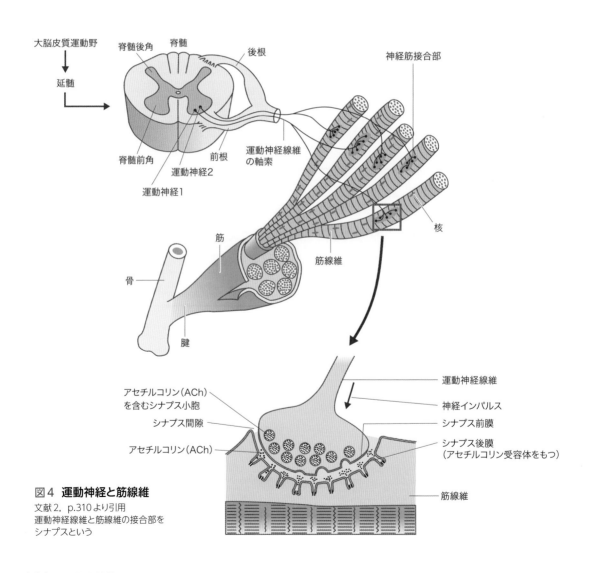

図4 運動神経と筋線維
文献2，p.310より引用
運動神経線維と筋線維の接合部を
シナプスという

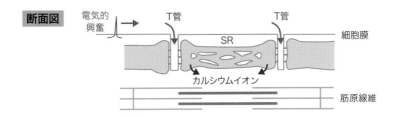

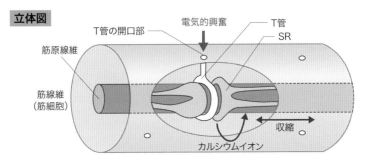

図5 横行小管（T管）と筋小胞体（SR）
断面図は文献3, p.44より引用

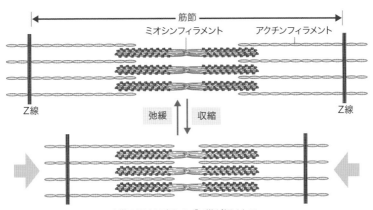

A帯の長さは変わらず，I帯が短くなる

図6 筋の収縮と弛緩
A帯，I帯については図2参照

D. 骨格筋のエネルギー源

1）骨格筋へのエネルギー供給のメカニズム

　筋収縮の直接的なエネルギー源はアデノシン三リン酸（ATP）である．しかし，骨格筋に蓄えられているATPの量は非常に少なく，筋は常にアデノシン二リン酸（ADP）と無機リン酸（P_i）からATPを再合成している．われわれの身体は食事から摂取した糖質や脂質を身体内に貯蔵しており，それらを分解して得られたエネルギーをATPの再合成のために用いている．

　骨格筋が糖質と脂質をエネルギー源として利用するしくみを図9に示した．糖質は骨格筋や肝臓に顆粒状の**グリコーゲン**として貯蔵されており，骨格筋は筋グリコーゲンを分解して解糖系ならびにミトコンドリア内で代謝することによってATP再合成のためのエネルギーを得ている．また，肝グリコーゲンは，必要に応じてグルコースに分解されて血液中に放出される．この**血中グルコース（血糖）**は筋に取り込まれてATP再合成のために解糖系とミトコンドリアで代謝されるか，

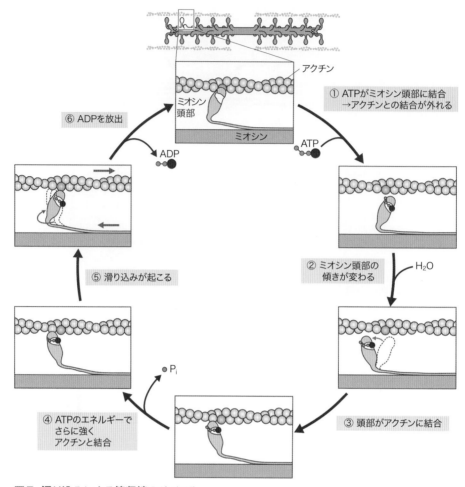

① ATPがミオシン頭部に結合
→アクチンとの結合が外れる

⑥ ADPを放出

アクチン

ミオシン
頭部

ミオシン

ADP

ATP

⑤ 滑り込みが起こる

② ミオシン頭部の
傾きが変わる

H_2O

④ ATPのエネルギーで
さらに強く
アクチンと結合

P_i

③ 頭部がアクチンに結合

図7 滑り込みによる筋収縮のサイクル

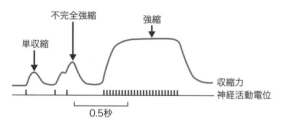

不完全強縮

強縮

単収縮

収縮力

神経活動電位

0.5秒

図8 神経活動電位頻度と発生する収縮力
文献3, p.15より引用

あるいは，筋グリコーゲン再合成の材料に用いられる．脂質は皮下や内臓の脂肪組織に**中性脂肪**として貯蔵されているが，この中性脂肪が分解されると血液中に脂肪酸として放出される．筋は血中脂肪酸を取り込み，

ミトコンドリア内で代謝してATP再合成のためのエネルギーを得ている．

2）運動時のエネルギー源

　身体内にグリコーゲンとして貯蔵されている糖質は400 g（約1,600 kcal）程度であり，1日分のエネルギー消費量にも満たない．一方，身体内の体脂肪重量は体重60 kg，体脂肪率15％の痩せ型の人でも9,000 g（約81,000 kcal）であり，約2カ月分の基礎代謝量に相当する．そして，骨格筋は，日常生活の歩行のような**軽運動の際は，大量に貯蔵されている脂質を主なエネルギー源**として用いる（図10）．しかし，血液を介して運ばれてくる脂肪酸を代謝するのは，筋内に蓄えられているグリコーゲンを分解するのに比べてエネルギー生成に時間がかかる．したがって，スポーツ活動

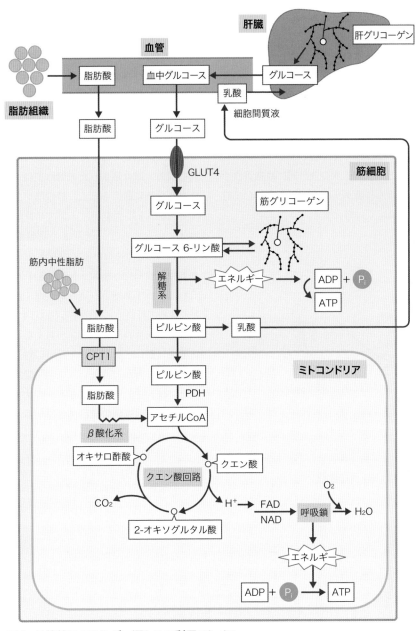

図9 骨格筋のエネルギー源とその利用のしくみ
PDH：pyruvate dehydrogenase（ピルビン酸脱水素酵素）
CPT1：carnitine palmitoyl transferase1（カルニチンパルミトイル基転移酵素1）

に代表される**激しい運動の際は主に筋グリコーゲンを分解**して素早くエネルギーを取り出しATPを再合成している．さらに，100 m競争のような高強度短時間の全力運動の際は筋肉に蓄えられているクレアチンリン酸（CrP）が分解することによって生じるエネルギー

を用いてATPを合成する．

マラソンのような長時間にわたる激しい筋活動を行うと筋グリコーゲンが枯渇する．その結果，筋はエネルギー不足となり筋疲労が生じる．しかし，運動前に大量のグリコーゲンを筋内に貯蔵できれば，運動して

も枯渇に至るまでの時間を延長させることができるので疲労を防止できる．そのための処方として，**グリコーゲンローディング（カーボローディング）**がある．この処方では，まず，試合の1週間前に強めのトレーニングを行うことによって，いったん筋グリコーゲンを減少させたあと，さらに3日間，糖質をほとんど含まない高脂肪・高たんぱく質食を食べ続け筋グリコーゲンを完全に枯渇させる．そして，筋のグリコーゲン合成能力が高まったところで，次の3日間に高糖質食を食べ続けると筋は盛んに筋グリコーゲンを合成して貯蔵量が処方前の2倍近くに増大する．

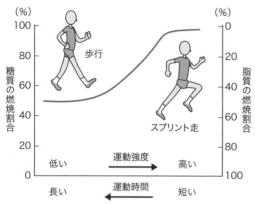

図10　運動とエネルギー源の関係
文献4を参照して作成

E. 骨格筋と糖尿病

骨格筋は重量にすると体重の約40％を占める人体最大の器官である．そのため，**血糖の80％以上は骨格筋によって取り込まれており**，筋は血糖調節に重要な役目を担う．例えば，食後，血中グルコース濃度（血糖値）が上昇すると膵臓から**インスリン**が分泌されるが，このインスリンは全身の骨格筋に作用して筋の血糖取り込みを促進させる．これによって上昇した血糖値が元に戻る．取り込まれた血糖は主にグリコーゲンに合成されて筋に蓄えられる．骨格筋が血糖を取り込むしくみを図11に示すが，インスリンが筋線維膜上の受容体に結合すると，通常は，筋線維内部に存在する**GLUT4**（glucose transporter4）とよばれる**糖輸送体**が筋線維膜表面へ移動（トランスロケーション）する．これによって血糖取り込みが亢進する．肥満や運動不足によって骨格筋に存在するGLUT4の量が減少し，また，トランスロケーションが悪くなるが，このような状態では筋はインスリンの作用に対して血糖をうまく取り込むことができない．この状態は**インスリン抵抗性**とよばれる．筋におけるインスリン抵抗性が長期間続くと**2型糖尿病の発症**につながる（第10章参照）．また，筋を収縮させるとAMP依存性たんぱく質キナーゼ（AMPK）などの酵素の活性化によって，インスリン非依存的にGLUT4のトランスロケーションが生じ，血糖取り込みが促進される（図11）．これが，運動に

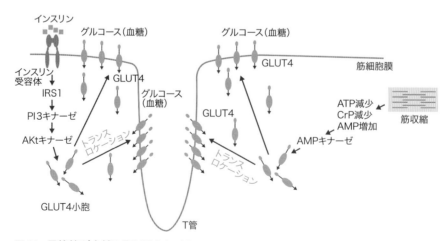

図11　骨格筋が血糖を取り込むしくみ
文献5，p.16より引用
IRS1：insulin receptor substrate 1，PI3キナーゼ：phosphatidylinositol-3 kinase，ATP：アデノシン三リン酸，CrP：クレアチンリン酸

よって血糖値が低下するしくみである.

3 赤筋と白筋

A. 筋線維の種類

骨格筋は筋線維の束であるが，この筋線維には大きく分けて**速筋線維**と**遅筋線維**の2種類が存在する（表2）. ヒトの骨格筋の場合，この2種類の筋線維がモザイク状に入り混じって存在している.

速筋線維は，素早く収縮することができて瞬発性に優れているが，一般的に筋線維内部のミトコンドリアや筋線維を取り巻く毛細血管が少ないので持続的にATPを再合成する能力に劣り疲労しやすい. 一方，遅筋線維は収縮速度が遅く瞬発性に劣るが，ミトコンドリアや毛細血管が発達しているので疲労しにくく持久性に優れている. われわれは，一定の姿勢を保持する際や，立ったり歩いたりといった日常生活における軽

運動においては主に遅筋線維を動員しているが，スポーツなど激しい運動においては遅筋線維に加えて速筋線維も動員する. 一般的に速筋線維は糖質をミトコンドリアで代謝する能力が低いので，活動時に**乳酸を大量に生成**する. 乳酸は筋の酸性化をもたらし筋疲労の原因となる. 激しい運動時に血液中の乳酸が増えるが，これは速筋線維の動員に伴い筋線維内で生成された乳酸が血液中に放出されるためである. なお，遅筋線維は鉄を含む赤い色素を有するミオグロビンが豊富なため赤く見える. 一方，速筋線維はミオグロビンが少なく白っぽく見える. したがって，遅筋線維が多く含まれる筋は**赤筋**，速筋線維が多く含まれる筋は**白筋**とよばれる.

B. 筋線維組成

筋に含まれる速筋線維と遅筋線維の比率を**筋線維組成**という. 仮に，100本の筋線維で構成されている筋があるとして，そのうち，40本が速筋線維であったとする. この場合，この筋の筋線維組成は40%速筋線維である. 筋線維組成は同一個体内であっても筋によって異なり，立ったり歩いたりするときに，常時使用されている下肢のヒラメ筋などは遅筋線維の占める割合が大きい. 一方，下肢の大腿に存在する外側広筋（大腿四頭筋，概略図）は速筋線維と遅筋線維の占める割合はほぼ1:1である.

しかし，同一の筋であっても筋線維組成には個人差が大きい. 例えば，図12に一流のスポーツ選手の筋線維組成を示したが，きわめて素早い動きが要求されるスプリンター（陸上競技の短距離選手）は外側広筋

表2 筋線維の種類

	速筋線維	遅筋線維
外観	白色	赤色
毛細血管	少	多
収縮速度	速	遅
疲労耐性	低	高
ミオグロビン含量	少	多
ミトコンドリア含量	少	多

Column

動物の筋線維組成

マグロは毎日平均300 km以上を睡眠中も止まることなく泳ぎ続けるという. マグロの寿命は約6〜7年であるが，一生のうちに約70万km，実に地球を8周泳ぎ続ける計算となる. その豊富なスタミナを支えるのは，ほとんど遅筋線維から構成されている骨格筋である. マグロの筋は赤く見えるが，それは遅筋線維に赤い色素を有するミオグロビン（筋線維内

の酸素運搬の役目を担っている）が豊富に存在するためである. 一方，世界最速の動物チーターなどは1日の大半は身体を動かさずに寝て過ごしている. しかし，餌を捕獲する際には高い瞬発力を生かして一気呵成に攻撃をしかける. このような性質をもつチーターの骨格筋は速筋線維の占める割合が多いことが予想される.

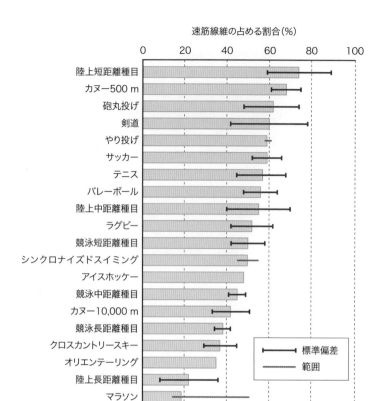

図12 一流のスポーツ選手の筋線維組成
文献6, p.15より引用

（大腿四頭筋）に占める速筋線維の割合が多く，一方，素早い動きは必要がないが持久力が要求されるマラソンランナーの筋は遅筋線維の占める割合が多い．このような骨格筋を構成する速筋線維と遅筋線維の割合は遺伝的に決定されており，運動トレーニングを行うなどの環境因子によってはほとんど変化しない．したがって，優れたスプリンターは育つものではなく生まれてくるものだといわれている．

宇宙ステーションでは筋トレ必須！

　足を骨折してベッドで寝たきりになると使用しない下肢の骨格筋は萎縮するが，実は宇宙空間でも同様なことが起こる．無重力空間では骨格筋は力を出す必要がないからである．実際，通常のスペースシャトル航行（2週間）で骨格筋重量は30％以上減少するというデータもある．国際宇宙ステーションでは宇宙飛行士の長期滞在（約3カ月）が行われているが，飛行士には，毎日，2時間にわたる特殊機器を用いた筋力トレーニングが義務付けられている．これをやらなければ全身の筋が痩せ衰えてしまうので，地球帰還後に立つことすら困難になるだろう．

臨床への入門　骨格筋と疾患とのかかわり

老化と筋肉の衰え

　60歳を過ぎると身体中の組織において**アポトーシス**とよばれる**細胞死**が顕著に生じはじめる. 骨格筋も例外ではなく, 大腿の外側広筋を構成する筋線維数は20歳のときの65万本に比べて80歳になると32万本と約半分に減少する. これに加えて, 加齢とともに筋線維が萎縮するので, 骨格筋は痩せ衰えてしまう. このような加齢に伴う**筋減弱症**（萎縮, アトロフィー）を**サルコペニア**とよんでいる. この結果, 歩幅は狭くなり, 歩くスピードも遅くなる. そして, 高齢者が何かの病気で床につくとそのまま寝たきりの状態になってしまう.

　老化に伴う筋線維の萎縮とアポトーシスは, 特に, 速筋線維に選択的に生じる. これは齢を重ねるとともに素早い動きをすることができなくなる理由のひとつである. 筋線維の萎縮とアポトーシスは使用することで防ぐことができる. そこで, 遅筋線維しか動員できない散歩などの軽運動だけでなく, 筋力トレーニングを取り入れて速筋線維を鍛えることがサルコペニア予防に有効である.

内臓脂肪型肥満と骨格筋のインスリン抵抗性

　近年, メタボリックシンドロームの原因として**内臓脂肪型肥満**が問題視されている. 内臓脂肪型肥満は内臓周囲の**脂肪細胞**に中性脂肪が過剰蓄積した状態であり, 通常は80μm程度である脂肪細胞の直径が140μm程度にまで肥大する. ところで, 脂肪細胞はさまざまな種類の生理活性物質（サイトカイン）を分泌しており, これらは総称して**アディポサイトカイン**とよばれている. このうち, 善玉アディポカインとよばれる**アディポネクチン**が骨格筋に作用すると, インスリンによるGLUT4トランスロケーションを促進する. 反対に悪玉アディポカインとよばれる**TNF-α**が骨格筋に作用するとGLUT4トランスロケーションが抑制される. そして, 内臓脂肪型肥満に伴って脂肪細胞が肥大するとアディポネクチンの分泌量が減少し, TNF-αの分泌量は増大する. この状態は骨格筋のインスリン抵抗性を引き起こすので, 血中インスリンレベルが上昇する. 血中インスリンレベルの上昇が長期間にわたって持続すると, 2型糖尿病のみならず高血圧や脂質異常症の発症につながり, 心筋梗塞や脳梗塞のリスクが高まる. また, 最近では, 血中インスリンレベルの慢性的上昇はがんや認知症の原因にもなることがわかってきた. このように, 内臓脂肪型肥満は骨格筋のインスリン抵抗性を引き起こすことによって, さまざまな疾病の発症をもたらす.

文　献

1）「人体解剖学」（藤田恒太郎/著）, 南江堂, 2000
2）「ナーシング・グラフィカ①人体の構造と機能 解剖生理学」（林正健二/編）, メディカ出版, 2008
3）「筋肉」（山本啓一, 丸山工作/共著）, 化学同人, 1986
4）「選手とコーチのためのスポーツ生理学」（エドワード・フォックス/著, 渡部和彦/訳）, 大修館書店, 1982
5）「スポーツ栄養・食事ガイド（臨床スポーツ医学 2009年臨時増刊号）」（臨床スポーツ医学編集委員会/編）, 文光堂, 2009
6）「入門運動生理学」（勝田 茂/編著）, 杏林書院, 1997

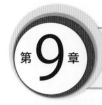

第9章 チェック問題

問題

☐ ☐ **Q1** 筋肉の種類を3種類あげよ．また，それぞれが存在する臓器や特徴について説明しなさい．

☐ ☐ **Q2** 運動神経からの命令が骨格筋の収縮を引き起こすしくみについて説明しなさい．

☐ ☐ **Q3** 骨格筋の収縮のためのエネルギー源は何であるか，また，運動の強度が高まるにつれて使用するエネルギー源がどのように変化するかについて説明しなさい．

☐ ☐ **Q4** 骨格筋が血糖を取り込むしくみについて，また，インスリン抵抗性との関連について説明しなさい．

☐ ☐ **Q5** 筋線維の種類を2種類あげよ．また，それぞれの特徴について説明しなさい．

解答&解説

A1 筋肉は骨格筋，心筋，平滑筋に分けられる．骨格筋は骨に付着しており身体を動かす役目を担っている．心筋は心臓の壁の筋肉であり，血液を送り出すはたらきをしている．また，平滑筋は内臓や血管の壁をつくる筋肉である．

A2 運動神経末端からアセチルコリンが放出されると，筋線維膜が興奮する．この興奮は横行小管（T管）を通って筋小胞体に伝えられ，Ca^{2+}の放出を引き起こす．これを合図としてアクチンとミオシンの相互作用が生じ，筋肉が収縮する．

A3 筋収縮の直接的なエネルギー源はATPであるが，ATPの再合成のために筋グリコーゲンや血中脂肪酸などの糖質や脂質を用いる．低強度の運動の際は主に脂質を，強度が高まるにつれて糖質の利用割合が高まる．

A4 インスリンが骨格筋に作用すると，通常，筋線維内部に存在するGLUT4が膜表面へ移動して血糖を取り込む．GLUT4のはたらきが悪くなると筋の血糖取り込み能力が低下してインスリン抵抗性が引き起こされる．

A5 速筋線維と遅筋線維の2種類が存在する．速筋線維は瞬発性に優れるが疲労しやすく，遅筋線維は瞬発性に劣るが持久性に優れる．遅筋線維が多く含まれるのが赤筋，速筋線維が多く含まれるのが白筋である．

本書関連ノート「第9章　筋肉系と運動機能」でさらに力試しをしてみましょう！

第10章 内分泌系

Point

1 全身に分かれて存在する多くの内分泌臓器は，それぞれ独特の作用をもつ多種類のホルモンを分泌し，それぞれの特異的作用により生体の恒常性（ホメオスタシス）維持や代謝，成長，生殖などに深く寄与していることを理解する

2 ホルモンの分泌はフィードバックシステムにより厳密に調整されており，その破綻はさまざまな異常につながることを理解する

概略図　分泌される主なホルモン

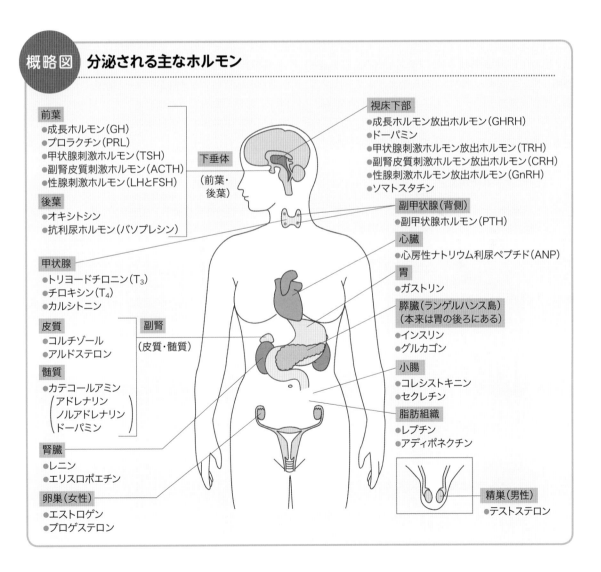

前葉
- 成長ホルモン（GH）
- プロラクチン（PRL）
- 甲状腺刺激ホルモン（TSH）
- 副腎皮質刺激ホルモン（ACTH）
- 性腺刺激ホルモン（LHとFSH）

後葉
- オキシトシン
- 抗利尿ホルモン（バソプレシン）

下垂体
（前葉・後葉）

甲状腺
- トリヨードチロニン（T_3）
- チロキシン（T_4）
- カルシトニン

皮質
- コルチゾール
- アルドステロン

髄質
- カテコールアミン
  （アドレナリン
  ノルアドレナリン
  ドーパミン）

副腎
（皮質・髄質）

腎臓
- レニン
- エリスロポエチン

卵巣（女性）
- エストロゲン
- プロゲステロン

視床下部
- 成長ホルモン放出ホルモン（GHRH）
- ドーパミン
- 甲状腺刺激ホルモン放出ホルモン（TRH）
- 副腎皮質刺激ホルモン放出ホルモン（CRH）
- 性腺刺激ホルモン放出ホルモン（GnRH）
- ソマトスタチン

副甲状腺（背側）
- 副甲状腺ホルモン（PTH）

心臓
- 心房性ナトリウム利尿ペプチド（ANP）

胃
- ガストリン

膵臓（ランゲルハンス島）
（本来は胃の後ろにある）
- インスリン
- グルカゴン

小腸
- コレシストキニン
- セクレチン

脂肪組織
- レプチン
- アディポネクチン

精巣（男性）
- テストステロン

1 内分泌系の構成とホルモンの機能

内分泌腺はホルモンを分泌する臓器である．全身に分かれて存在する多くの内分泌腺で分泌された多種類のホルモンは，血流により標的臓器（複数もしくは全身のこともある）に運ばれる．そこで細胞に存在する各ホルモンの特異的な**受容体（レセプター）**に結合し，細胞内に情報を伝達することにより生理作用を発揮する（図1）．概略図，表1に代表的な内分泌臓器とそこから分泌されるホルモンの概要を示す．近年では，それらの古典的な内分泌臓器以外にも，多くの臓器（心臓，消化管など）や組織（脂肪細胞など）が，ホルモンまたはそれに類似した生理活性物質（サイトカイン※1や成長因子）の分泌機能を有することが知られるようになった．特に従来は，余剰エネルギーを蓄積するだけの役割と思われていた脂肪細胞が**レプチン**（p.176，Column参照）などを生成・分泌し，食欲やエネルギー代謝調節に重要な役割を担っていることが注目されている．

体内にホルモンを分泌する内分泌腺に対して，外分泌腺は消化液や粘液などを体外（消化管内も含む）に放出する点が異なるが，膵臓のように内分泌と外分泌の両機能を合わせもつ臓器も存在する．また，血流を介して遠隔の標的細胞に作用する内分泌システム（**エンドクリン，endocrine**）に対して，細胞から分泌されたホルモンが，その近傍の標的細胞あるいはその分泌細胞自身に血流を経ずに作用するしくみも存在し，それぞれ**パラクリン（paracrine），オートクリン（autocrine）**とよばれる（図2）．

2 ホルモンの分泌・構造・作用機序

A. ホルモンの構造

ホルモンはきわめて微量で強い生理作用を発揮する．ホルモンは化学構造上，次の3種類に大別される．

①ペプチドホルモン

数個〜数百のアミノ酸がペプチド結合した，ごく小さなたんぱく質のような構造をもち，水溶性である．視床下部・下垂体ホルモンやインスリンなど多くのホルモンがこれに属する．

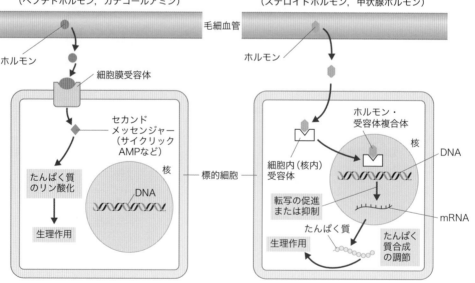

図1 ホルモンと受容体のしくみ

※1 **サイトカイン**：cytokine．細胞から分泌され，特定の細胞に情報伝達をするたんぱく質である．多くの種類があり，免疫，炎症，細胞の増殖，分化，細胞死などに関与する．典型的なホルモンとの違いは，特定の分泌臓器をもたず，構造的にもホルモンより大きいことが多いが，両者の間には明確な区別があるわけではない．

表1　ホルモンとそれぞれの機能

分泌臓器	ホルモン名		略語	主な機能	備考
視床下部	成長ホルモン放出ホルモン		GHRH	GH分泌促進	
	ドーパミン			PRL分泌抑制	
	甲状腺刺激ホルモン放出ホルモン		TRH	TSH，PRL分泌促進	
	副腎皮質刺激ホルモン放出ホルモン		CRH	ACTH分泌促進	
	性腺刺激ホルモン放出ホルモン		GnRH	ゴナドトロピン（LH，FSH）分泌促進	
	ソマトスタチン			GHなど多くのホルモンの分泌抑制	
下垂体前葉	成長ホルモン		GH	成長期：全身の成長促進（たんぱく質同化） 成人：エネルギー代謝促進，血糖上昇	
	乳汁分泌刺激ホルモン（プロラクチン）		PRL	乳腺発達，乳汁合成・分泌	
	甲状腺刺激ホルモン		TSH	甲状腺ホルモン分泌促進	
	副腎皮質刺激ホルモン		ACTH	副腎皮質ホルモン分泌促進	
	性腺刺激ホルモン（ゴナドトロピン）	黄体形成ホルモン	LH	女性：成熟した卵胞からの排卵を促進 男性：テストステロン分泌促進	
		卵胞刺激ホルモン	FSH	女性：卵胞を成熟させる　男性：精子形成促進	
下垂体後葉	オキシトシン			分娩時の子宮収縮，授乳時の乳汁射出	視床下部で産生
	抗利尿ホルモン〔バソプレシン，アルギニンバソプレシン（AVP）〕		ADH	腎臓での水再吸収促進，尿量を減らす	視床下部で産生
甲状腺	甲状腺ホルモン	トリヨードチロニン	T_3	全身の代謝を活性化（成長，熱産生，循環促進，エネルギー代謝促進）	
		チロキシン	T_4		
	カルシトニン			血中Ca濃度を低下（骨吸収抑制，Ca排出）	
副甲状腺	副甲状腺ホルモン（パラトルモン）		PTH	血中Ca濃度を上昇（骨吸収促進，Ca再吸収促進・ビタミンD活性化）	
副腎皮質	グルココルチコイド	主にコルチゾール		全身のホメオスタシス維持（血糖上昇・血圧上昇・炎症抑制などでストレスに対応）	
	ミネラルコルチコイド	主にアルドステロン		腎臓でのNa再吸収・K排出促進，循環血液量・血圧上昇	
副腎髄質	カテコールアミン（カテコラミン）	アドレナリン		心拍数・血圧上昇，血糖上昇，発汗などでストレス対応．交感神経のはたらきと共通 アドレナリン：心拍数増加・血糖上昇 ノルアドレナリン：血管収縮で血圧上昇	ノルアドレナリンは全身の交感神経終末でも分泌 第11章参照
		ノルアドレナリン			
		ドーパミン			
腎臓	レニン			アンジオテンシンⅡの合成を介しアルドステロン分泌促進	第6章参照
	エリスロポエチン			赤血球の産生を促進	第3章参照 第6章参照
膵臓	インスリン			血糖値を低下させる	
	グルカゴン			血糖値を上昇させる	
生殖器（卵巣）	卵胞ホルモン（エストロゲン）	エストラジオール		女性器発達，月経発来など二次性徴促進	テストステロンは副腎皮質からも少量分泌 第7章参照
		エストロン			
	黄体ホルモン（プロゲステロン）			妊娠準備状態をつくる，妊娠を維持	
生殖器（精巣）	テストステロン			二次性徴促進，精子形成・たんぱく質同化	
心臓	心房性ナトリウム利尿ペプチド		ANP	Na排泄促進・アルドステロン作用抑制による組織液量減少，血管拡張による血圧下降	第4章参照
胃	ガストリン			胃酸の分泌，膵臓の消化酵素分泌を促進	第2章参照
小腸	コレシストキニン			膵臓の消化酵素分泌を促進，消化を助ける	第2章参照
	セクレチン			膵臓からのHCO_3^-分泌を促進，胃酸を中和	
脂肪組織	レプチン			視床下部に作用して摂食抑制・熱産生・脂肪分解促進，体脂肪を一定に保つ	
	アディポネクチン			筋や肝臓における脂肪酸代謝と糖取り込みを促進し，インスリン感受性を改善する	

略語

GHRH ： growth hormone releasing hormone
TRH ： thyrotropin releasing hormone
CRH ： corticotropin releasing hormone
GnRH ： gonadotropin releasing hormone
GH ： growth hormone
PRL ： prolactin

TSH ： thyroid stimulating hormone
ACTH ： adrenocorticotropic hormone
LH ： luteinizing hormone
FSH ： follicle stimulating hormone
ADH ： antidiuretic hormone

AVP ： arginine vasopressin
T_3 ： triiodothyronine
T_4 ： thyroxine
PTH ： parathyroid hormone
ANP ： atrial natriuretic peptide

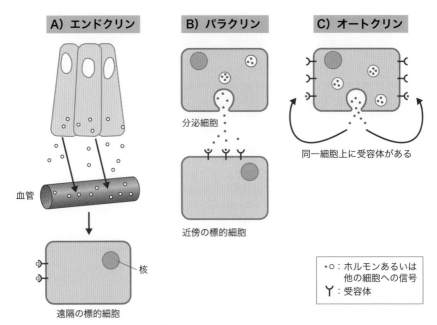

| A) エンドクリン | B) パラクリン | C) オートクリン |

血管

分泌細胞

同一細胞上に受容体がある

近傍の標的細胞

• ○：ホルモンあるいは
　他の細胞への信号
Y：受容体

核

遠隔の標的細胞

図2　ホルモンの分泌・作用の様式

② ステロイドホルモン

　コレステロールから生成され，構造上ステロイド核をもち，脂溶性である．副腎皮質ホルモンや性ホルモンがこれに分類される．

③ アミン類

　アミノ酸の1つであるチロシンの誘導体である．甲状腺ホルモン（脂溶性）とカテコールアミン（水溶性）が含まれる．

B. 作用機序

　水溶性ホルモンは，脂質で構成されている細胞膜を通過できないので，細胞表面に存在する細胞膜受容体に結合し，さらに別のたんぱく質を活性化することなどを通して細胞内に情報を伝達して作用する（図1A）．一方，脂溶性ホルモンは，細胞膜をそのまま通過し，核内あるいは細胞質に存在する受容体と結合し，遺伝子の転写を促進あるいは抑制することで作用を発揮する（図1B）．

Column

レプチン欠損は肥満の原因？

　レプチン（leptin）は白色脂肪細胞から分泌されるペプチドホルモンで，1994年に，極端に肥満した系統のマウスにおいて，これをつくる遺伝子が欠損していることから発見された．レプチンの名はギリシャ語の"leptos"（やせ）に由来し，その名のとおり視床下部に作用することにより，摂食抑制と脂肪分解，熱産生（これは褐色脂肪細胞において）をもたらし，脂肪量を一定に維持している．発見当時は，肥満の原因と関連する物質とその原因遺伝子として大きな話題になったが，その後の調査でこのレプチンの欠損による肥満はヒトではきわめて珍しく，現在問題になっている大部分の肥満の原因ではないことがわかった．しかし，脂肪細胞もホルモンを分泌すること（アディポカインと総称される），食欲や脂肪組織量をコントロールするホルモンがあるということがわかったことの意義は大きい．

3 ホルモン分泌の調整機構とその評価法

　一部のホルモンの血中濃度は，生理的に大きな変動がみられ，採血の時刻や条件によっても大きく変動する．例えば，副腎皮質刺激ホルモン（ACTH）やその刺激によって分泌されるコルチゾールは，早朝に大量に分泌されるが，夜間は逆に分泌が著明に減少し，日中の生活活動を支えるしくみになっている．また，精神的（試験前など）・身体的（体調不良時など）ストレスがあるときにも多く分泌され，ストレスに対処できるようにしている．

A. フィードバックシステム

　一般に生体におけるホルモンの血中濃度は非常に低く，また一定の狭い範囲にある．これは，ホルモンの分泌が，図3に示すような**フィードバックシステム**によって厳密に制御されているからである．

　例えば，甲状腺ホルモンが不足すると視床下部で感知され，そこから甲状腺刺激ホルモン放出ホルモン（TRH）が多量に分泌される．それによって刺激された下垂体前葉は甲状腺刺激ホルモン（TSH）を多量に分泌し，そのTSHに刺激された甲状腺は甲状腺ホルモンを増産する〔ポジティブ（正の）フィードバック〕．なお，下垂体前葉も甲状腺ホルモンのレベルを感知している．逆に甲状腺ホルモンが多過ぎるときは，視床下部や下垂体前葉で感知され，TRHやTSHの分泌が減る結果，甲状腺は甲状腺ホルモンの生産を低下させる〔ネガティブ（負の）フィードバック〕．このフィードバックのしくみによって，甲状腺ホルモンを含む多くのホルモンのレベルはバランスよく保たれている．

　フィードバックシステムは，内分泌系のしくみ，内分泌疾患とその診断を理解するうえで，最も基本的で重要な概念である．ホルモンの過不足によりさまざまな症状をきたしたものが内分泌疾患であるが，その多くにこのフィードバックシステムの破綻（例えば，フィードバックの制御を受けずに腺腫からホルモンが過剰に分泌されている場合，など）がみられる．

B. 臨床におけるホルモン分泌の評価

　血中ホルモンレベルに過不足がないかを判定するためには，早朝空腹安静時のホルモン血中濃度（**基礎値**）が基本になるが，それだけでは不十分な場合が多い．あるホルモンAの低下が疑われる場合には，たとえその基礎値が正常範囲であっても，そのホルモンAの分泌を刺激する上位ホルモンBの血中濃度も測定する．もし，あるホルモンAが潜在的に不足していれば，フィードバックシステムがはたらき，ホルモンBの血中濃度は正常より高値を示すことが多い．逆に，ホルモンAの過剰が疑われる場合は，その上位ホルモンBが抑制され低値を示していないかをみる[2]．

　また，内分泌腺の潜在的なホルモン生成能力を評価するためには，フィードバックシステムを応用した**内分泌負荷試験**が用いられることもある．例えば，特定のホルモンの分泌低下が疑われる場合には，そのホルモンの分泌刺激を与えたうえで，そのホルモンの濃度を測定し，それでも十分に分泌されないことを証明する（**分泌刺激試験**）[3]．逆に分泌過剰症が疑われる場合には，そのホルモンの分泌が抑制されるような条件

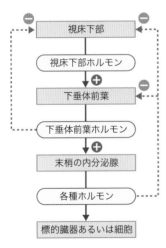

図3　基本的なフィードバックシステムのしくみ

視床下部
↓
視床下部ホルモン
＋↓
下垂体前葉
↓
下垂体前葉ホルモン
＋↓
末梢の内分泌腺
↓
各種ホルモン
↓
標的臓器あるいは細胞

➕分泌促進　➖分泌抑制

※2　例えば，血中コルチゾールレベルが異常高値を示している際に，副腎皮質刺激ホルモン（ACTH）も異常高値を示していれば，下垂体にできた腫瘍（多くは良性のもので腺腫といわれる）や，悪性腫瘍（このように生理的な分泌臓器以外からホルモンが産生される異常を異所性分泌という）などからのACTHの異常分泌が原因であることがわかる．一方ACTH

が低いレベルに抑制されていれば，副腎そのものからのコルチゾール分泌が原因とわかる．
※3　例えば，副腎皮質刺激ホルモン放出ホルモン（CRH）を注射すれば生理的にはACTHの上昇がみられるはずであるが，下垂体機能低下症では，このACTH上昇反応がみられない．

下であっても，分泌が抑制されないことを示す（**分泌抑制試験**）ことが行われる※4.

4 視床下部・下垂体とホルモン

A. 視床下部・下垂体の構造と機能

　下垂体は小指の先ほどの小さな器官で，細い下垂体茎（下垂体柄）によって脳の視床下部から下に垂れさがるように，頭蓋底の蝶形骨にあるトルコ鞍に納まっている（図4）．下垂体茎内部には下垂体門脈という血管があり，視床下部と下垂体は血流によって連絡している．下垂体は前葉と後葉からなり，両者は発生学的な由来が異なっている．視床下部と下垂体前葉・後葉から分泌されるホルモンとそのはたらきについては表2にまとめた.

B. 視床下部ホルモンとその作用

　視床下部では，後述する下垂体前葉ホルモンの分泌を刺激，または抑制するホルモンの生成分泌が行われている（表2）．これらの視床下部ホルモンには，**成長ホルモン放出ホルモン（GHRH）**，**甲状腺刺激ホルモン放出ホルモン（TRH）**，**副腎皮質刺激ホルモン放出ホルモン（CRH）**，**性腺刺激ホルモン放出ホルモン（GnRH）**，**ソマトスタチン**などがある．これらは，いずれもペプチドホルモンであり，前述の下垂体門脈により下垂体前葉に運ばれて作用する．これらのうち，ソマトスタチンは成長ホルモン（GH）など多くのホルモン分泌を抑制する.

　視床下部は，下位ホルモンの血中濃度を感知し，視床下部ホルモンの血中濃度を上下させて下位ホルモン産生量を制御することにより，フィードバック制御の重要な部分を担っている.

C. 下垂体前葉ホルモンとその作用

　下垂体前葉からは主に，**成長ホルモン（GH）**，**プロラクチン（PRL）**，**甲状腺刺激ホルモン（TSH）**，**副腎皮質刺激ホルモン（ACTH）**，**黄体形成ホルモン（LH）**，**卵胞刺激ホルモン（FSH）**の6つの下垂体前葉ホルモン

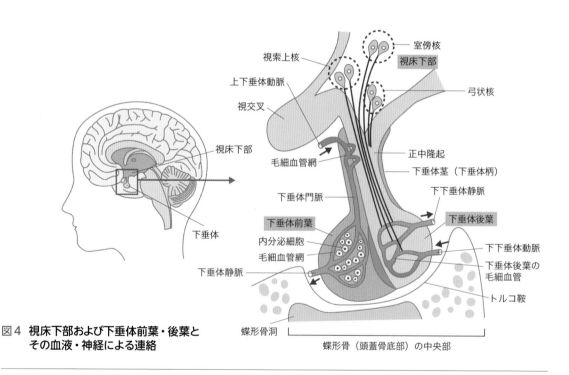

図4　視床下部および下垂体前葉・後葉とその血液・神経による連絡

視索上核
室傍核
視床下部
上下垂体動脈
弓状核
視交叉
毛細血管網
正中隆起
下垂体茎（下垂体柄）
下垂体門脈
下下垂体静脈
下垂体前葉
下垂体後葉
内分泌細胞
毛細血管網
下下垂体動脈
下垂体静脈
下垂体後葉の毛細血管
トルコ鞍
蝶形骨洞
蝶形骨（頭蓋骨底部）の中央部

視床下部
下垂体

※4　一例として，大量のグルコース（ブドウ糖）を経口投与すれば，通常は血液中の成長ホルモン（GH）レベルは正常以下に抑制されるが，末端肥大症（先端肥大症）の患者ではこの抑制がみられないことで診断できる.

表2 下垂体前葉ホルモンと，それぞれを調節する視床下部ホルモンならびに下垂体後葉ホルモン

視床下部ホルモン	下垂体前葉ホルモン		標的細胞（臓器）
成長ホルモン放出ホルモン（GHRH）⬆	成長ホルモン（GH）		全身
ソマトスタチン ⬇			
ドーパミン ⬇	乳汁分泌刺激ホルモン〔プロラクチン（PRL）〕		乳腺
甲状腺刺激ホルモン放出ホルモン（TRH）⬆	甲状腺刺激ホルモン（TSH）		甲状腺
副腎皮質刺激ホルモン放出ホルモン（CRH）⬆	副腎皮質刺激ホルモン（ACTH）		副腎皮質
性腺刺激ホルモン放出ホルモン（GnRH）⬆	性腺刺激ホルモン（ゴナドトロピン）	黄体形成ホルモン（LH）	卵巣 精巣（ライディッヒ細胞）
		卵胞刺激ホルモン（FSH）	卵巣 精巣（セルトリ細胞）
	下垂体後葉ホルモン		
	抗利尿ホルモン（ADH）（バソプレシン）		腎臓の集合管
	オキシトシン		平滑筋（子宮・乳腺）

⬆ 分泌促進
⬇ 分泌抑制

が分泌されている（表2）．これらは，それぞれ対応する視床下部ホルモンの刺激や抑制により分泌がコントロールされている．下垂体前葉ホルモンの多くは下垂体から分泌されたあと，さらに別の内分泌臓器を刺激することにより別のホルモンを分泌させる（表2）．

下垂体前葉ホルモンには，分泌が不十分だと生命の危険があるものも含まれており（甲状腺刺激ホルモン，副腎皮質刺激ホルモン），視床下部・下垂体は，内分泌系の司令塔ともいえる．本項では**成長ホルモン（GH）**，**プロラクチン（PRL）**について扱い，その他の下垂体前葉ホルモンについては，それぞれの関連する項で後述する．

D. 下垂体前葉ホルモンの分泌異常

下垂体のホルモン分泌細胞が腫瘍化して下垂体腺腫になると，たとえ1 cm未満の小さな腫瘍であっても，視床下部ホルモンの刺激とは無関係にPRL，GH，ACTHなどのホルモンを過剰分泌することがあり，その下位ホルモンの分泌過剰症が起こりそのためにさまざまな全身症状が出現しうる．

逆に，頭部外傷，脳血管障害，自己免疫などによって下垂体が障害されると，下垂体ホルモンの分泌低下により下垂体機能低下症が起こることがある．分泌が障害された下垂体前葉ホルモンの種類に応じて，特有

の欠乏症状が出現する．

E. 成長ホルモン（GH）

1）GHの作用と機能

成長ホルモン（growth hormone：GH）は，下垂体前葉のGH分泌細胞から分泌され，小児の成長に必須のホルモンである．GHはそれ自体が，成長促進作用を有するが，同時に肝臓などに作用して，インスリンに似た構造をもつ成長因子であるIGF-I（insulin-like growth factor I，**インスリン様成長因子I，別名：ソマトメジンC**）を分泌させる．IGF-Iの方がGHより成長促進作用が強い．GHとIGF-Iは，骨端線において骨の成長を促し伸張させると同時に，たんぱく質同化を促進して筋肉や臓器なども成長させる．そのため成長期のGH分泌が不十分であると低身長をきたし，**小人症**といわれる．この場合は，適切な時期に合成ヒトGHを注射投与する治療により低身長を改善させることができる（ただし低身長をきたす疾患は小人症以外にも多くあり，その多くはGH投与の対象にならない）．

これらの小児における成長促進作用とともに，成長を終えた成人においてもGHとIGF-Iはエネルギー代謝の促進にかかわり，特に脂肪組織を分解し遊離脂肪酸として代謝させたり，グリコーゲンを分解し血糖値

を上昇させたりしていることがわかっている．したがって，成人であっても，GHの欠乏は内臓脂肪蓄積や脂質異常症を通じて動脈硬化症を促進する可能性があることから，最近では成人のGH欠乏症に対しても少量のGH補充が行われることがある．

小人症とは逆に，下垂体腺腫から分泌されるGHがフィードバック制御に従わずに過剰分泌されると，高身長あるいは末端部の肥大をきたす**巨人症**あるいは**末端肥大症（先端肥大症）**という疾患が起こる．成長期に発症すると，高身長を主症状とした巨人症となり，成人以降（骨端線の閉鎖後）に発症した場合は，手足末端や眉弓部，鼻，口唇，舌などの肥大を主徴とした末端肥大症になる．

2）GHの分泌調節

GHは視床下部から分泌される成長ホルモン放出ホルモン（GHRH）の作用を受けて分泌され，同じく視床下部からのソマトスタチンにより分泌が抑制される．アミノ酸のうち特に**アルギニン**もGH分泌を刺激する．また，GHやIGF–Ⅰが高値になると下垂体に感知され，ネガティブフィードバックシステムによりGH分泌は抑制される．GHの分泌は，その他の因子による調節も受ける．例えば，睡眠や適度な運動はGHの分泌を刺激し，「寝る子はよく育つ」「適度な運動は成長に必要である」といった言い伝えの裏付けになっている．GHは血糖を上昇させる一方，甘いものを大量に摂取して血糖値が上昇するとGH分泌は抑制される．

F．プロラクチン（PRL）

1）PRLの作用と機能

プロラクチン（prolactin：PRL）は下垂体前葉のプロラクチン分泌細胞から分泌され，妊娠期の乳腺発達や，産後授乳期における乳汁の合成・分泌を司る．さらに妊娠の維持や産褥期における排卵抑制や無月経にも貢献している．

2）PRLの分泌調節

PRLは他の下垂体前葉ホルモンと異なり，視床下部による分泌抑制がコントロールの主体となっている．すなわちPRLの分泌は，生理的には，視床下部から分泌されるドーパミンによって正常範囲に抑制されている．したがって，視床下部障害などによりドーパミンが不十分になるとPRLが過剰に分泌され高PRL血症を

きたすことがある．一方，甲状腺刺激ホルモン（TSH）分泌を刺激する甲状腺刺激ホルモン放出ホルモン（TRH）には，PRL分泌刺激作用もある．このように非妊時・非授乳期にもかかわらず，さまざまな原因により血中PRLレベルが上昇することがあり，これによって乳汁分泌や無月経，あるいは不妊（男性では勃起不全など）が起こる．これを**乳汁漏出・無月経症候群**という．

G．下垂体後葉ホルモンとその作用

下垂体後葉からは，**抗利尿ホルモン（ADH）〔バソプレシンまたはアルギニンバソプレシン（AVP）ともいう〕**が分泌され，腎臓に作用し尿量をコントロールすることにより，体内水分量と血漿浸透圧を一定に維持している．下垂体後葉からは，分娩時の子宮収縮や授乳時の乳汁射出（射乳）作用を有する**オキシトシン**も分泌される．ただしADHやオキシトシンは，下垂体後葉で生成されているわけではなく，視床下部の神経分泌細胞によって産生され，神経細胞の軸索により下垂体後葉に輸送されそこで貯蔵され，必要に応じて分泌される（図4）．

H．血漿浸透圧調節と抗利尿ホルモン（ADH）

血漿浸透圧は，主に血漿ナトリウム濃度によって決まり，通常は280〜290 mOsm/kg前後の狭い範囲に維持されている．血漿浸透圧の調節は，飲水量と尿量（尿濃縮度）を変化させることによって行われる．脱水による血漿浸透圧上昇は，視床下部の浸透圧受容体に感知され，口渇による飲水行動を引き起こすとともに，下垂体後葉よりADHを分泌させる．

血漿浸透圧のレベルに応じてADHの分泌がどのように変化するかを図5に示した．ADHは腎臓の集合管に作用して水の再吸収を促進し，尿を濃縮（＝尿量を減少）させることにより体内の水分を保持するように作用する（第6章参照）．そのしくみとして，ADHは集合管の管壁細胞膜にある受容体に結合し，水の再吸収を促進するアクアポリンという水のチャネル役のたんぱく質を細胞膜に増やすはたらきが知られている．左心房，大動脈弓，頸動脈洞などの受容体で感知された循環血液量や血圧の低下も，同様にADHを分泌させる．

さまざまな原因によりADHの分泌が不足すると，細胞膜上のアクアポリンが減少し水の再吸収が障害され，尿の濃縮作用が不十分となって多尿となり，口渇と多飲をきたす．これが**尿崩症**（diabetes insipidus）とよばれる状態である[5]．逆に，血漿浸透圧が高くないのにADHが本来必要な分泌量より相対的に多く分泌さ

れ，その結果，低ナトリウム血症（135 mEq/L未満）をきたす異常が，**抗利尿ホルモン不適合分泌症候群（SIADH）**である（図5）．このようにADHの分泌は，生理的に血漿浸透圧により細かく調節されているが，単に血中濃度の絶対値のみで過不足を論ずることはできず，常に血漿浸透圧と対比しながら評価する必要がある．

5 甲状腺とホルモン

A. 甲状腺の解剖

甲状腺は，甲状軟骨の下部あたりに蝶のような形をして気管に巻きつくように存在する3〜5 cm程度の内分泌臓器である（図6A）．組織的には**濾胞上皮細胞**によって囲まれた多数の濾胞によって形成される（図6B）．甲状腺では，サイログロブリンというたんぱく質のチロシン残基がヨウ素と結合し，このチロシン残基がさらにさまざまな修飾を受けて甲状腺ホルモンが生成される．栄養素としてのヨウ素の生理機能は，甲状腺ホルモンの生理機能にほぼ集約される．

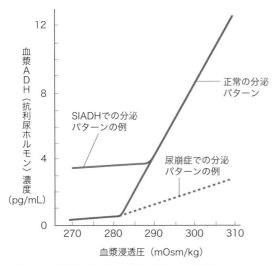

図5 血漿浸透圧と血中ADH濃度との関係
正常パターンおよび尿崩症，SIADH（抗利尿ホルモン不適合分泌症候群）の分泌パターン例．
SIADH：syndrome of inappropriate secretion of ADH

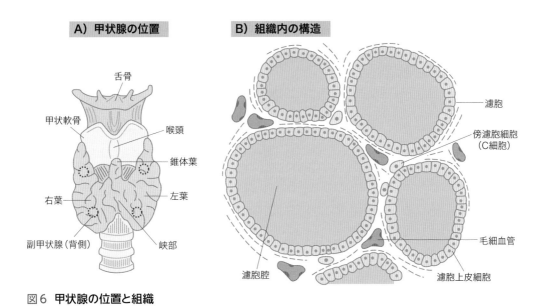

図6 甲状腺の位置と組織

---

[5] ADHの分泌が全くなくなると，1日の尿量は10 Lにも達する（正常は1〜1.5 L程度）．

B. 甲状腺ホルモンとその作用

甲状腺ホルモン〔**トリヨードチロニン（トリヨードサイロニン：T_3）**および**チロキシン（サイロキシン：T_4）**〕は，主にチロキシン結合グロブリンによって血中を運搬されているが，プレアルブミン（急速代謝回転たんぱく質の1つ，トランスサイレチンともいう）やアルブミンと結合しているものもある．T_3，T_4のいずれもたんぱく質から遊離して，標的臓器（肝臓，腎臓，心臓，筋肉，下垂体，発達期の脳など）の細胞内に取り込まれ，T_4は脱ヨウ素化されてT_3に変換される．T_3は甲状腺ホルモンの主要な生理的活性型であり，核受容体に結合して作用を発現する．甲状腺ホルモンは，全身の代謝を活発化させる作用をもち，生存に必須のホルモンである．成長にも重要な役割を果たし，成長期に甲状腺ホルモンの不足が長期間持続すると，低身長や知能低下を伴うクレチン症という疾患をきたす．

甲状腺ホルモンの生理的なはたらきは，熱産生，成長，循環系，エネルギー代謝など多岐にわたるが，その過不足状態の症状をみると理解しやすい．

- **過量の場合**（すなわち**甲状腺機能亢進症**）：代謝亢進状や精神的・身体的な過活動状態，すなわち暑がりや微熱，発汗過多，やせ（食欲が増進し過食していることが多いが，消費エネルギーも増えるため），頻脈や動悸，下痢などがみられる．バセドウ病が典型．
- **不足の場合**（すなわち**甲状腺機能低下症**）：過量と正反対の症状がみられ，寒がり，体温の低下，肥満（食欲が低下し摂食量が少ないが，消費エネルギーも減るため），徐脈，易疲労，便秘などもみられる．橋本病が典型．

甲状腺ホルモンは，図7に示すように，下垂体前葉と視床下部によるフィードバック制御により血中レベルが制御されている．

6 カルシウム代謝調整ホルモン

A. 副甲状腺と副甲状腺ホルモン（PTH）

副甲状腺（**上皮小体**とよばれることもある）は通常，甲状腺の後面の上下左右に接して1個ずつ計4つ存在

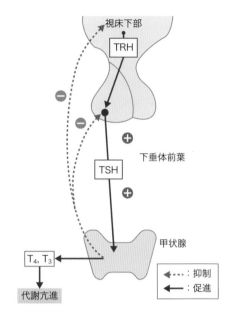

図7 甲状腺ホルモンのフィードバックによる制御
TRH：甲状腺刺激ホルモン放出ホルモン
TSH：甲状腺刺激ホルモン
T_3：トリヨードチロニン（トリヨードサイロニン）
T_4：チロキシン（サイロキシン）

する小器官であり，**副甲状腺ホルモン**〔parathyroid hormone（**PTH**），**パラトルモン**（parathormone）ともよばれる〕を産生する．副甲状腺は細胞膜上にカルシウム受容体をもち，その受容体のはたらきで血液中のカルシウム濃度をモニターしている．カルシウム濃度が低下すると，PTHの分泌が亢進する．PTHの役割は，生体作用に重要な血清カルシウム濃度が低下しないように維持することである．

B. PTHの作用

PTHの作用は，①**骨吸収**（カルシウムが骨から放出されること）を促進することにより血中にカルシウムを放出させる，②集合管における**カルシウムの再吸収**を促進し，リンの再吸収を抑制する，③ビタミンDを活性化し，消化管からのカルシウムの吸収を促進する，の3つにより**血清カルシウム値を上昇**させることである．

したがってPTHが過剰に分泌されると，骨吸収が促進され骨塩量が低下し骨折が起きやすくなり，同時に血清カルシウム値は高値を示し（高カルシウム血症），尿路で析出して尿路結石もきたす．逆にPTHが不足す

**表3 活性型ビタミンＤの標的臓器における
カルシウム代謝調節作用**

標的臓器	カルシウム代謝調節
小腸（主として十二指腸）	カルシウムの吸収の促進
骨	骨形成の促進（生理量） 骨吸収の促進（薬理量）
腎臓（集合管）	カルシウム再吸収の促進
副甲状腺	PTH産生の抑制

ると，血清カルシウム値が低下し（低カルシウム血症），神経・筋が過敏になり，痙攣（**テタニー**）やしびれに結びつく．

C. カルシトニンおよびビタミンＤ

血清カルシウム濃度はかなり狭い範囲に制御されているが，それにはPTHの他，**カルシトニン**（甲状腺傍濾胞細胞から分泌される）および**ビタミンＤ**の作用も関与している．カルシトニンは血中カルシウム濃度が高いときに分泌され，破骨細胞の骨吸収を防ぎ，カルシウムの腎臓からの排出を促進することにより，血中カルシウム濃度を低下させる．ビタミンＤは食物として摂取される他，皮膚で合成される．ビタミンＤは主に肝臓で水酸化反応を受けて25-ヒドロキシビタミンＤに変換され，さらに腎臓で活性型である1,25-ジヒドロキシビタミンＤに変換される．1,25-ジヒドロキシビタミンＤは小腸や骨などにおいて，核受容体に結合して作用をあらわし，血中カルシウム濃度を上昇させるようにはたらく（表3）．

7 副腎皮質・髄質とホルモン

A. 副腎の構造と産生ホルモン

副腎は**皮質**と**髄質**に分けられる．両者は発生学的な由来から異なっており，前者が中胚葉性，後者が外胚葉性である．副腎皮質は，被膜から髄質に向かって，**球状層，束状層，網状層**の3層に分けられ，各層からそれぞれ，**ミネラルコルチコイド**（主に**アルドステロン**），**グルココルチコイド**（主に**コルチゾール**），性ホルモン〔主に**デヒドロエピアンドロステロン**（DHEA）〕

が産生されている．これらはいずれもステロイドホルモンである（図8）．一方，副腎髄質からは**カテコールアミン**（アドレナリン，ノルアドレナリン，ドーパミン）が分泌される（図8）．

B. アルドステロン

アルドステロンは代表的なミネラルコルチコイドであり，腎臓の集合管においてナトリウムイオン（Na^+）の吸収およびカリウムイオン（K^+）の分泌（排出）を行い，循環血漿量と血圧を維持するはたらきを助けている．アルドステロンの分泌は，**レニン-アンジオテンシン-アルドステロン系**により調整されている．すなわち図9に示すように，循環血漿量低下を刺激として腎臓の傍糸球体細胞から分泌されるレニンを介する経路で産生されるアンジオテンシンⅡによってアルドステロンの分泌が促進される．また，レニン-アンジオテンシン-アルドステロン系のコントロールから外れて，副腎皮質にできた腺腫が，自律的にアルドステロンを過剰分泌することがある．これを**原発性アルドステロン症**といい，高血圧の原因疾患の1つである（p.189，臨床への入門 参照）．

C. コルチゾール

コルチゾールは代表的なグルココルチコイドであり，生命維持に不可欠のホルモンである．コルチゾールは，下垂体前葉からの副腎皮質刺激ホルモン（ACTH）の刺激によって分泌され，さらに上位の副腎皮質刺激ホルモン放出ホルモン（CRH）によりフィードバック制御をされている（図10）．生体の活動性を支え，血圧上昇作用や糖新生により血糖値を上昇させる，炎症を抑制するなどの重要なはたらきがあり，生体が直面するあらゆる身体的・精神的ストレスの際には，普段より大量に分泌され，生体のホメオスタシスを維持する[6]．したがって何らかの原因により，コルチゾールの分泌が低下すると，意識障害や血圧低下によるショックや低血糖などをきたし生命にかかわる（**副腎皮質機能低下症，アジソン病**）．

逆にコルチゾールがフィードバックによる制御を受

※6 これらの強い生理活性作用により，人工的に合成されたグルココルチコイドは，例えば抗炎症薬，抗アレルギー薬などとして，自己免疫疾患，アレルギー疾患などの医薬品として広く用いられている．

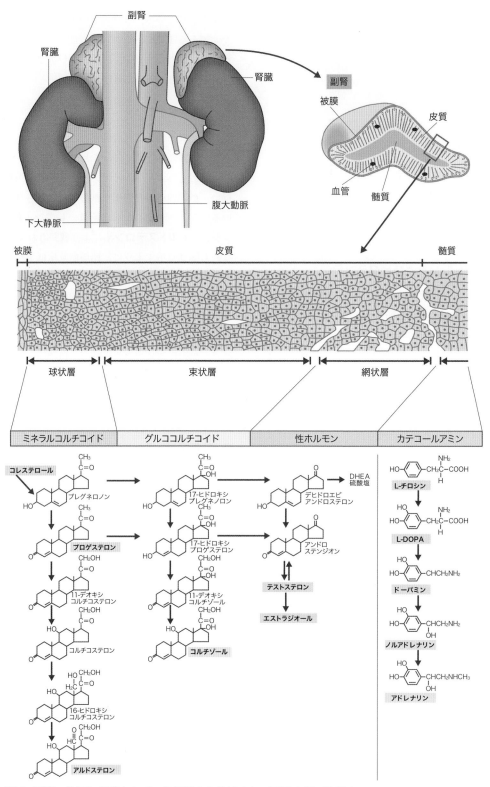

図8　副腎の位置と組織ならびに各組織から分泌される副腎皮質・髄質ホルモン

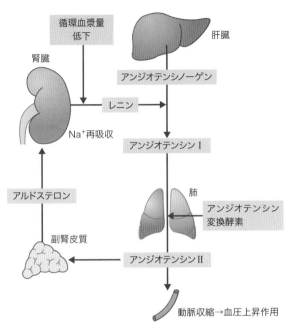

図9 レニン−アンジオテンシン−アルドステロン系

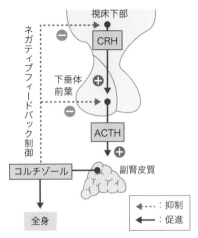

図10 コルチゾールのフィードバックによる制御
CRH：副腎皮質刺激ホルモン放出ホルモン
ACTH：副腎皮質刺激ホルモン

けずに過剰に産生されると，肥満や高血圧，糖尿病，骨粗鬆症，易感染性などをはじめとする，多彩な全身症状がみられる．これを**クッシング（Cushing）症候群**（p190，臨床への入門 参照）といい，副腎に腺腫などの原因があってコルチゾールが過剰分泌されている場合と，下垂体や悪性腫瘍などからACTHが過剰分泌されることにより，二次的にコルチゾールが過剰産生されている場合の2通りがある．

D. 副腎髄質とカテコールアミン

　副腎髄質からは**アドレナリン（エピネフリン）**，**ノルアドレナリン（ノルエピネフリン）**を主体とするカテコールアミンが産生され，少量のドーパミンも産生される（図8）．副腎髄質の細胞は交感神経の節後神経細胞と同じ由来であり，カテコールアミンの生理作用も交感神経のはたらきと共通している．すなわち，心拍数と血圧の増加，発汗，グリコーゲン分解促進による血糖値上昇，消化管運動の抑制などである．アドレナリンは，心拍出量増加作用と血糖値上昇作用が強く，ノルアドレナリンは末梢血管収縮による血圧上昇作用が著しい．

　カテコールアミンの分泌は，生理的には主に交感神経によって調整され，コルチゾールと同様に，さまざまなストレスや緊急事態に即応して分泌が急激に増加し，闘争や逃走などに適した身体状況を作り出す生理作用がある．ノルアドレナリンは副腎髄質のみならず，全身の交感神経終末からも分泌される．

　クロム親和細胞に由来する腫瘍（**褐色細胞腫**）は，カテコールアミンを過剰に産生することにより高血圧や心拍数増加などを主体とする症状を起こす．副腎外の傍神経節などにもできることがある．

8 膵島とホルモン

A. 膵島の構造

　膵臓は前述のように外分泌腺と内分泌腺を兼ねた臓器であるが，その内分泌作用を司るのが**膵島（ランゲルハンス島**，略してラ氏島）である（図11）．組織的には，外分泌腺の中にちょうど島のように散在して見える．ランゲルハンス島は**α細胞**，**β細胞**と少数の**δ細胞**からなり，それぞれ，グルカゴン，インスリン，ソマトスタチンを産生している．血糖値を狭い範囲に維持しておくことは生理的に重要であるが，グルカゴン，インスリンは特にそのために重要な役割をもつ．

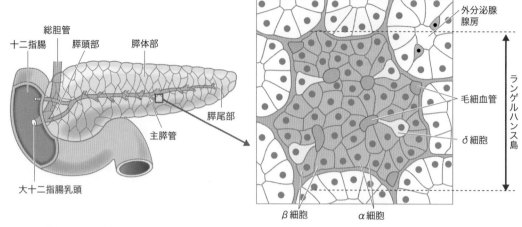

図11　膵臓のランゲルハンス島とそのホルモン分泌細胞

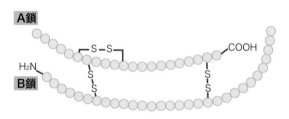

図12　インスリンの構造

B. インスリン

　インスリンはペプチドホルモンで，21個のアミノ酸からなるA鎖と30個のアミノ酸からなるB鎖が，硫黄（S）を介するジスルフィド結合（S–S結合）によって連結した構造をもつ（図12）．インスリンは骨格筋，脂肪細胞，肝細胞など全身の細胞の細胞膜上にある**インスリン受容体**に結合して，血中のグルコースの細胞内への取り込みを促進し，エネルギーとして利用できるようにする．特に筋肉や脂肪組織では，インスリンは細胞膜に存在するGLUT4というグルコース輸送体を増やすことで，グルコースの取り込みを促進する．

　インスリンは体内で唯一の血糖低下作用を有するホルモンであり，血糖値上昇などを刺激としてランゲルハンス島β細胞から分泌される（図13）．インスリン分泌能力あるいはインスリン感受性（インスリンの効きめ）のいずれか，または両方の低下によりインスリンの作用が不足し，慢性的に血糖値の高い状態が**糖尿病**である（p.189，臨床への入門 参照）．

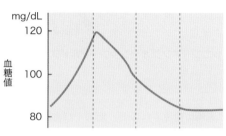

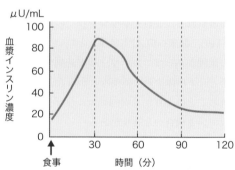

図13　**食事による血糖値の上昇とそれによるインスリン分泌反応**

C. グルカゴン

　グルカゴンも29個のアミノ酸からなるペプチドホルモンであり，インスリンとは逆に，肝臓におけるグリコーゲンの分解や糖新生の促進などにより血糖値を上昇させる作用をもつ．グルカゴンは，他の血糖上昇作用を有するホルモン（コルチゾール，成長ホルモン，カテコールアミンなど）と同様に，血糖値の低下が刺激になって分泌され，血糖値を維持するように作用す

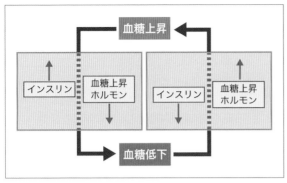
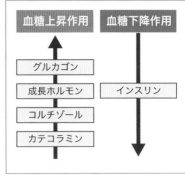

図14 血糖調節のフィードバックシステムと血糖調節に関与するホルモン

る．これらの血糖上昇ホルモンとインスリンは，お互いにフィードバックを形成することにより，血糖値を常にほぼ一定に維持している（図14）．

9 性腺とホルモン

　性腺すなわち精巣と卵巣は生殖細胞の供給源である他（第7章参照），内分泌腺としても作用しており，視床下部ならびに下垂体ホルモンの支配の下に，それぞれ男性ホルモン，女性ホルモンを産生している．これらはいずれもステロイドホルモンである．

A. 精巣とホルモン

　精巣は，精子形成作用を有するとともに，男性ホルモン（主に**テストステロン**）を産生する内分泌臓器でもある．テストステロンは，思春期以降に血中レベルが上昇し，たんぱく質合成を促進し（たんぱく質同化作用），男性の二次性徴を起こさせると同時に，精巣内の**セルトリ細胞**に作用して精子形成を促進する．テストステロンは，下垂体により分泌が調節されており，黄体形成ホルモン（LH）の刺激により精巣の**ライディッヒ細胞**で生成される．血中のテストステロンレベルは，視床下部の性腺刺激ホルモン放出ホルモン（GnRH）および下垂体前葉のLHのレベルにフィードバックされている（図15）．なお，男性ホルモンは副腎皮質からも少量分泌されるため，女性の血中にも少量存在する．

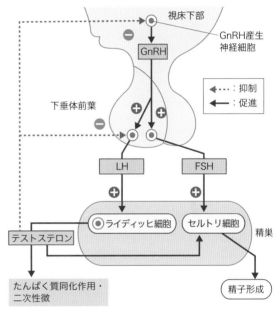

図15 男性ホルモンのフィードバックシステムによる制御と精巣

GnRH：性腺刺激ホルモン放出ホルモン
LH：黄体形成ホルモン
FSH：卵胞刺激ホルモン

B. 卵巣とホルモン

　卵巣は，**卵胞ホルモン**と**黄体ホルモン**という2種類のホルモンを産生し，これらは月経周期に合わせて血中レベルが大きく変動する（図16）．卵胞ホルモンは**エストロゲン**（主にエストラジオール，エストロンなど）で，いわゆる女性ホルモンである．これらは，男性のテストステロンに相当し，思春期に血中レベルが上昇し，女性らしい体型や子宮発達・月経の発来など

A) 月経周期

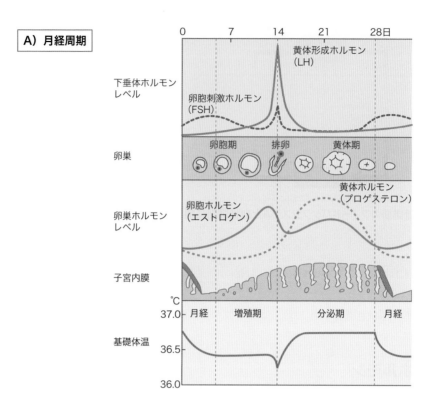

B) 卵胞の形成と黄体

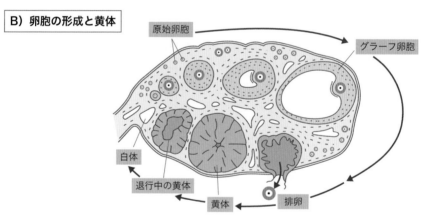

図16 月経周期とホルモン分泌，卵巣との関係

の女性の二次性徴を司る．一方，黄体ホルモンは**プロゲステロン**で，卵子を排卵したあとに卵巣に残った卵胞から形成された黄体より分泌される．プロゲステロンは，妊娠準備状態をつくったり，妊娠を維持したりするなどの作用を有する．なお，男性の精巣からも，卵胞ホルモンがごくわずかに分泌されている．

卵巣中の原始卵胞数は，胎生期に最大となり出生以降減少を続ける．閉経期前後に卵巣ホルモンの分泌が急激に低下した結果起こるさまざまな心身の症状を総称して更年期障害といい，ほてりやのぼせ（hot flush）がよくみられる．

臨床への入門　栄養学分野に関連する内分泌疾患

内分泌疾患には多くの種類があるが，特に栄養学分野と関連する疾患として，糖尿病，甲状腺機能亢進症・低下症，原発性アルドステロン症，クッシング病・症候群があげられる.

2型糖尿病

1）日本における2型糖尿病の現状

インスリン作用の不全状態である2型糖尿病は，典型的な生活習慣病・代謝疾患でもあり，その予防・治療に管理栄養士が最も貢献・活躍できる疾患の1つである. 糖尿病患者数は急激に増え続けており，疑い例も含めると中年以降の日本人の3人に1人に達する. 糖尿病のために，日本だけで毎年3,000人が失明し，毎年1万5千人が人工透析を開始し，さらに虚血性心疾患や脳卒中も大幅に起こりやすくなるという深刻な状況である. したがって糖尿病は初期に発見して，専門家のアドバイスを受けながら食事・運動・薬物療法を十分に行い，合併症を起こさないようにコントロールしていくことがきわめて重要である.

2）糖尿病の病態と治療

糖尿病は，インスリン作用不足により血糖値が上昇し，さまざまな血管合併症をきたす疾患である. インスリン作用不足は前述のように，インスリン分泌量の絶対量の低下（その著しいものが1型糖尿病），あるいはインスリン感受性の低下（インスリン抵抗性）のいずれか，または両方によって起き，このうち後者のインスリン抵抗性をきたす代表的な状態が肥満である. このような状態では，インスリンは十分分泌されていても血糖値が上昇する. 肥満の人が糖尿病になりやすかったり，肥満していると糖尿病がコントロールしにくかったりする理由はここにある. 正しい食事・運動療法により，肥満を解消することは，糖尿病の予防と治療において最重要であるといっても過言ではない.

近年，多くの種類の飲み薬やインスリン製剤が開発されてきたが，それでも食事療法や運動療法の重要性は不変である. 飲み薬やインスリン製剤は一時的に血糖値を下げるが，肥満状態が続いていると，薬やインスリン製剤はやがて効きめがなくなり，再び血糖値が上昇することになる. これは他の病気の薬にはあまりみられない現象で，糖尿病は他の病気とは異なり，患者が医療スタッフと協力して，生活習慣から変えていかなくてはコントロールできない疾患である.

甲状腺機能亢進症・低下症

甲状腺機能亢進症は，甲状腺ホルモンが過剰分泌されているために，前述のような代謝亢進症状がみられるものである. いくつかの疾患が甲状腺機能亢進症をきたすが，最も頻度が高いのはバセドウ病（グレーブス病）で，自己抗体（自己組織に対して産生される異常な抗体）が，TSHによるフィードバック・コントロールとは無関係に，TSH受容体を刺激して甲状腺ホルモンを出させることによる（検査結果としては，T_3，T_4は正常より上昇し，TSHはフィードバックのため正常より低下する）. 逆に，別の自己抗体が甲状腺組織を徐々に破壊していく状態が橋本病（慢性甲状腺炎ともいう）であり，甲状腺ホルモンの低下した状態である甲状腺機能低下症をきたす代表的な疾患である（この場合，T_3，T_4は低下してTSHはフィードバックのため上昇する）. 下垂体からのTSHの過剰分泌または分泌低下でも甲状腺機能亢進症・低下症をきたしうるが，それらは原因としては比較的稀である.

原発性アルドステロン症

原発性アルドステロン症は，副腎皮質にできた腺腫からアルドステロンが過剰に分泌されている疾患で，主に高血圧や低カリウム血症をきたす. 従来は比較的稀な疾患とされてきたが，最近の研究では，高血圧患者の1割程度を占めているのではないかともいわれている. 原発性アルドステロン症は，比較的簡単な手術で治癒し，一生薬を飲み続けなくてもよくなることも多いので，積極的に診断することが期待されている.

クッシング病・症候群

　クッシング病・症候群はいずれも，副腎皮質からのコルチゾールの過剰分泌により全身的にさまざまな症状をきたす疾患である．ただし両者はその病変部位が異なっており，クッシング病が，下垂体にできた腺腫からのACTHの過剰分泌により副腎皮質がコルチゾールを過剰分泌しているのに対して，クッシング症候群では，副腎皮質にできた腺腫が直接コルチゾールを過剰分泌している状態である．いずれにしても腺腫の摘出が必要になるが，手術部位がまったく異なるため，両者を区別して診断すること（鑑別）はきわめて重要である．例えば，クッシング病ではACTHは高いことが多いが，クッシング症候群ではACTHは正常より低く抑制されていることが多いことなどから区別できることがあるが，確定診断のためには，前述の内分泌負荷試験を要する．

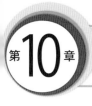

チェック問題

問 題

□ □ **Q1** ホルモンのフィードバックシステムについて，その生理的意義や臨床への応用について例をあげて説明しなさい．

□ □ **Q2** 下垂体前葉から分泌されるホルモンを列挙し，それぞれについて，フィードバックシステムを図示して説明しなさい．

□ □ **Q3** 血糖値を調節するホルモンをあげ，それらが血糖を調節するしくみを説明しなさい．

解答&解説

A1 副腎皮質や甲状腺などのホルモンが不足あるいは過剰になると，視床下部・下垂体で感知され，そこから下位の内分泌腺を刺激するホルモンを分泌することによって，副腎や甲状腺のホルモン産生・分泌が刺激（ポジティブフィードバック）または抑制（ネガティブフィードバック）され，副腎皮質ホルモンや甲状腺ホルモンは一定レベルに保たれ，生体の恒常性維持に貢献している．副腎皮質や甲状腺が，フィードバックに従わずに副腎皮質ホルモンや甲状腺ホルモンを産生・分泌している状態が副腎皮質機能亢進症や甲状腺機能亢進症であり，それぞれ副腎皮質ホルモンや甲状腺ホルモンだけでなく，その上位ホルモンを同時に測定することによって原因（責任病巣）を診断することができる．

A2 表2，図7，図10を参照．

A3 図14を参照．

本書関連ノート「第10章 内分泌系」でさらに力試しをしてみましょう！ Note

Point

1 神経系は情報の処理・統合をする中枢神経系と，中枢神経系と身体各部を連絡する末梢神経系より構成されることを理解する

2 外部からの刺激や，身体内部に起こった変化は，受容器（感覚器）で感知され，感覚ニューロンの突起である感覚神経（知覚神経，求心性神経）を通って中枢神経系に伝えられることを理解する

概略図 神経系概観図

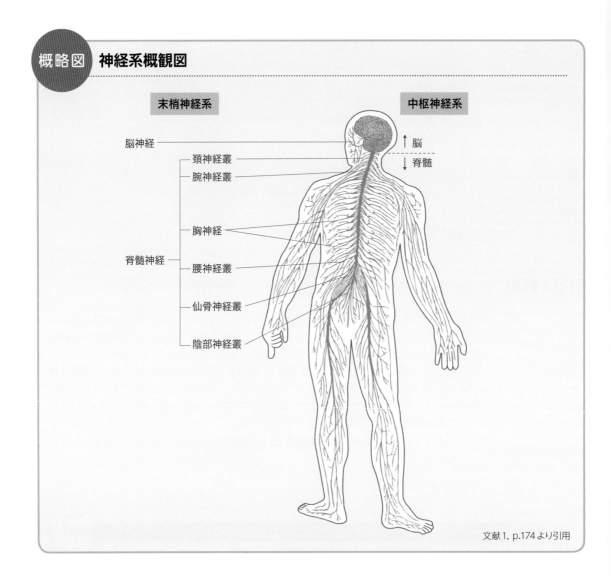

末梢神経系

中枢神経系

脳神経

頚神経叢

腕神経叢

胸神経

脊髄神経

腰神経叢

仙骨神経叢

陰部神経叢

↑ 脳

↓ 脊髄

文献1, p.174より引用

3️⃣ 中枢神経系に入った情報は，上行性神経路を通って上位脳に伝えられるとともに，一部は反射弓を通って運動ニューロンに伝えられることを理解する

4️⃣ 上行性神経路を通ってきた情報は，上位脳で処理・統合され，下行性神経路を通って運動ニューロンに伝えられることを理解する

5️⃣ 運動ニューロンに伝えられた情報は，末梢神経系のうちの運動神経（遠心性神経）を通って筋や腺などの効果器に伝えられ，動物体に適切な反応を起こすことを理解する

概略図 神経系の構成

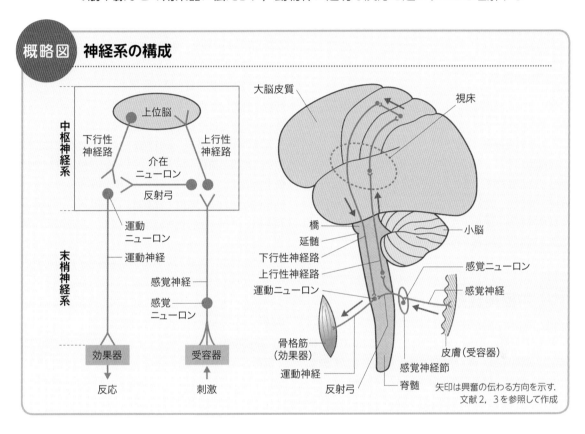

矢印は興奮の伝わる方向を示す.
文献2，3を参照して作成

1 神経系の構成

神経系は，情報処理の中心的な役割を果たす**中枢神経系**と，中枢神経系から出て全身に分布する**末梢神経系**より構成される.

A. 中枢神経系

発生学的にみると，中枢神経系は**神経管**からできてくる．神経管の尾側部は管状の構造を残したまま**脊髄**に分化し，頭側部からは，**脳**ができてくる．神経管の内部は，**中心管**とよばれる腔所となっている．

脳が分化してくる神経管の頭側部には，前脳胞，中脳胞および菱脳胞という3つの膨らみができる（図1）．神経管が3カ所で膨隆するのに伴って，内部の中心管もそれに対応して広くなる．中心管が局所的に広くなったところを**脳室**とよぶ．前脳胞，中脳胞および菱脳胞の内部は，それぞれ前脳室，中脳室および菱脳室となる．

発生が進むと，前脳胞は前方の終脳胞と尾方の間脳胞とに分化し，菱脳胞は前方の後脳胞と尾方の髄脳胞になる．これに伴い内部の腔所も終脳室と間脳室，および後脳室と髄脳室になる．中脳胞と中脳室はあまり変化しない．

完成した脳では，終脳胞と間脳胞は，それぞれ**終脳**（いわゆる大脳）と**間脳**となり，中脳胞は**中脳**となる．後脳胞からは**橋**と**小脳**ができ，髄脳胞は**延髄**になる．終脳室と間脳室は，それぞれ**側脳室**と**第三脳室**とよばれ，この両脳室は細い**室間孔**（モンロー孔）によりつながっている．中脳室は大きくならず管状をした**中脳水道**となる．後脳室と髄脳室は一緒にして**第四脳室**とよばれ，脊髄の中心管に続いている．脳室は脳脊髄液で満たされている．

B. 末梢神経系

脳から出る脳神経と，脊髄から出る**脊髄神経**よりなる．多くの神経には，受容器からの情報を中枢神経系に伝える**感覚神経**（知覚神経，**求心性神経**）と，中枢神経系からの指令を筋や腺などの効果器に伝える**運動神経**（遠心性神経）が含まれる．末梢神経系のなかで，皮膚，骨格筋，関節などの感覚や運動に関与する神経を**体性神経系**と総称する．これに対して，内臓のはたらきを制御する神経を**自律神経系**という．

2 中枢神経系

中枢神経系は，**脊髄と脳**より構成される（p.192，概略図）．脳は延髄，橋，小脳，中脳，間脳および終脳よりなる．延髄，橋および中脳を一括して**脳幹**とよぶ．

A. 脊髄

中枢神経系の尾側部を占める長さ約 40 cm，太さ約 1 cm の円柱状の器官である．左右両側から 31 対の脊髄神経が出ている．脊髄には，いろいろな反射中枢が存在している．

1）構造

横断面で見ると，脊髄の表層には**白質**があり，深部は**灰白質**が占めている（図2）．白質は，神経線維からなり，部位的に**後索，側索，前索**に分けられる．灰白質には，主として**ニューロン**（神経細胞）の細胞体が集まっている．灰白質はローマ字のH字形をしており，**前角，側角，後角**とよばれる突出部が認められる．脊髄の中央部には中心管が通っている．

脊髄の後外側部と，前外側部からは，それぞれ脊髄神経の**後根**と**前根**が出入りしている．後根は脊髄神経節を構成する感覚ニューロンの突起が集まってできた感覚神経である．後根の線維は，脊髄に入ると多くの枝を出した後，**上行性神経路**を形成し，上位脳に向かう．後根の枝の一部は，直接または介在ニューロンを介して間接的に運動ニューロンと連絡して**反射弓**を形成し，効果器の活動を制御する．前根は運動ニューロンの軸索が集まった運動神経で，**下行性神経路**からの情報により効果器のはたらきを制御している．

2）脊髄反射

反射とは，刺激が加わると意志とは無関係に一定の反応が起こる現象をいう．これは，受容器で受けた刺

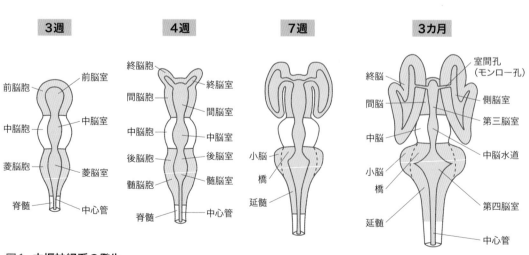

図1　中枢神経系の発生
文献4，p.7を参照して作成

激が，脊髄や脳幹にある中枢で折り返し，効果器に反応を起こすものである．反射の特徴は，健康であれば，同一のヒトに何回行っても同じような反応が起こり，どのようなヒトに行っても同じような反応が起こることである．反射の結果起こる反応を**紋切型反応**という．

反射が起こる際の興奮の伝達経路を**反射弓**という．反射弓の経路は，**受容器→感覚神経→反射中枢→運動神経→効果器**となっている（図3）．中枢とは，ある特定の器官または器官系に対して，一定の効果をもつニューロンが集まっているところをいう．反射中枢が脊髄にあるものを**脊髄反射**とよぶ．脊髄には次のような反射中枢がある．

①排尿中枢

排尿の制御をしている中枢で，仙髄にある．尿が溜まって膀胱壁が伸展されることが刺激となり，膀胱括約筋（内尿道括約筋）と尿道括約筋（外尿道括約筋）を弛緩させ，膀胱壁の排尿筋を収縮させて排尿を起こす．

②排便中枢

排便のコントロールをしている中枢で，仙髄にある．便が溜まって直腸壁が伸展されると，内肛門括約筋と外肛門括約筋を弛緩させ，直腸壁を収縮させて排便を起こす．

③膝蓋腱反射中枢

この中枢は腰髄にある．膝蓋骨の下方にある大腿四頭筋の腱を軽く叩打すると，この筋が収縮して膝関節が伸展する反射である（図3）．末梢神経系の疾患で低下し，ある種の中枢神経系の疾患で亢進するので，神経疾患のスクリーニング検査に使われる．

④屈曲反射中枢

尖ったものや熱いものなど，生体を侵害するようなものに触れると，手や足を引っ込める反射である．有害な刺激から身体を遠ざける防御反射である．

B. 脳幹

延髄，橋および中脳より構成される（図4）．

1）延髄

脊髄の上方への延長上にある円柱形の領域である．背側部の広い領域を占める**延髄被蓋**と，腹側部の狭い**錐体**よりなる．延髄被蓋には，脳神経に関係の深い神経核が分布している．**舌下神経核**には，舌筋を支配するニューロンが集まっている．**迷走神経背側核**は，胸部や腹部の内臓のはたらきを制御している．**孤束核**は，孤束を介して内臓の感覚や，味覚などの情報を受ける．**疑核**は，咽頭や喉頭の筋を支配しているニューロンの集まりである．**三叉神経脊髄路**と**三叉神経脊髄路核**には，顔面の感覚情報が入る．

2）橋

延髄の上方に続く領域であり，背側部の**橋被蓋**と腹側部の**橋底部**からなる．橋被蓋は延髄被蓋の延長であり，いろいろな神経核が分布している．**外転神経核**は

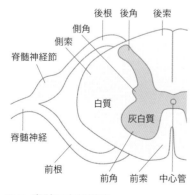

図2 脊髄の内部構造

後根　後角　後索
側角
側索
脊髄神経節
白質
灰白質
脊髄神経
前根
前角　前索　中心管

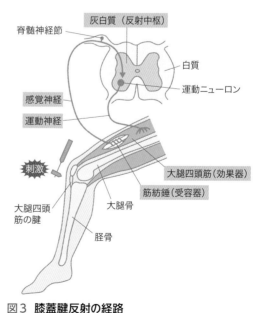

図3 膝蓋腱反射の経路
文献5，p.478を参照して作成

灰白質（反射中枢）
脊髄神経節
白質
運動ニューロン
感覚神経
運動神経
刺激
大腿四頭筋（効果器）
筋紡錘（受容器）
大腿四頭筋の腱
大腿骨
脛骨

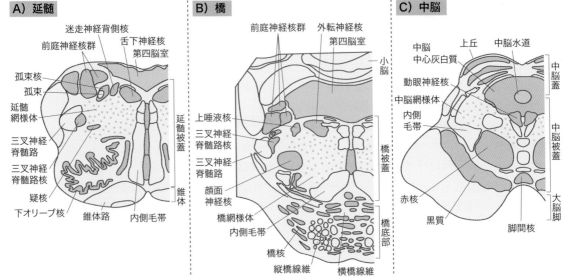

図4 脳幹の内部構造
茶色は灰白質，クリーム色のところは白質を示す．水色は脳室である．
文献2，p.62，71，98を参照して作成

眼筋を支配している．**前庭神経核群**には，内耳の平衡覚部からの線維が終止している．**上唾液核**は涙腺，鼻腺，顎下腺，舌下腺の分泌を制御するニューロンが集まっている．**顔面神経核**は，表情筋（顔面の筋）を制御している．

橋底部には，横橋線維や縦橋線維の間に**橋核**を構成するニューロンが分布している．

3) 中脳

橋の上方にある領域である．背側部を**中脳蓋**といい，その腹方は**中脳被蓋**とよばれる．**動眼神経核**は眼筋の活動を制御している．**黒質**はパーキンソン病に関係の深い神経核である．腹側部は，多くの神経線維が通る**大脳脚**が占めている．

4) 脳幹にある中枢

脳幹には生命維持に関係のある多くの中枢がある．

①呼吸中枢

延髄には**吸息中枢**と**呼息中枢**があり，この両中枢を合わせて呼吸中枢という．橋には，吸息と呼息の切り替えを調節している呼吸調節中枢がある．これらの中枢は，肺の伸展受容器や，大動脈小体や頚動脈小体などの化学受容器からの情報に基づいて呼吸運動を調節している．

②循環中枢

大動脈弓の圧受容器や頚動脈洞などからの情報，頚動脈小体や大動脈小体などの化学受容器からの情報，心房壁の低圧受容器からの情報，終脳から間脳を経由してくる情動の変化に関する情報，などに基づいて心

いわゆる"植物状態"とは

　脳幹には，生命維持に必要な多くの中枢が集まっている．このため脳幹が活動していると，水分や栄養分を補うなどの介護を受ければ，生命を維持することができる．いわゆる"植物状態"といわれるのは，上位脳が広範囲に傷害され，主として脊髄や脳幹で生きている状態である．

　上位脳が傷害されているので，四肢の随意運動はできないし，触覚や温度覚などの感覚もない．眼も見えないし，音を聞くこともできない．言葉を話すこともできない．

臓や血管のはたらきを調整している中枢である.

③血管運動中枢

延髄から橋にかけての網様体にある. 圧受容器からの情報に基づいて末梢の血管の太さを制御し, 血圧を調整している.

④唾液分泌中枢

延髄にあり, 口腔や舌の粘膜の刺激に対応して, 唾液の分泌を制御している.

⑤嚥下中枢

延髄にあり, 咽頭に食塊が押し込まれると, 咽頭の粘膜が刺激され, この情報に基づいて嚥下運動を起こす中枢である.

⑥嘔吐中枢

延髄にある中枢で, 消化管からの情報, 視覚や嗅覚などの感覚情報, 延髄にある**化学受容器引き金帯**からの情報などに基づいて嘔吐を起こす.

C. 小脳

脳幹の一部が背方に隆起したものである (p.193, 概略図). 脳幹とは**小脳脚**によりつながっている. 小脳の正中部は発育の悪い**虫部**で, 左右両側部は大きく発育している**小脳半球**である (図5). 小脳の表面は左右方向に走る**小脳溝**により, 多数の**小脳回**に分けられている.

小脳は骨格筋や感覚器からの情報に基づき, 多くの筋のはたらきを協調させたり, 平衡を保ったり, 眼球の動きを調整したりするはたらきをしている.

D. 間脳

中脳と終脳の間の領域を占めるので間脳とよばれる. 間脳は背側視床, 腹側視床, 視床下部などより構成される.

1) 背側視床 (視床)

背側視床は, 間脳背側部の広い領域を占める (図6). **感覚性神経核群**は, 体性感覚, 視覚, 聴覚, 味覚などの情報を受け, これをそれぞれ大脳新皮質の体性感覚野, 視覚野, 聴覚野, 味覚野に送っている. **運動性神経核群**は, 小脳や大脳基底核などからの情報を受け, これを大脳新皮質の運動野などに送っている. 背側視床は, いろいろな情報の重要な中継所となっている.

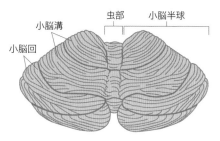

図5 小脳 (背側面)
文献6, p.200より引用

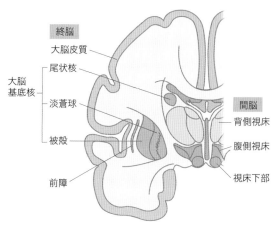

図6 前脳の内部構造
文献6, p.124を参照して作成

2) 腹側視床

腹側視床は, 背側視床の腹方に広がる領域である. ここにある視床下核 (ルイ体) は運動の制御に関与している.

3) 視床下部

視床下部は, 間脳の腹側部を占める. 視床下部は, 自律神経系のいろいろな機能を制御している. 下方は下垂体に続いており, 下垂体ホルモンの分泌をコントロールしている. この他に, 本能的な行動や情動の発現などにも関与している.

①自律神経機能の調節

視床下部は, 自律神経機能の制御中枢で, 血圧, 心拍数, 消化管の機能などを制御している.

②内分泌機能の調節

下垂体の前葉と中葉のホルモンの分泌を制御している. 下垂体後葉ホルモンのバソプレシンやオキシトシンは視床下部で産生され, 下垂体後葉から分泌される.

③体温の調節

外気の温度を感知する皮膚の温度受容器と，血液の温度を感知する視床下部の温度受容器からの情報に基づいて体温を調節する中枢である．体温が上昇すると，汗腺のはたらきを促進するとともに，皮膚の血管を拡張させて放熱を増大させ，体温を下げる．体温が降下すると骨格筋の不随意的律動的収縮（ふるえ）を起こして熱を産生したり，甲状腺ホルモンやカテコールアミンなどの分泌を亢進して産熱を増大したりして体温を上昇させる．

④摂食の調節

視床下部の外側部と内側部には，それぞれ**空腹中枢（摂食中枢）**と**満腹中枢**がある．この両中枢により，摂食量は厳密に制御されており，正常であれば異常に肥満したり痩せたりすることはない．（第12章参照）

⑤飲水の調節

視床下部外側部には**飲水中枢**がある．この中枢は，視床下部の**浸透圧受容器**により感知される血液の浸透圧の変化に基づいて飲水量を調整し，体内の水分量を一定に保つはたらきをしている．

⑥生殖機能の調節

視床下部は，性腺刺激ホルモン放出ホルモンを分泌し，下垂体を介して性腺のはたらきを制御している．さらに，視床下部には生殖行動を制御する**性中枢**がある．この中枢が破壊されると生殖行動ができなくなる．

⑦概日リズムの調整

多くの動物の体は，地球の自転により起こる約24時間の周期で活動している．約24時間を周期とした活動のリズムを概日リズム（概略1日の周期という意味）とよぶ．

概日リズムのなかで最も著明なものは睡眠であるが，その他にも，体温，血圧，脈拍，ホルモン分泌などにリズムがみられる．

ヒトでは，生物時計の中心になっているのは，視床下部にある視交叉上核という小さな神経核である．視交叉上核を構成するニューロンはいずれも約24時間の周期をもって活動している．これらのニューロンが生物時計で中心的な役割を果たしている．

ヒトの生物時計の周期は，ぴったり24時間ではなく，24.5〜25.5時間である．したがって，2〜3週間もすれば，外界の時間とは，半日近くもズレができて

しまうことになる．このため絶えず外界の時間に調整しなければならない．

視交叉上核には，視神経を介して網膜からの情報が入る．網膜からの情報により，生物時計の時間のずれは，絶えず修正されている．視交叉上核からの情報は，視交叉上核を構成するニューロンの軸索により視床下部や中脳などに伝えられ，睡眠をはじめ，体温，血圧，脈拍，ホルモン分泌などに概日リズムが形成されている．

E. 終脳

脳の前端部を占める領域であり，ヒトの脳では大きく発達している．大脳縦裂により左右の大脳半球に分けられている．構造的には，終脳の表層は灰白質である大脳皮質が占め，その下に白質があり，白質の中に灰白質群よりなる大脳基底核が分布している．

1）大脳基底核

終脳の深部にある灰白質群を中心にした神経核群である．大脳基底核を構成する神経核は，**尾状核**，**被殻**，**淡蒼球**などで，これに腹側視床の**視床下核**（ルイ体）や中脳の**黒質**なども含めることがある（図4C，6）．

大脳基底核は，いろいろな運動のプログラムを作成し，そのプログラムに沿って運動をスムーズに遂行するはたらきをしている．障害されると，パーキンソン病〔黒質のドーパミン（含有）ニューロンの変性に起因する〕，舞踏病，アテトーゼなど，特有の不随意運動を伴った運動障害が起こる．

2）辺縁系

大脳皮質のなかで歴史の古い**海馬**，**歯状回**，**海馬傍回**，**帯状回**，**梁下野**などを一括して**辺縁皮質**とよぶ（図7）．辺縁皮質に，これらと関係の深い**扁桃体**，**中隔**（終板傍回など），**視床下部**などを加えて**辺縁系**という．辺縁系は，摂食，飲水，生殖などの本能的な行動，よろこび，怒り，恐怖などの情動の発現や調節，記憶などに重要な役割を果たしている．

3）大脳新皮質

大脳皮質のなかで，歴史的に新しいところを大脳新皮質と総称する．大脳新皮質は**前頭葉**，**頭頂葉**，**側頭葉**，**後頭葉**などに分けられ，機能局在がみられる（図8）．

前頭葉は知的活動や精神機能および運動に関係の深い部位である．ここにある**運動野**は，骨格筋の制御を

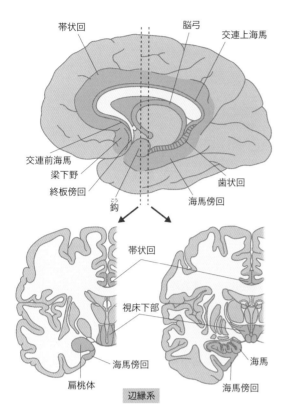

図7 辺縁系
文献2のp.136，文献7のp.521，522を参照して作成
図中のピンク部分が辺縁系である

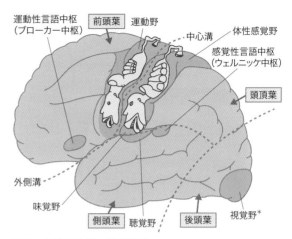

図8 大脳新皮質の機能局在
脳の中に描かれた人体の模式図は，体の各部位が脳の中ではどのような位置と大きさを占めているかを示したものである．脳の中では，位置関係は，大まかに上下が逆になっている．身体各部位の大きさについては，細かい運動をしたり，感覚が鋭敏であったりする体の部位ほど，脳の中で大きな領域を占める傾向がある．文献2, p.143を参照して作成
＊視覚野は後頭部にあるので，後頭部を打撲したりすると，視覚野が障害されて視覚障害を起こすことがある

している．頭頂葉には，触覚，温度覚，痛覚などの体性感覚の中枢である**体性感覚野**や，味覚の中枢である**味覚野**がある．後頭葉にある**視覚野**は，視覚の中枢である．側頭葉には，聴覚の中枢である**聴覚野**がある．

　言語中枢には，前頭葉下部を占める**運動性言語中枢**（**ブローカー中枢**）と，側頭葉の**感覚性言語中枢**（**ウェルニッケ中枢**）がある．運動性言語中枢が障害されると，**運動性失語症**となり，言語を喋ることができなくなる．感覚性言語中枢の障害は**感覚性失語症**とよばれ，聞いた言語の意味を理解することができなくなる．言語中枢は多くの場合左半球にある．言語中枢のある側の大脳半球を**優位半球**，反対側の半球を**劣位半球**とよぶ．

　右半球と左半球は言語機能の他にも違いがあり，左半球は話す，書く，聴くなどの機能や計算機能などに優れており，右半球は形や大きさの弁別，立体感の把握，映像の記憶などに優れている．

F. 髄膜・脳室・脳脊髄液

　中枢神経系は，膜に包まれたうえで，頭蓋腔や脊柱管の中に入っている．中枢神経系の内部には脳室とよばれる腔所があり，その中は脳脊髄液で満たされている．

1）髄膜

　中枢神経系を包んでいる膜は髄膜と総称され，3枚ある（図9）．

　中枢神経系の表面は，**軟膜**が覆っている．その外方には**くも膜**があり，一番外方を強靭な**硬膜**が包んでいる．

　軟膜とくも膜の間にはくも膜下腔とよばれる腔所がある．ここは脳脊髄液に満たされている．またここには，多くの血管が走っている．くも膜と硬膜の間には硬膜下腔があり，硬膜と周囲の骨との間には硬膜上腔がある．硬膜の内部には硬膜静脈洞が走っている．

2）脳室と脳脊髄液

　脳の内部は脳室とよばれる腔所となっている．脳室は，前方から，**側脳室**，室間孔（モンロー孔），**第三脳室**，**中脳水道**，**第四脳室**の順に配列し，後方は脊髄の**中心管**に続いている（図1, 10）．

　脳室には**脈絡叢**があって，脳室内に**脳脊髄液**を分泌している．

　脳室を満たした脳脊髄液は，第四脳室にある脳脊髄

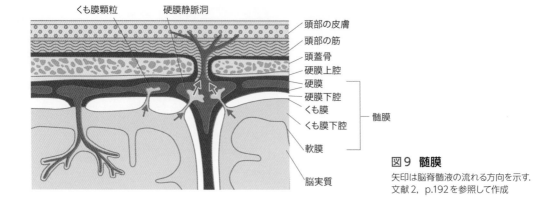

図9　髄膜
矢印は脳脊髄液の流れる方向を示す.
文献2, p.192を参照して作成

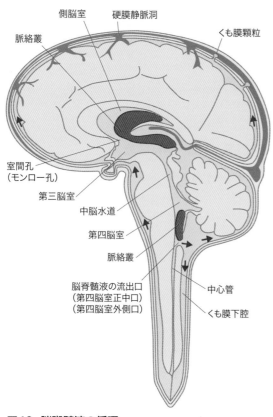

図10　脳脊髄液の循環
矢印は脳脊髄液の流れる方向を示す.
文献7, p.75を参照して作成

液の流出口を通ってくも膜下腔に出てくる. 脳脊髄液の流出口には, 第四脳室正中口 (マジャンディー孔) と, 左右両側にある第四脳室外側口 (ルシュカ孔) がある.

くも膜下腔に入った脳脊髄液は, 終脳の背方にあるくも膜顆粒から硬膜静脈洞に流入する.

脳脊髄液は脳室を満たしたうえ, 中枢神経系を取り巻くくも膜下腔も満たしている. 中枢神経系は脳脊髄液の中に浮いた状態になっている.

ヒトの脳脊髄液量は約**120 mL**である. 脳脊髄液は, 中枢神経系の栄養に関与したり, 老廃物を運び去ったり, 脳を保護したりするはたらきをしている.

3　末梢神経系

中枢神経系と受容器や効果器の間を連絡している神経系で, 脊髄から出入りしている**脊髄神経**と, 脳から出入りしている**脳神経**とがある (p.192, 概略図).

A. 脊髄神経

脊髄を出た**後根**と**前根** (図2) が合流して脊髄神経を形成する. 脊柱管を出ると, 脊髄神経は後枝と前枝に分かれる (図11). 後枝は背部の筋や皮膚に終止する. 前枝は, 体壁の外側部から腹側部にわたる広い領域や四肢に分布する.

脊髄神経は31対ある. 脊髄神経の最初の8対は**頚神経**, 次の12対は**胸神経**, 次の5対は**腰神経**, 次の5対が**仙骨神経**, そして最後の1対が**尾骨神経**である (図12). 脊髄のうち, 第1頚神経の出ている高さから, 第8頚神経の出ているレベルまでの部分が**頚髄**であり, 胸神経の出ている範囲が**胸髄**, 腰神経の範囲が**腰髄**, 仙骨神経の範囲は**仙髄**, それ以下が**尾髄**である.

胸神経以外の脊髄神経の前枝は，上下の線維が互いに交錯して頚神経叢，腕神経叢，腰神経叢，仙骨神経叢，陰部神経叢などを形成し，線維を再編成した後に末梢へ向かう（図13）．胸神経の前枝は，神経叢をつくらず，肋間神経となって末梢に向かう．

- **頚神経叢**：第1（C1）～第4頚神経（C4）の前枝より構成される．この神経叢に由来する神経のうち皮膚に分布する皮枝は，頚部から後頭部の皮膚に分布し，筋のはたらきを制御する筋枝は，頚部の筋や横隔膜を支配する．
- **腕神経叢**：第5頚神経（C5）～第1胸神経（T1）の前枝によりつくられる．この神経叢の皮枝と筋枝は，それぞれ上肢の皮膚と筋に分布する．
- **胸神経**：神経叢を形成せず，肋間神経となって胸部の皮膚や筋に終止している．

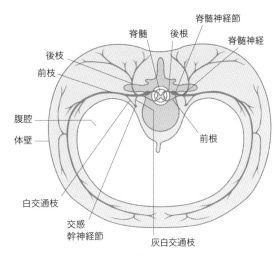

図11　脊髄神経の走行（横断面）
文献5，p.462より引用

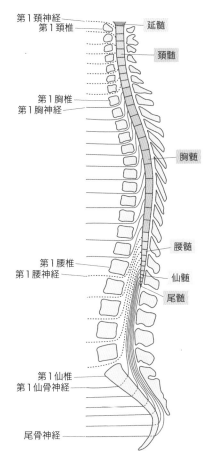

図12　脊髄と脊髄神経（縦断面）
文献1，p.195より引用

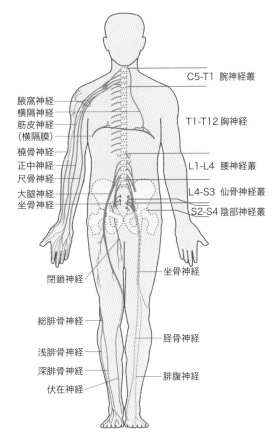

図13　脊髄神経
頚神経叢（C1～C4）は省略してある．
文献8，p.211より引用

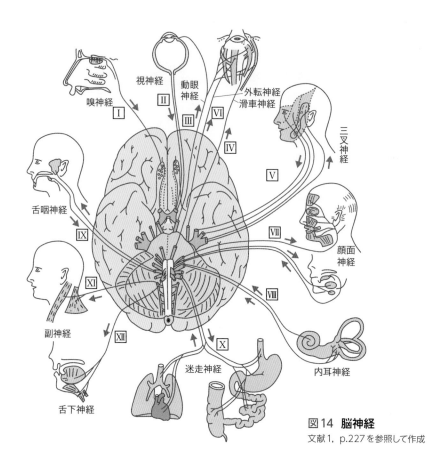

図14 脳神経

文献1, p.227を参照して作成

腰神経叢：第1（L1）～第4腰神経（L4）の前枝より構成される．この神経叢の線維のうち，皮枝は大腿内側面の皮膚に分布し，筋枝は腸腰筋と腰方形筋を支配する．

仙骨神経叢：第4腰神経（L4）～第3仙骨神経（S3）の前枝よりなる．この神経叢からの皮枝は臀部，外陰部，大腿後面，下腿と足に終止し，筋枝は大腿屈筋，下腿と足の筋，会陰筋などに終わる．

陰部神経叢：第2（S2）～第4仙骨神経（S4）の前枝より構成される．ここから出る皮枝は外陰部，会陰，肛門などに分布し，筋枝は肛門挙筋などを支配する．

B. 脳神経

脳から出入りする神経であり，第Ⅰ脳神経～第Ⅻ脳神経まで12対ある（図14）．脳神経には，機能的に，次の5種類の線維がある．

①随意筋（骨格筋）を支配する線維 …………… ⓐ

②不随意筋（平滑筋や心筋）や腺を支配する線維 ………………………………………………………… ⓑ

③皮膚，筋などからの体性感覚を伝える線維 …… ⓒ

④内臓の感覚を伝える線維 ………………………… ⓓ

⑤眼，耳，鼻，味覚器などからの特殊感覚を伝える線維 …………………………………………… ⓔ

どのような種類の線維が含まれているかは，各脳神経により異なっている．

脳神経の番号の付け方は前の方から順番になっており，同一レベルから出るものは，内方にある神経が若い番号になっている．

1）嗅神経（第Ⅰ脳神経）

ⓔ 嗅覚を伝える．

2）視神経（第Ⅱ脳神経）

ⓔ 視覚を伝える．

3）動眼神経（第Ⅲ脳神経）

ⓐ 外側直筋と上斜筋以外の眼筋および上眼瞼挙筋[※1]の運動を制御する．

ⓑ 毛様体神経節を介して，瞳孔括約筋と毛様体筋を支配し，瞳孔の大きさを小さくしたり，水晶体の屈折率を変えたりするはたらきをする．

4) 滑車神経（第Ⅳ脳神経）

ⓐ 眼筋のうちの上斜筋を支配し，眼球を下転，外転，内旋させる．

5) 三叉神経（第Ⅴ脳神経）

ⓐ 咀嚼筋のはたらきを制御する．

ⓒ 顔面，眼球，鼻腔，口腔の温度覚，痛覚，触覚を伝える．

6) 外転神経（第Ⅵ脳神経）

ⓐ 眼筋のうちの外側直筋に分布し，眼球を外転させる．

7) 顔面神経（第Ⅶ脳神経）

ⓐ 表情筋（顔面の筋）を支配する．

ⓑ 翼口蓋神経節を介して涙腺と鼻腺，顎下神経節を介して顎下腺および舌下腺を支配する．

ⓒ 外耳の感覚を伝える．

ⓔ 舌の前3分の2の範囲および口蓋からの味覚を伝える．

8) 内耳神経（第Ⅷ脳神経）

ⓔ 次の2種類がある．
聴神経：蝸牛管に分布し，聴覚を伝える．
前庭神経：三半規管，卵形嚢，球形嚢に分布し，平衡覚を伝える．

9) 舌咽神経（第Ⅸ脳神経）

ⓐ 咽頭の筋の一部を支配する．

ⓑ 耳神経節を介して，耳下腺からの唾液の分泌を制御する．

ⓒ 外耳の感覚を伝える．

ⓓ 舌の後部，咽頭および中耳の感覚を伝える．

ⓔ 舌の後部3分の1の領域からの味覚を伝える．

この他，循環系の状態を感知する頸動脈洞からの情報を伝える頸動脈洞神経も舌咽神経の中に含まれる．

10) 迷走神経（第Ⅹ脳神経）

ⓐ 喉頭の筋の一部を支配する．

ⓑ 胸部内臓や腹部内臓のはたらきを制御する．

ⓒ 外耳の感覚を伝える．

ⓓ 胸部内臓や腹部内臓の感覚を伝える．

ⓔ 喉頭蓋からの味覚を伝える．

11) 副神経（第Ⅺ脳神経）

ⓐ 喉頭の筋の一部と，胸鎖乳突筋および僧帽筋のはたらきを制御する．

12) 舌下神経（第Ⅻ脳神経）

ⓐ 舌筋のはたらきを制御する．

4 脳の血管支配

動脈と静脈は併走することが多いが，脳では太い動脈と静脈は別個の走行をする（p.104，第4章 7 C. 脳循環系 参照）．

A. 脳幹の動脈

脳幹の血液は，**椎骨動脈**とその延長である**脳底動脈**により供給される（図15）．

左右の椎骨動脈は，**後脊髄動脈**と**後下小脳動脈**を出した後，合流して1本の脳底動脈となる．左右の椎骨動脈が合流するところで**前脊髄動脈**が出る．

脳底動脈は，**前下小脳動脈，内耳動脈，橋枝，上小脳動脈**を出し，橋の上端で左右の**後大脳動脈**に分かれる．

B. 前脳の動脈

前脳には，内頸動脈に由来する前大脳動脈と中大脳動脈，および脳底動脈由来の後大脳動脈などが分布している（図16）．

① 前大脳動脈

大脳半球の正中面に出て，前頭葉と頭頂葉の正中面に分布する皮質枝と，内包の前部に分布する中心枝を出す．

② 中大脳動脈

外側溝を通って島の表面に達して多数の枝に分かれる．皮質枝は，前脳の外側面に分布し，中心枝は，大脳基底核に終わる．

③ 後大脳動脈

中脳の周囲を回って大脳半球の正中面に出る．皮質枝は，側頭葉と後頭葉の正中面に分布し，中心枝は間

※1 **上眼瞼挙筋**：眼（眼瞼）を開くはたらきをする筋である．眼を閉じるのは顔面神経に支配される眼輪筋である．

脳に終止する．

④大脳動脈輪

後大脳動脈，後交通動脈，前大脳動脈，および前交通動脈は，互いにつながって**大脳動脈輪（ウィリスの動脈輪）**を形成している（図15，16，p.101，第4章図14参照）．この動脈輪により，椎骨動脈系と内頚動脈系がつながるのみならず，左右の動脈も連絡する．

C. 前脳の静脈

前脳の血液は，浅大脳静脈と深大脳静脈を通って脳の外に出て，硬膜静脈洞に入る．硬膜静脈洞の血液は集まって，内頚静脈に入る（図17）．

①浅大脳静脈

前脳の表層部の血液を集める静脈で，上大脳静脈，浅中大脳静脈，下大脳静脈などがある．脳の背側部を通る静脈は**上矢状静脈洞**に流入している．

②深大脳静脈

前脳の深部からの血液を集める静脈で，内大脳静脈，脳底静脈，後脳梁静脈，**下矢状静脈洞**などが集まって大大脳静脈（ガレン静脈）となって直静脈洞に注ぐ．

直静脈洞は上矢状静脈洞と合流して**静脈洞交会**をつくる．静脈洞交会からは左右の**横静脈洞**が前外方に走り，**S状静脈洞**を経て左右の**内頚静脈**に注ぐ．これらの静脈洞は**硬膜静脈洞**と総称される．

5 ニューロンの形態と機能

神経組織は，構造上および機能上の基本単位である**ニューロン（神経細胞）**と，ニューロンを栄養的にも機能的にも支持する**神経膠細胞（グリア細胞）**より構成される．

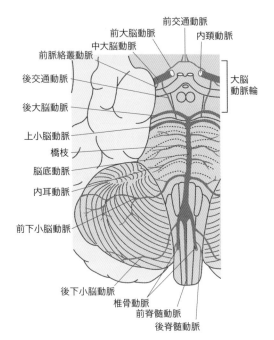

図15 脳の動脈
文献9，p.361を参照して作成

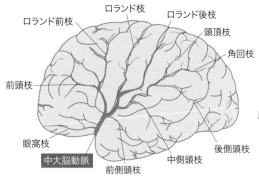

図16 前脳の動脈
文献10，p.30を参照して作成

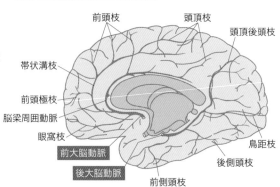

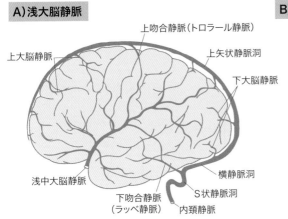

A)浅大脳静脈

上吻合静脈(トロラール静脈)

上大脳静脈

上矢状静脈洞

下大脳静脈

浅中大脳静脈

横静脈洞

下吻合静脈
(ラッペ静脈)

S状静脈洞

内頚静脈

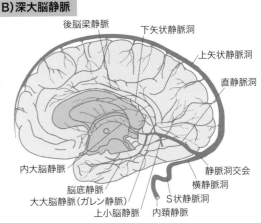

B)深大脳静脈

後脳梁静脈

下矢状静脈洞

上矢状静脈洞

直静脈洞

内大脳静脈

静脈洞交会

横静脈洞

脳底静脈

大大脳静脈(ガレン静脈)

S状静脈洞

上小脳静脈

内頚静脈

図17 前脳の静脈
文献10,p.32を参照して作成

A. ニューロン

1) 形態

　ニューロンは，**細胞体**と突起よりなる（図18）．突起には，**樹状突起**と**軸索**（神経突起）の2種類がある．樹状突起は通常複数あり，比較的太くて短く，表面に<ruby>棘<rt>きょく</rt></ruby>とよばれる多数の小さい突起をもっている．軸索は，通常1本で，細くて長い．

2) 無髄線維と有髄線維

　軸索は，**シュワン細胞**や**<ruby>稀突起膠細胞<rt>きとっきこう</rt></ruby>**などの神経膠細胞により包まれている．神経膠細胞が軸索を包む様式には，単純な包み方と複雑な包み方がある．単純な包み方は，主に細い軸索にみられ，数本から数十本の軸索が1個の神経膠細胞に包まれる様式である．この様式で包まれている軸索を，**無髄線維**とよぶ．複雑な包み方は，薄く引き伸ばされた神経膠細胞の細胞体が，1本の軸索の周りをらせん状に包んでいるものである．このらせん状の被覆を**<ruby>髄鞘<rt>ずいしょう</rt></ruby>**といい，髄鞘により包まれている軸索を**有髄線維**とよぶ．髄鞘は，軸索の全長を1個の髄鞘が覆うのではなく，軸索のある部分のみを覆い，次の部分は別の髄鞘が覆っている．隣接する髄鞘の間には**<ruby>ランビエ絞輪<rt>こうりん</rt></ruby>**という間隙がある（図18, 21参照）．

3) ニューロンのつながり

　ニューロンは単独に存在することは稀であって，多くの場合，他のニューロンとつながりあって神経回路網を形成している．ニューロン間の連絡部位を**シナプ**

軸索

細胞体

樹状突起

軸索

無髄線維

神経膠細胞の核

軸索

神経膠細胞
(シュワン細胞,
稀突起膠細胞)

髄鞘

ランビエ絞輪

有髄線維

図18 無髄線維と有髄線維
断面図は文献2,p.24を参照して作成

スとよぶ．シナプスは興奮の**伝達**が行われるところである．シナプスには，軸索と樹状突起の間にある軸索樹状突起間シナプスと，軸索と細胞体との間にある軸索細胞体間シナプスがある（図19）．シナプスを基準にして，シナプスより前にあるニューロンをシナプス

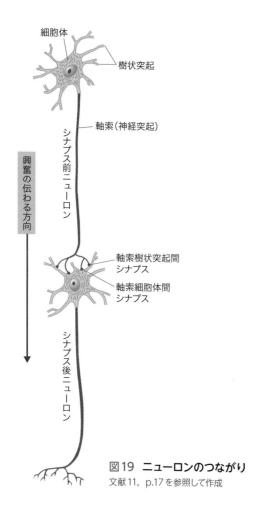

図19 ニューロンのつながり
文献11，p.17を参照して作成

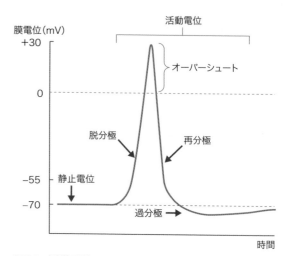

図20 活動電位
文献2，p.31を参照して作成

前ニューロン，後にあるニューロンをシナプス後ニューロンとよぶ．

B. 興奮の伝導と伝達

1）静止電位

ニューロンの細胞膜には，イオンに対する選択的透過性があるため，細胞の内と外とでイオンの濃度や組成に違いができ，膜電位が生ずる．細胞が電気的な活動をしていないときにみられる膜電位を静止電位とよぶ．ニューロンの場合には，静止電位は，細胞外に対して，細胞内が約−70 mVになっている．

2）活動電位

ニューロンは刺激されると，興奮する性質をもっている．興奮すると，膜電位が変化する．興奮に伴って起こる電位変化を活動電位とよぶ．

活動電位は，−70 mVの静止電位から＋30 mVに変化し，その後，速やかに元の−70 mVに戻る一連の膜電位の変化である（図20）．膜電位が減少する（プラスに向かう）ことを**脱分極**といい，細胞内部が外に対してプラスになることを**オーバーシュート**という．活動電位が元の静止電位に戻る過程を**再分極**とよぶ．また，活動電位が静止電位に戻る前に一過性に電位が静止電位よりさらにマイナスになることを**過分極**という．

生体膜には，いろいろなイオンに対して，それぞれ専用の通路がある．この通路を**イオンチャネル**とよぶ．ナトリウムイオン（Na^+）とカリウムイオン（K^+）には，それぞれナトリウムチャネルとカリウムチャネルがある．

生体の電位変化は，イオンの移動により起こる．活動電位の脱分極の際には，ナトリウムチャネルが開くため，Na^+が短時間のうちに細胞内に入ってくる．このとき，カリウムチャネルは閉じているため，K^+の量はほとんど変化しない．このため，細胞内に陽イオンの量が多くなり，膜の電位差は逆転して内側がプラス，外側がマイナスになる．次いで，ナトリウムチャネルは閉じ，カリウムチャネルが開く．この結果，細胞内のK^+が細胞の外に出るため，細胞内の陽イオンの量が減少して膜電位は急速にもとの静止電位に戻る．K^+の流出はなおも続くため，膜電位はさらにマイナスとなり，過分極が生ずる．

A)無髄線維

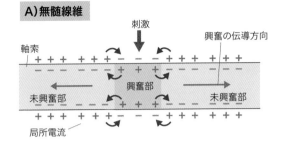

B)有髄線維

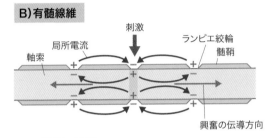

図21　興奮の伝導
文献12，p.38を参考に作成

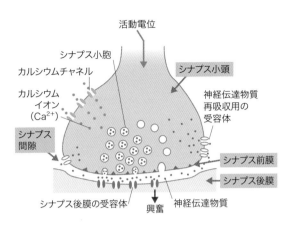

図22　シナプスの構造
文献13，p.29より引用（「シナプス前膜」は著者による追加）

活動電位が発生すると，細胞内にNa$^+$が多く，K$^+$が少なくなる．細胞膜にあるNa$^+$，K$^+$-ATPaseがはたらいて，Na$^+$を細胞外に出し，K$^+$を細胞内に取り込み，もとの静止電位の状態に戻る．

3）興奮の伝導

ニューロンの軸索のように長いものが興奮する際には，全体が一挙に興奮するようなことはない．通常はどこか1カ所に活動電位が発生し，それが軸索に沿って次第に広がっていく．これを興奮の伝導とよぶ．

軸索の1カ所に活動電位が発生すると，隣接した部位との間に**局所電流**が流れる（図21）．局所電流は，隣接する部位では，膜の内から外に向かう方向に流れ，膜電位を脱分極するために，そこに新たに活動電位が生ずる．このようなことをくり返して，活動電位は隣接する部位に移り，興奮は伝導していく．興奮は，活動電位が発生したところを中心にして，左右両方向に伝導していく．

無髄線維と有髄線維では，興奮の伝導様式が異なっている．無髄線維では，興奮は連続的に伝導していく．有髄線維では，髄鞘は絶縁性が高いため，この部位には活動電位は発生しない．活動電位は髄鞘に包まれている部分を通り越して，次のランビエ絞輪のところで起こる．この結果，活動電位は1つの絞輪から，次の絞輪に飛び石伝いに広がっていく．このような興奮の伝導様式を**跳躍伝導**とよぶ．興奮の伝導速度は，跳躍伝導の方がはるかに速い．

4）興奮の伝達

活動電位が次のニューロンに伝わることを興奮の伝達という．興奮の伝達は，シナプスを介して行われる．

シナプスは，**シナプス前膜，シナプス間隙**および**シナプス後膜**より構成される（図22）．シナプス前ニューロンの軸索終末は丸く膨らんで，シナプス小頭を形成する．小頭の中には神経伝達物質を内包した多数の**シナプス小胞**が分布している．シナプス小頭のシナプス前膜とシナプス間隙を介して対向するシナプス後ニューロンのシナプス後膜には，多くの受容体が存在している．

シナプス小頭に活動電位が伝わってくると，小頭にある電位依存性カルシウムチャネルが開き，カルシウムイオン（Ca^{2+}）が流入してくる．これが刺激となってシナプス小胞がシナプス前膜と融合し，融合部が破れて中に含まれている**神経伝達物質**がシナプス間隙に放出される．放出された神経伝達物質は，シナプス後膜にある受容体と結合し，シナプス後細胞に電位変化を起こす．

シナプスでの興奮の伝達は一方向性であり，シナプス前細胞からシナプス後細胞に伝わる．

第**11**章　神経系

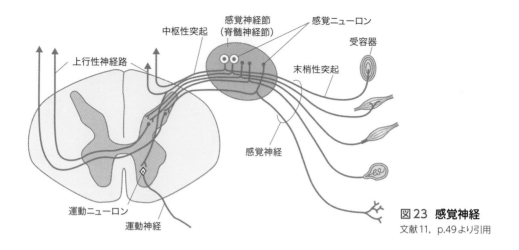

図23 感覚神経
文献11, p.49より引用

C. 神経伝達物質

神経伝達物質は，化学構造により**アセチルコリン**，**アミノ酸**（グルタミン酸，γ–アミノ酪酸），**モノアミン**（アドレナリン，ノルアドレナリン，セロトニン，ドーパミン），**ペプチド**（P物質，エンドルフィン）などに分けられる．

中枢神経系では，興奮性伝達物質であるグルタミン酸と，抑制性伝達物質であるγ–アミノ酪酸（GABA）が代表的な神経伝達物質である．

末梢神経系では，運動神経の神経筋接合部での神経伝達物質はアセチルコリンであり，感覚神経ではグルタミン酸が主要な神経伝達物質になっている．

6 感覚神経

感覚神経は，受容器からの情報を中枢神経系に伝えるはたらきをしている．

A. 感覚神経

感覚ニューロンの細胞体は，中枢神経系の外にある**感覚神経節**（脊髄神経節，三叉神経節など）にあり，中枢神経系に向かう中枢性突起と，受容器に向かう末梢性突起を出している（**図23**）．感覚ニューロンの突起は，集まって感覚神経（求心性神経）を形成する．感覚神経は，脊髄神経や脳神経を通って中枢神経に入る．中枢神経に入った感覚神経は多くの枝を出した後，

Column

脳に障害が起こるとどんな症状がでる？

後索内側毛帯系や脊髄視床路などの上行性神経路では，二次ニューロンの軸索が正中線を越えて反対側に移り，反対側の大脳皮質に終わっている（**図24**）．触覚や温度覚などは，大脳皮質に伝えられてはじめて触覚や温度覚として認識される．途中で遮断されて，刺激が大脳皮質まで到達できないと，それぞれの感覚として認識されない．例えば，前脳の左側が障害されると，体の右側からの触覚や温度覚が大脳皮質まで到達できないため，右側の触覚や温度覚を認識

できなくなる．

一方，下行性神経路である皮質脊髄路では，大脳皮質からの情報が運動ニューロンに到達してはじめて運動が可能になる．皮質錐体路を構成する線維の多くは，延髄の下端で正中線を越えて反対側に移る（**図25**）．このため，左側の前脳が障害されると，右半身の運動が障害されることになる．

このように脳の障害では，脳の障害側と，症状が現れる側が逆になることがある．

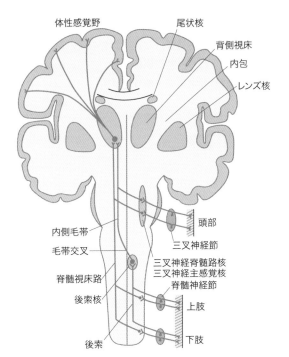

図24 上行性神経路
文献14, p.216を参照して作成

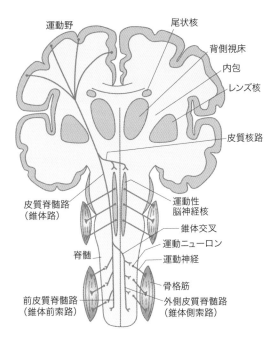

図25 下行性神経路
文献14, p.219を参照して作成

上位脳に向かう**上行性神経路**を形成する．感覚神経の枝の一部は，運動ニューロンに連絡して反射弓を形成する．

B. 上行性神経路

上行性神経路には**後索内側毛帯系**や，**脊髄視床路**などがある（図24）．これらの神経路は触覚，温度覚，痛覚などを大脳皮質に伝える神経路であり，一次ニューロン，二次ニューロンおよび三次ニューロンという3つのニューロンの連鎖よりなる．いずれも二次ニューロンの軸索が，正中線を越えて反対側に移る．後索内側毛帯系では，二次ニューロンは後索核のニューロンである．このニューロンの軸索は，正中線を越えて反対側に移り，集まって内側毛帯を形成して脳幹の反対側を上行し，反対側の背側視床に終わる．後索核のニューロンの軸索が正中線を越えるところでは，反対側にある後索核のニューロンの軸索と交叉する．この交叉を毛帯交叉という．どちらの神経路でも，三次ニューロンは背側視床にあり，その軸索は内包を通って体性感覚野に終わっている．

受容器で感知された感覚刺激は，二次ニューロンの軸索で反対側に移り，反対側の背側視床を経て，反対側の内包を通り，反対側の大脳新皮質の体性感覚野に到達して，触覚，温度覚，痛覚として認識される．つまり，右手で感知した触覚は，左側の体性感覚野で触覚として認識される（p.208, Column参照）．

7 運動神経

運動神経は，中枢神経系で処理された情報を効果器に伝えるはたらきをしている．

A. 下行性神経路

大脳新皮質の運動野に起始し，運動性の脳神経核や脊髄に達する神経路であり，骨格筋のはたらきを制御している．皮質核路と皮質脊髄路がある（図25）．

皮質核路は運動性の脳神経核を支配している神経路である．この神経路は，運動野から起こり，内包を通って左右両側の運動性の脳神経核に到達する．皮質核路

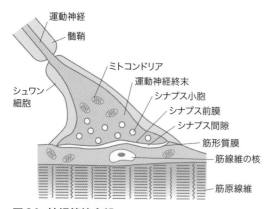

図26 神経筋接合部
文献12，p.61を参照して作成

は，表情筋，眼筋，咀嚼筋，舌筋，咽頭や喉頭の筋などを制御している．

皮質脊髄路（錐体路）は，体幹や四肢の筋を支配している神経路である．皮質脊髄路は，運動野に起始し，内包を通り，中脳の大脳脚，橋の橋底部，延髄の錐体[2]を通って延髄の下端に達する．延髄の下端で，皮質脊髄路を構成する線維の70〜90％は，正中線を越えて反対側に移り，脊髄の反対側の側索を下行する**外側皮質脊髄路（錐体側索路）**となり，直接または介在ニューロンを介して間接的に運動ニューロンに連絡する．残りの10〜30％の線維は，脊髄の同じ側の前索を下行する**前皮質脊髄路（錐体前索路）**となる．外側皮質脊髄路になる線維が，正中線を横切って反対側に移るところでは，反対側の皮質脊髄路の外側皮質脊髄路になる線維と互いに交叉する．この交叉を錐体交叉とよぶ．

B. 運動神経

下行性神経路は，最終的に運動ニューロンに連絡している．運動ニューロンは，脳幹や脊髄に分布している．運動ニューロンの軸索は集まって運動神経（遠心性神経）を形成する．運動神経は，脳神経や脊髄神経を通って中枢神経系の外に出て，骨格筋などの効果器のはたらきを制御している．

運動神経と骨格筋の連絡部位を**神経筋接合部**とよぶ

---

[2] 皮質脊髄路は，延髄の錐体を通ることから，錐体路ともよばれる．

（図26）．神経筋接合部は，**運動神経終末**のシナプス前膜，骨格筋の**筋形質膜**，および両者の間の**シナプス間隙**より構成される．神経筋接合部での神経伝達物質は**アセチルコリン**である（第9章参照）．

8 自律神経系

自律神経系は，不随意筋（平滑筋や心筋）や腺のはたらきをコントロールする神経系である．骨格筋を制御している体性運動神経系と比較すると，自律神経系では中枢神経から効果器に到達するまでに2つ以上のニューロンが関与していることが特徴である（図27，28）．このため経路の途中に必ずニューロンの中継点がある．この中継点を**自律神経節**とよぶ．中枢神経の中にあるニューロンを**節前ニューロン**，その軸索を**節前線維**とよび，自律神経節にあるニューロンを**節後ニューロン**，その軸索を**節後線維**という．節前線維は自律神経節に終止し，節後線維が不随意筋や腺に分布している．

自律神経系のもう1つの特徴は，多くの効果器を，相反するはたらきをもつ**交感神経系**と**副交感神経系**により二重支配していることである．

自律とは，意志とは無関係にはたらくという意味であり，自律神経系は，意志とは関係なしに効果器を制御している．

A. 交感神経系

節前ニューロンはアセチルコリンを神経伝達物質とするコリン作動性ニューロンであり，節後ニューロンはノルアドレナリンを神経伝達物質とするアドレナリン作動性ニューロンである．

分布範囲に基づいて，4つのグループに分けられる．

1）頚部の交感神経系
● 眼球では，瞳孔散大筋に作用して瞳孔を散大させる
● 涙腺や鼻腺には抑制的にはたらき，涙液や鼻汁の分泌を抑える
● 唾液腺に対しては粘液性の唾液の分泌を促進する

2）胸部と腰部の交感神経系
● 呼吸器系に対しては促進的にはたらき，気管支筋を弛緩させ，気管支腺の分泌を抑制する

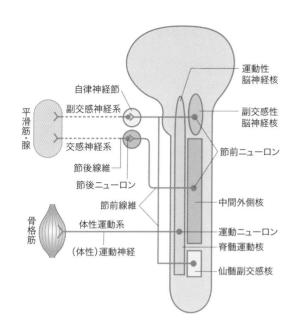

- 循環器系に対しても促進的にはたらき，冠動脈を拡張させ，心拍数や心拍出量を増加させる
- 消化器系には抑制的に作用し，消化管の運動や消化腺の分泌を抑える

3）仙骨部の交感神経系

- 膀胱や直腸などに対しては，排尿や排便を抑制する

4）血管，汗腺，立毛筋の交感神経系

　交感神経幹のほぼすべてのレベルから，汗腺，立毛筋，血管の制御をする線維が出ている．これらのうち，汗腺，立毛筋，および血管の一部を制御する線維系では，節後ニューロンはコリン作動性ニューロンである．

図27　**自律神経系と体性運動系の構成**

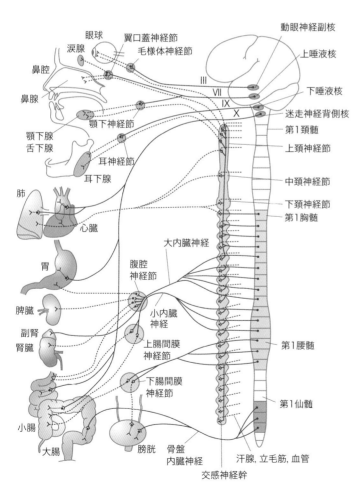

図28　**自律神経系の構成**

■は交感神経系，■は副交感神経系．実線（——）は節前線維，点線（………）は節後線維．
Ⅲ：動眼神経，Ⅶ：顔面神経，Ⅸ：舌咽神経，
Ⅹ：迷走神経
文献15を参照して作成

B. 副交感神経系

　節前ニューロンも節後ニューロンも，コリン作動性ニューロンである．一部の脳神経や脊髄神経を通って脳の外に出る．

1）動眼神経を通る線維

　眼球では，瞳孔括約筋にはたらき瞳孔を縮小させたり，毛様体筋に作用して水晶体の屈折率を変えたりする．

2）顔面神経を通る線維

- 涙腺や鼻腺に作用して涙液や鼻汁の分泌を促進する
- 顎下腺や舌下腺に作用して，漿液性唾液の分泌を促進する

3）舌咽神経を通る線維

- 耳下腺に作用して，漿液性唾液の分泌を促進する

4）迷走神経を通る線維

- 呼吸器系に対しては抑制的にはたらき，気管支筋を収縮させ，気管支腺の分泌を増加させる
- 循環器系に対しても抑制的に作用して，冠動脈を収縮させ，心拍数や心拍出量を減少させる
- 消化器系に対しては促進的にはたらき，消化管の運動や消化腺の分泌を亢進させる

5）仙骨神経を通る線維

- 排尿や排便を促進する

唾液腺の神経支配

　唾液には，粘液性唾液と漿液性唾液がある．粘液はムチンを主体とした粘性のある液体である．これに対して漿液は，アミラーゼなどのたんぱく質やミネラルを含んだ粘性の少ない液体である．粘液性唾液は，食物と口腔や食道の粘膜との間の摩擦を少なくするはたらきをする．漿液性唾液にはアミラーゼが含まれているので消化作用がある．

　主要な唾液腺は，舌下腺，顎下腺，および耳下腺である（第2章参照）．構造的にみると，唾液腺には，粘液性唾液を産生する粘液性部と，漿液性唾液を分泌する漿液性部がある．舌下腺と顎下腺は粘液性部と漿液性部をもった混合線であり，耳下腺は漿液性部から成る漿液腺である．神経支配の面からみると，粘液性部は交感神経に支配され，漿液性部は副交感神経支配である．漿液性部のうち，舌下腺と顎下腺の漿液性部は顔面神経に含まれる副交感神経に支配され，耳下腺は舌咽神経の副交感神経に制御される．

脳の血管障害

脳の血管障害は，頭蓋内出血と脳梗塞に大別される．脳の血管が障害されると，その血管が灌流している領域は血液が不足した状態となり，脳組織は**壊死**を起こす．壊死を起こした領域は健康なところに比べて軟らかいので，壊死により起こる変化を**融解壊死**という．脳が部分的に融解壊死を起こした状態を**脳融解壊死症（脳軟化症）**とよぶ．

1）頭蓋内出血

脳の実質内に出血する**脳内出血**と，髄膜と髄膜の間，または髄膜と頭蓋骨の間に出血する脳外への出血に分けられる．脳外への出血には，**硬膜外血腫，硬膜下出血**，および**くも膜下出血**[※3]がある（図29）．くも膜下腔には，多くの血管が分布しているので，くも膜下出血は発生頻度が高い．

2）脳梗塞（閉塞性脳血管障害）

脳の血流が局所的に障害されたものである．血流障害が起こった原因により脳血栓症と脳塞栓症がある．血栓とは，血管内で血液が凝固したものであり，脳の血管が血栓により循環障害を起こした状態が**脳血栓症**である．脈管内または脈管外からの物質により脳の血管の内腔が閉鎖され循環障害を起こした状態が**脳塞栓症**である．

認知症

脳に後天的な器質性障害が起きた結果，一度獲得した知的機能が低下し，日常生活や社会生活にいろいろな支障をきたしているが，意識障害はみられない状態を認知症という．

認知症の症状として最も著明なのは記憶障害（物忘れ）であり，これが次第に進行していく．認知症では，記憶に関係が深いと考えられている**海馬**が障害されることが多いので，記憶障害は発病初期から認められ，病気の全期間にわたって主要な症状となる．

認知症は，いろいろな疾患でみられる．症状の一部として認知症を示す疾患を認知症の原因疾患といい，次のような疾患がある．

① **アルツハイマー病**：神経細胞内に線維状の構造物が認められる**神経原線維変化**，アミロイド沈着による**老人斑**などがみられる．多数の神経細胞が失われる結果，高度の**脳の萎縮**が認められる．

② **レビー小体型認知症**：神経細胞の中に，異常な物質が集積した**レビー小体**とよばれる封入体が認められる．

③ **前頭側頭型認知症**：前頭葉や側頭葉などの，脳の前方部の萎縮が著明な認知症である．

④ **脳血管障害性認知症**：頭蓋内出血や脳梗塞などの脳血管障害に起因する認知症である．

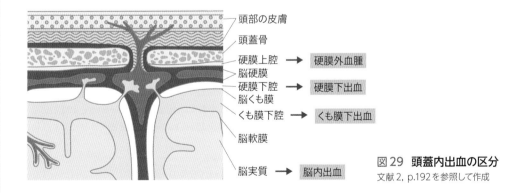

図 29　頭蓋内出血の区分
文献 2, p.192 を参照して作成

頭部の皮膚
頭蓋骨
硬膜上腔　→　硬膜外血腫
脳硬膜
硬膜下腔　→　硬膜下出血
脳くも膜
くも膜下腔　→　くも膜下出血
脳軟膜
脳実質　→　脳内出血

※3　くも膜下腔には，脳脊髄液が循環している（図10）．くも膜下出血では，出血した血液は脳脊髄液の中に出てくる．脳脊髄液を採取して，血液が混入していれば，くも膜下出血の可能性が示唆される．

パーキンソン症候群

　パーキンソン病を含めてパーキンソン病類似の病像を呈する一群の神経疾患群である.

1）パーキンソン病

　黒質に分布している**ドーパミンニューロン**が変性したり，残存する細胞にレビー小体という封入体が認められたりする疾患である．ドーパミン細胞の軸索は尾状核や被殻などに終止しているので，その変性により，尾状核や被殻のドーパミン含有量が減少する．パーキンソン病の症状の大部分は，尾状核や被殻のドーパミン含有量の減少によるものである．治療には，脳内でドーパミンに変化する薬剤や，ドーパミンの分泌を促進する薬剤などが使われる.

2）進行性核上性麻痺

　淡蒼球，視床下核，黒質，下オリーブ核などにニューロンの脱落がみられる疾患である.

糖尿病性末梢神経障害

　高血糖そのものや，高血糖に伴う血管障害などにより，末梢神経が障害されたものである．多くの神経が冒される**多発性神経炎**と，**単一神経炎**がある.

文　献

1 ）「Kimber–Gray–Stackpole's ANATOMY and PHYSIOLOGY 16th edition」（Miller MA & Leavell LC, eds），Macmillan Publishing, 1972

2 ）「神経解剖学」（新見嘉兵衛/著），朝倉書店，1976

3 ）「The Human Central Nervous System A Synopsis and Atlas Third Revised Edition」（Nieuwenhuys R, et al, eds），Springer, 1988

4 ）「BASIC NEUROLOGY Second Revised Edition」（Schadé JP & Ford DH, eds），Elsevier, 1973

5 ）「人体解剖学 改訂第41版」（藤田恒太郎/著），南江堂，1993

6 ）「FUNCTIONAL NEUROANATOMY」（Everett NB, et al, eds），Lea & Febiger, 1971

7 ）「THE ANATOMY OF THE NERVOUS SYSTEM」（Ranson SW & Clark SL, eds），Saunders, 1959

8 ）「Basic Physiology and Anatomy Second Edition」（Chaffee EE & Greisheimer EM, eds），J. B. Lippincott company, 1969

9 ）「解剖学 改訂第11版」（平沢 興，岡本道雄/著），金原出版，1982

10）「THE HUMAN NERVOUS SYSTEM Second Edition」（Noback CR & Demarest RJ, eds），McGraw-Hill, 1975

11）「Correlative Neuroanatomy 24th Edition」（Waxman SG, ed），McGraw-Hill, 2000

12）「生理学テキスト 第7版」（大地陸男/著），文光堂，2013

13）「The Central Nervous System」（Brodal P, ed），Oxford University Press, 1992

14）「改訂 人体解剖学」（西 成甫，鈴木重武/著），岩波書店，1942

15）「Dynamic Anatomy and Physiology 4th Revised」（Langley LL, ed），McGraw-Hill, 1974

16）「生理学 改訂第17版」（真島英信/著），文光堂，1978

チェック問題

問 題

☐ ☐ **Q1** シナプスはどのような構造をしているか説明しなさい.

Q2 白質と灰白質は, それぞれどのようなものから構成されているか説明しなさい.

Q3 言語中枢にはどのようなものがあり, 大脳皮質のどの部位にあるか説明しなさい.

解答&解説

A1 シナプス前ニューロンがシナプス後ニューロンと接合するところをシナプスとよぶ. シナプスはシナプス前膜, シナプス間隙, およびシナプス後膜より構成される. ここでは, 神経伝達物質を介して興奮の伝達が行われる (図22参照).

A2 中枢神経系では, ニューロンの細胞体と突起, 特に軸索 (神経突起) の分布領域が分かれていることが多い. 細胞体と軸索が主に分布している領域を, それぞれ灰白質と白質とよぶ. 灰白質内でのニューロンの細胞体の分布は不均等で, 同じようなはたらきをする細胞体は集まって集団を形成している. このような細胞体の集団を神経核とよぶ. 白質内での軸索の分布も不均等で, 同じようなはたらきをする軸索は集まって神経路を形成している.

A3 言語中枢には, 運動性言語中枢 (ブローカー中枢) と感覚性言語中枢 (ウェルニッケ中枢) があり, それぞれ前頭葉と側頭葉にある. 言語中枢は, 運動野や視覚野などと違って, 左右の大脳半球のうちのどちらか一方の半球にある. 左半球に存在していることが多い. 言語機能に関しては, 右半球と左半球とで役割が異なっている (図8参照).

本書関連ノート「第11章 神経系」でさらに力試しをしてみましょう！ Note

第12章 感覚器系

Point

1 感覚器系は，味覚，嗅覚，視覚，聴覚，平衡覚の特殊感覚と，皮膚感覚，深部感覚の体性感覚および内臓感覚から成り立っていることを理解する

2 感覚器は，適当刺激を感覚受容器で受け取り，電気信号に変換して脳へ伝達することを理解する

概略図 感覚情報の流れ―"テレビを見る"を例に

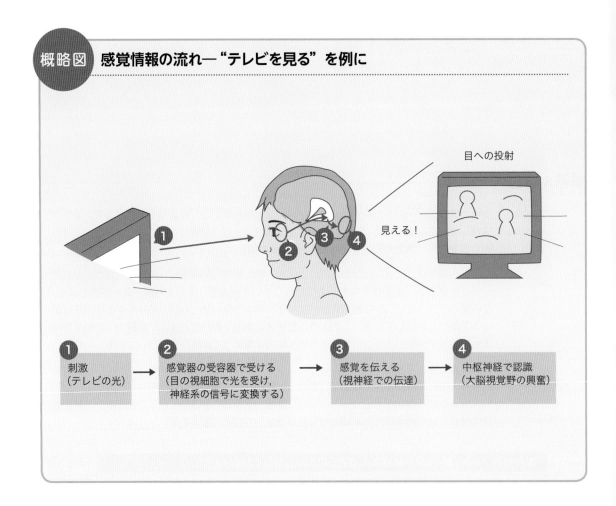

目への投射

見える！

① 刺激
（テレビの光）

② 感覚器の受容器で受ける
（目の視細胞で光を受け，
神経系の信号に変換する）

③ 感覚を伝える
（視神経での伝達）

④ 中枢神経で認識
（大脳視覚野の興奮）

1 感覚器系の構成と一般的性質

A. 感覚器系の構成

感覚器系は，感覚受容器が身体の一部（頭頸部）に限局した味覚，嗅覚，視覚，聴覚，平衡覚の**特殊感覚**と，感覚受容器が身体全体に広がった皮膚感覚，深部感覚の**体性感覚**および**内臓感覚**から成り立っている（表）．

B. 感覚器系の一般的性質

体の内外の刺激は感覚器によって受容・神経系の信号に交換されて中枢神経系へ情報が送られ，感覚が生じる．各感覚受容器（レセプター）ではそれぞれに反応を引き起こす**適当刺激**があり，味覚と嗅覚では化学物質，視覚では光，聴覚では音，平衡覚では身体の傾きや運動，触圧覚では機械的（物理的）刺激，温覚と冷覚では温度，痛覚では機械的・化学的刺激や，温度刺激がそれにあたる．感覚受容器に反応を引き起こす最も弱い刺激の強さを**閾値**（いきち）という．

感覚受容器では刺激の大きさに応じて膜電位が変化し**受容器電位**が生じ，刺激を電気信号に変換する．感覚受容器は短期間に同じ強さの刺激をくり返し受けると，感受性が下がる．この現象を**順応**（じゅんのう）という．また，

感覚情報は大脳皮質の感覚ニューロンが興奮して初めて感覚が生じるが，末梢の感覚受容器で刺激があるように感じられ，これを**感覚の投射**という．例えば，物に触れたとき皮膚の接触部位にその感覚は投射される．

2 味覚

A. 味の種類

味覚は，体に必要なものを取り入れ有害なものは除外する門番の役割をしている．また，消化液の分泌を促進し，胃腸においては消化を促進し，食べる楽しみを感じる．**甘味**（かんみ）（スクロース，グルコースなど），**塩味**（えんみ）（食塩など），**酸味**（さんみ）（クエン酸，酢酸など），**苦味**（にがみ）（硫酸キニーネ，カフェインなど），**うま味**（グルタミン酸，イノシン酸など）を**基本味**といい，これらの5つの味の組み合わせで多様な味を感じる．甘味はエネルギーのシグナル，塩味はミネラルのシグナル，酸味は腐敗物のシグナル，また有機酸のシグナルでもあり，苦味は毒物のシグナル，うま味はたんぱく質やアミノ酸のシグナルと考えられている．アミノ酸のうま味物質であるグルタミン酸（昆布だし）とイノシン酸（鰹・煮干しだし）などの核酸系のうま味物質を一緒にすると相乗効果でうま味の強さは著しく増す．これら5つの基本味のほか，**辛味**は痛み刺激，**渋味・えぐ味**などは触刺激であることが知られている．

フェニルチオカルバマイド（phenylthiocarbamide：PTC）とその類似物質に対して強い苦みを感じる人が多いが，感じにくい人もおり，**PTC味盲**とよばれる．この性質は劣性遺伝し，白人では約30%，日本

表 感覚の分類

特殊感覚	味覚，嗅覚，視覚，聴覚，平衡覚
体性感覚	皮膚感覚（触覚，圧覚，温覚，冷覚，痛覚）
	深部感覚（関節感覚，筋感覚，痛覚）
内臓感覚	臓器感覚（空腹感，尿意，便意）
	内臓痛覚

Column

味覚修飾物質

味細胞に作用して一時的に味覚を変える物質がある．西アフリカ原産の熱帯地域に育つ植物ミラクルフルーツは，その実を食べてからレモンなどの酸っぱいものを食べると甘く感じる．この不思議な作用は，果実に含まれるミラクリンという糖たんぱく質が，酸味を感じた際に舌の甘味受容体を刺激するため酸味が甘く感じられる．このような味覚修飾作用のあるものは，甘味抑制物質としてギムネマの葉に含まれるギムネマ酸，グルマリン，ナツメの葉に含まれるジジフィン，水や酸味を甘く変えるクルクリン，塩味抑制物質アミロライドなどがある．

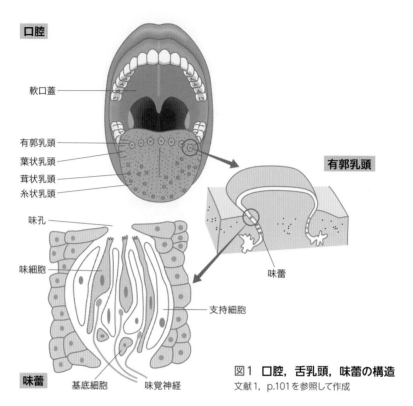

口腔

軟口蓋

有郭乳頭
葉状乳頭
茸状乳頭
糸状乳頭

味孔

味細胞

味蕾

基底細胞　　味覚神経

有郭乳頭

味蕾

支持細胞

図1　口腔，舌乳頭，味蕾の構造
文献1，p.101を参照して作成

人では約10％で出現する．他の味覚の感受性には関係ない．

B. 受容器

　味覚の受容器は，舌，軟口蓋，咽頭，喉頭の粘膜にある**味蕾**である（図1）．舌には前方部の表面に散在している茸状乳頭，外側縁にある葉状乳頭，舌の後部にある有郭乳頭に多数の味蕾がある．糸状乳頭には味蕾がない（第2章参照）．味蕾は数十個の味細胞，支持細胞，基底細胞が集まってできている．味細胞の先端は微細突起となって味孔に突き出ている．味細胞には甘味，苦味，うま味では**Gたんぱく質共役型受容体**があり，それぞれの味物質と結合すると，受容器電位が生じる．塩味，酸味では，イオンチャネルが開き，細胞の中へNa^+，H^+が直接流入し受容器電位が生じる（図2）．また，酸味はH^+がK^+チャネルを閉じK^+の流出をブロックすることにより受容器電位が生じるという説もある．また，舌の後部では苦味やうま味にやや鋭敏であることは認められているが，部位により極端な感受性の違いはない．

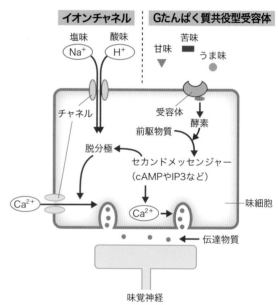

図2　味細胞の味受容メカニズム
5基本味の受容メカニズムを1つの図で表した．
甘味の受容体はT_1R_2/T_1R_3，うま味の受容体はT_1R_1/T_1R_3，苦味の受容体はT_2R_5で，味物質が各受容体と結びつくと，酵素，さらにセカンドメッセンジャーを介して脱分極が起こり，細胞外のCa^{2+}が流入し，伝達物質が放出される．塩味，酸味では各イオンチャネルが開き，Na^+，H^+が流入，脱分極が生じ，Ca^{2+}が流入，伝達物質が放出される．
cAMP：サイクリックAMP，IP3：イノシトール三リン酸
文献1，p.65を参照して作成

C. 伝導路

味蕾を支配しているのは舌前3分の2は**顔面神経**の枝である鼓索神経，舌の後部3分の1は**舌咽神経**，咽頭，喉頭は**迷走神経**の枝である上喉頭神経であり，軟口蓋は顔面神経の枝である大錐体神経により支配されている．これらすべての神経は延髄孤束核から視床を経由して大脳皮質味覚野（島皮質）に到達する．さらに，味覚野からの情報は，嗅覚，視覚，内臓情報が集まる眼窩前頭皮質でほかの感覚情報と統合される．

3 嗅覚

A. 受容器

嗅覚は空気中のにおい物質を感知する．嗅覚の受容器は，鼻腔の天蓋の粘膜にある**嗅細胞**である（図3）．におい物質が嗅粘液に溶けて嗅細胞の嗅線毛にあるGたんぱく質共役型受容体と結合すると，嗅細胞内のアデニル酸シクラーゼを活性化して，ATPをサイクリックAMP（cAMP）に変換する．cAMPがイオンチャネルを開くと，Na^+が細胞内に入り受容器電位が生じる．この受容体はヒトでは約350種類あり，1つの嗅細胞には1種類の受容体のみが存在する．しかし，受容体からの情報の組み合わせにより数万種類のにおいの識別が可能になる．

B. 伝導路

嗅細胞から出る軸索は嗅神経となり，**嗅球**で一次処理され，嗅索を経て，**梨状葉**，扁桃体，海馬，視床下部，眼窩前頭皮質に到達する．

4 視覚

A. 視覚器の構造

ヒトにとって外界から情報を得る手段として視覚は大変重要である．視覚器である眼球は3層の膜で覆われた球状をしている（図4）．外層は透明な**角膜**と不透明な**強膜**，中層は**脈絡膜**，**毛様体**，**虹彩**，内層は**網膜**となっている．光情報は，角膜，前眼房，水晶体，ガラス体を通って網膜に到達する．光の屈折調節は主に**水晶体**で行われている．網膜上のくぼみである**中心窩**の周囲は黄色をしているので**黄斑**といい，最も視力が出るところである．また，視神経が集まって網膜から出ていくところは視神経乳頭といい，光受容器がないので，**盲斑**（盲点）という．光量の調節は**虹彩**で行われている．明るいところでは瞳孔は副交感神経支配の瞳孔括約筋により小さくなり（**縮瞳**），暗いところでは交感神経支配の瞳孔散大筋により大きくなる（**散瞳**）．

B. 受容器

視覚の受容器は，網膜上にある**視細胞**である．視細胞には，網膜の中心窩に密に分布する**錐体細胞**と周辺部に多い**桿体細胞**がある（図4）．錐体細胞は明所視で色を感じ，桿体細胞は光に対して感受性がよく暗所視で主にはたらいている．

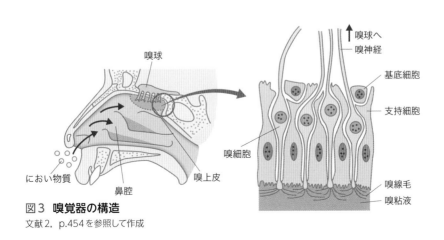

図3 嗅覚器の構造
文献2，p.454を参照して作成

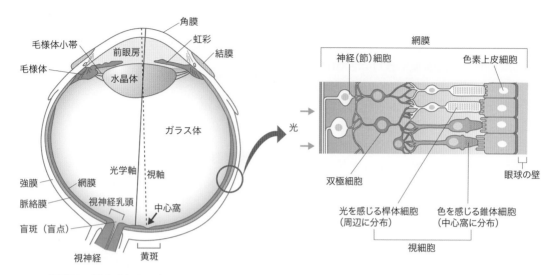

図4 視覚器の構造 (右眼の水平断面図)
左図は文献3, p.241を参照して作成

視細胞には光を吸収する**視物質**とよばれる感光たんぱく質がある。桿体細胞の視物質には**11-シス型レチナール**（ビタミンAのアルデヒド）と**オプシン**（たんぱく質）からなる**ロドプシン**（視紅）がある。光が当たると，11-シス型レチナールはオールトランス型レチナールへと異性化され，これが引き金となってロドプシンの構造変化が生じる。この構造変化に伴い，トランスデューシンなどのいくつかのたんぱく質の作用を介して視神経から電気信号が発信され，視覚を脳へ伝えるニューロンの反応が引き起こされる。オールトランス型レチナールは，色素上皮細胞という網膜細胞にある酵素によって11-シス型レチナールに再生されて，ロドプシンの生成に再利用される。錐体の視物質は光の吸収する波長により赤錐体視物質，緑錐体視物質，青錐体視物質がある。色覚については，視細胞レベルでは赤・緑・青の3色説，その後の神経回路においては赤－緑・黄－青・白－黒の対で処理される反対色説が成り立つ。**明順応**は暗いところから明るいところへ出たときに明るさに慣れることをいい，**暗順応**は暗さに慣れることをいう。

C. 伝導路

網膜内で視細胞から双極細胞，神経節細胞まで情報が送られる。神経節細胞の軸索である視神経は視交叉

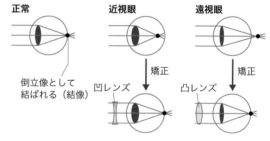

図5 焦点の調節

で交叉し，視床外側膝状体を経て，後頭葉にある大脳皮質視覚野に投射する。視神経の一部は上丘へ到達し，瞳孔反射や眼球運動反射に関係する。

D. 焦点調節

外界の物体は倒立像として網膜上で結ばれる（結像）。近くを見るときは毛様体筋が収縮し，毛様体小帯が緩んで水晶体が厚くなり，遠くを見るときは毛様体筋が弛緩し毛様体小帯が引っ張ることにより水晶体が薄くなる。近視眼では網膜より前に結像し，遠視眼では網膜より後ろに結像される（図5）。

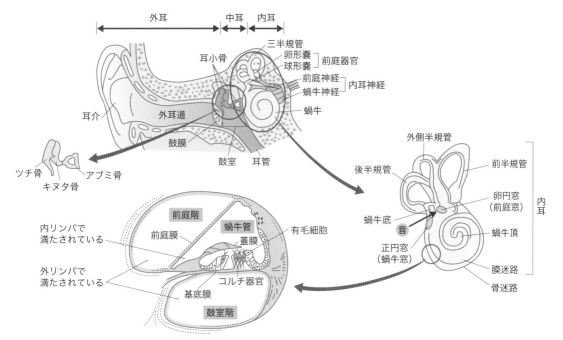

図6 聴覚器と平衡覚器の構造
文献3のp.232，文献4のp.209を参照して作成

5 聴覚，平衡覚

A. 聴覚器と平衡覚器の構造

20 〜 20,000 Hzの音の振動に関する感覚である聴覚は，人間どうしのコミュニケーションに最も重要である．聴覚器は**外耳**，**中耳**，**内耳**に区分される（図6）．外耳は耳介と外耳道，中耳は鼓室，内耳は蝸牛と前庭器官から成り立っている．鼓膜の内側は鼓室という空間で，ツチ骨，キヌタ骨，アブミ骨という3つの**耳小骨**がある．鼓室は**耳管**により咽頭と通じて鼓膜内外の気圧を調節している．内耳は迷路とよばれ，**前庭器官，三半規管，蝸牛**からなる．内耳腔は，骨質からできている**骨迷路**といわれ，その中に同形の**膜迷路**が収められている．内耳はリンパ液で満たされており，神経への情報伝達にかかわる．骨迷路は外リンパ，膜迷路は内リンパで満たされている．

蝸牛は2と4分の3巻きの管で，前庭膜と基底膜とによって，前庭階，蝸牛管，鼓室階の3つの管に分けられている．前庭階と鼓室階は蝸牛管の頂部でつながっ

ている．前庭階の基部には卵円窓（前庭窓）という小さな穴があり，アブミ骨は前庭階の外リンパへと振動を伝える．鼓室階の基部にも正円窓（蝸牛窓）という小さな穴があり，薄い膜により中耳と隔てられている．

平衡覚には内耳の前庭と三半規管が関係している．前庭は蝸牛とともに骨迷路にあり，**球形嚢**と**卵形嚢**からなる．三半規管は三次元的に互いにほぼ垂直の平面にある．

B. 聴覚の受容器

音波は外耳道を経て鼓膜へ伝えられ，その振動が耳小骨を介して内耳の卵円窓を振動させ，前庭階のリンパの振動となり，さらに基底膜を振動させる．基底膜の振動は蝸牛孔の方へ進行していく．基底膜上には**コルチ器官**があり，有毛細胞が乗っている．高音の振幅は基底膜の底部のみにとどまり，低音の振動は蝸牛頂まで達する．基底膜の振動によりその上の有毛細胞が上部の蓋膜との相対的位置のずれを起こし，伸展受容器をもつ毛の方向が変わる．するとイオンチャネルが開きK^+が細胞内に流入することにより，Ca^{2+}が細胞内に流入し受容器電位が生じ，内耳神経の分枝である

蝸牛神経に伝達される．

C. 聴覚の伝導路

　蝸牛神経は脳幹の背側と腹側の蝸牛神経核，対側の上オリーブ核，下丘を経て，視床内側膝状体から側頭葉の大脳聴覚野に達する．

D. 平衡覚の受容器

　平衡覚の受容器は三半規管ではその根元の膨大部にあり，内リンパの流れにより**有毛細胞**が興奮する．半規管は頭部の等速回転には反応せず，頭部の回転といった角加速度にのみ反応する．卵形嚢，球形嚢では，炭酸カルシウムの結晶である**平衡砂**が有毛細胞を覆っており，頭部の直線加速度と頭部の傾きに際してずれを起こすことにより有毛細胞が興奮し，**内耳神経**の分枝である前庭神経に伝える．

E. 平衡覚の伝導路

　前庭神経は延髄の前庭神経核を経て，小脳や脊髄や眼球運動に関係する神経核に到達する．

6 皮膚感覚

A. 受容器

　皮膚には，触・圧・温・冷・痛などの感覚があり，それぞれの受容器がある．触圧覚は**マイスネル小体**，メルケル触板，パチニ小体，ルフィーニ小体，毛根終末で受容される．温覚，冷覚，痛覚の受容体は**自由神経終末**である．触覚の受容器が機械的刺激を受けると，イオンチャネルが開きNa^+，Ca^{2+}が細胞内に流入し受容器電位が発生する．触圧覚の受容器の分布は，舌先や指先に多く，腕，腿，背部では少ない（第14章参照）．

B. 伝導路

　皮膚感覚は脊髄後根を経て，脊髄，視床から頭頂葉の大脳皮質体性感覚野に達する．

7 摂食の調節

A. 摂食中枢，満腹中枢

　満腹感は胃壁の拡張と血糖値の上昇などにより生じる．血液によって運ばれたグルコース（血糖）は**満腹中枢**である視床下部腹内側核を興奮させ，**摂食中枢**である視床下部外側野を抑制する．また，これらの部位はグルコースばかりではなく，血糖上昇に伴って増えるインスリンや血糖低下によって増える遊離脂肪酸，血糖上昇ホルモンであるグルカゴンにも反応する．

B. 食欲調節物質

　摂食抑制作用をもつ**レプチン**は脂肪細胞でつくられ，ホルモンとして視床下部にある受容体に結合し，摂食を抑制する．また，レプチンは代謝を活発にしてエネルギーの消費を促し，末梢のエネルギーバランスを伝える情報伝達物質である．視床下部には食欲に関連する神経ペプチドがある．摂食を促進するペプチドはニューロペプチドY（neuropeptide Y：NPY），グレリン，オレキシン，アグーチ関連たんぱく質，メラニン凝集ホルモンである．グレリンは胃からも分泌される．一方，摂食を抑制するペプチドは色素細胞刺激ホルモン，甲状腺刺激ホルモン放出ホルモン，コレシストキニン，副腎皮質刺激ホルモン放出ホルモン，コカイン-アンフェタミン調節転写産物である．これらのペプチドは視床下部に広く分布している．味覚や嗅覚，内臓情報の集まる眼窩前頭皮質や嗜好に関与する扁桃体，記憶に関与する海馬などと連携し，最終的には視床下部が中心となって摂食を調節している．神経伝達物質であるドーパミンは食欲に関与している．

臨床への入門　感覚器系疾患

糖尿病網膜症

　糖尿病の合併症として起きる病変である.

病態：網膜には多くの血管が走行している. 高血糖状態が長く続くと, 血管がもろくなり出血しやすくなる. また, 血管が血栓で詰まったり, 詰まって血流が途絶えた部位に血流を補充するために新しい血管（新生血管）ができたりする. しかし, この新生血管はもろく出血を起こしやすい. これらが進行すると失明にもつながる.

治療：血糖や血圧を十分コントロールする. 網膜病変には光凝固療法, ガラス体出血にはガラス体手術を行う.

加齢黄斑変性

　主に高齢者の失明原因となる病気の1つである.

病態：網膜の中央にある, 物を見るために最も敏感な黄斑に変性が起こる. 脈絡膜から新生血管が生えてくることが原因で起こる滲出型と, 黄斑そのものが変性してくる非滲出型とがある. 新生血管が破裂して出血を起こすと, 突然の視力低下が出現する.

治療：レーザー治療や手術を行う.

味覚障害

病態：味を感じられなくなる他, 本来と違う味を感じる異味症, 何を食べても嫌な味がする悪味症, 常に変な味を感じる自発性異常味覚, 特定の味だけ感じられなくなる解離性味覚障害などがある.

原因：味覚障害の多くに亜鉛欠乏が関与していると考えられている. 味細胞の寿命は約10日で, 味細胞の新陳代謝に亜鉛が欠かせないためである. 味覚障害の原因には亜鉛不足の原因となる食事性や薬剤の影響の他, 感染症, 口腔乾燥症, 風味障害, 全身疾患, 心因性などがある.

治療：亜鉛投与の他, 味覚障害の原因となる他の要因を治療する.

メニエール病

病態：回転性のめまいや悪心, 嘔吐, 冷や汗, 顔面が青白くなる, 脈拍が速くなる, 難聴, 耳鳴り, 耳閉塞感などの症状が起こる. このような発作をくり返す. 一般に片側の耳で起こるが, 両耳で起こる場合もある.

原因：内耳が内リンパ水腫を起こし, 内圧が上昇することに起因する. 内リンパ水腫の原因は明確なことはわかっていないが, この病気は発展途上国で少なく, 先進国で多いことから, ストレスが関与しているともいわれている.

治療：薬による治療が主で, めまいを軽くする抗めまい薬や内リンパ水腫を軽減する薬が使われる. 重症のときには手術もある.

白内障

病態：無色透明だった水晶体が濁り, 物がかすんだり, 二重三重に見えたり, まぶしくなったりする. 水晶体の濁りが進んでくると, 視力も低下してくる.

原因：水晶体にあるクリスタリンたんぱく質変性により不溶性たんぱく質が増加するため白濁してくることによる. この原因の多くは加齢であるが, アトピー, 糖尿病, 放射線, 薬の副作用, 遺伝も原因になる.

治療：水晶体の白濁を遅らせる薬剤が使われる. 病態が進んでくると, 手術により, 濁った水晶体を除去して, メガネ, コンタクトレンズを利用したり, あるいは眼内レンズを挿入したりする.

第12章　感覚器系

文　献

1）「味のなんでも小事典」（日本味と匂学会／編）, 講談社, 2004
2）「解剖生理学」（高野廣子／著）, 南山堂, 2003
3）「生理学 改訂第18版」（真島英信／著）, 文光堂, 1986
4）「人体の構造と機能」（岸 恭一, 石村和敬／編著）, 建帛社, 2005
5）「小生理学 第4版」（本間研一, 他／著）, 南山堂, 1999

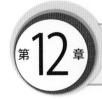

問 題

□ □ **Q1** 味覚情報を脳へ伝える脳神経とその支配部位との関係を説明しなさい.

□ □ **Q2** 網膜にある光受容細胞とその分布について説明しなさい.

□ □ **Q3** 焦点調節のメカニズムについて説明しなさい.

□ □ **Q4** 可聴域の音の周波数の範囲を説明しなさい.

□ □ **Q5** 摂食中枢, 満腹中枢はどこにあるか, 説明しなさい.

解答&解説

A1 舌の前3分の2および軟口蓋は顔面神経, 舌の後ろ3分の1は舌咽神経, 咽頭および喉頭は迷走神経が支配している.

A2 錐体細胞は中心窩の周りの黄斑に多く, 桿体細胞は周辺部に多い. 盲斑 (盲点) には錐体細胞, 桿体細胞のどちらもない.

A3 近くを見るときは毛様体筋が収縮し, 毛様体小帯が緩んで水晶体が厚くなり, 遠くを見るときは毛様体筋が弛緩し毛様体小帯が引っ張ることにより水晶体が薄くなる.

A4 20〜20,000 Hz.

A5 摂食中枢は視床下部外側野, 満腹中枢は視床下部腹内側核にある.

本書関連ノート「第12章 感覚器系」でさらに力試しをしてみましょう！ Note

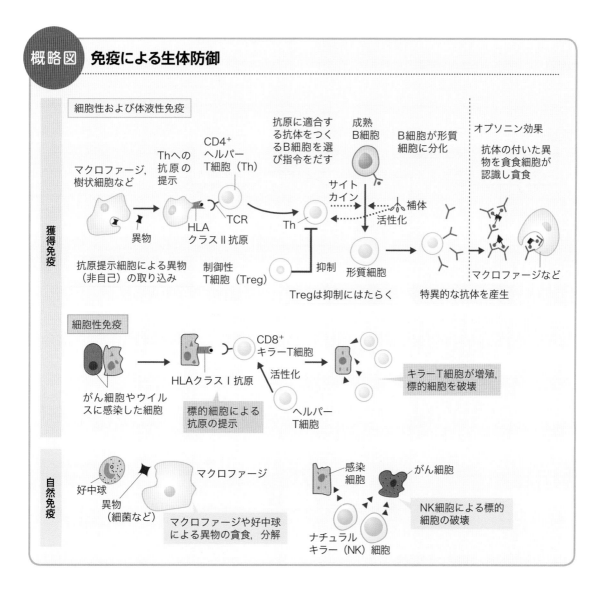

第13章 免疫系

Point

1 免疫とは自己と非自己を認識・識別し，生体機能を調節するシステムであることを理解する

2 免疫系の機能は体液性免疫と細胞性免疫に分けられるが，相互に作用することを理解する

3 免疫系の異常としてアレルギー，自己免疫疾患，発がん，移植拒絶反応などがあることを理解する

概略図　免疫による生体防御

細胞性および体液性免疫

マクロファージ，樹状細胞など

Thへの抗原の提示

CD4+ ヘルパーT細胞（Th）

抗原に適合する抗体をつくるB細胞を選び指令をだす

成熟B細胞

B細胞が形質細胞に分化

オプソニン効果

抗体の付いた異物を貪食細胞が認識し貪食

異物

TCR

HLAクラスII抗原

Th

サイトカイン

補体活性化

抗原提示細胞による異物（非自己）の取り込み

制御性T細胞（Treg）

抑制

形質細胞

マクロファージなど

Tregは抑制にはたらく

特異的な抗体を産生

獲得免疫

細胞性免疫

がん細胞やウイルスに感染した細胞

HLAクラスI抗原

標的細胞による抗原の提示

CD8+ キラーT細胞

活性化

ヘルパーT細胞

キラーT細胞が増殖，標的細胞を破壊

自然免疫

好中球

異物（細菌など）

マクロファージ

マクロファージや好中球による異物の貪食，分解

感染細胞

がん細胞

ナチュラルキラー（NK）細胞

NK細胞による標的細胞の破壊

A. 免疫とは何か

免疫とは"疫病を免れる"，すなわち外部から体内に侵入してくる病原体（感染症）から体を守るための**生体防御機構**であるが，現在では"**自己と非自己を認識・識別し，生体機能を調節するシステム**"と広い概念でとらえられている．

B. 免疫系の臓器と細胞

免疫系臓器として，骨髄，胸腺，脾臓，リンパ節などがあり，さらに腸管や気道などは**粘膜免疫系**として特殊なはたらきをもつ．すべての**免疫系細胞（免疫担当細胞）**は骨髄にある**造血幹細胞**に由来する．造血幹細胞からリンパ球（T細胞，B細胞），単球・マクロファージ，顆粒球（好中球，好酸球，好塩基球，肥満細胞），ナチュラルキラー（NK）細胞などがつくられる．免疫系細胞は骨髄や胸腺で分化し，体内の免疫系臓器に分布あるいは血液中を巡回し，それぞれの機能を発揮する（図1，第3章参照）．

C. 免疫系の機能

免疫系は多様な**抗原**（病原体などの免疫反応を起こす物質）に対して"特異的"な免疫応答を起こすとともに，その調節を行い，"免疫学的な記憶"をもつことが特徴である．免疫系の機能は**体液性免疫**と，**細胞性免疫**に分けられる．

D. 免疫系の異常

免疫系の調節機構に異常が起こり，非自己（異物）

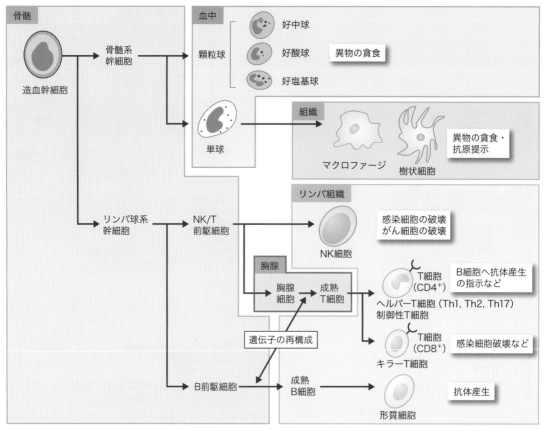

図1 免疫にかかわる細胞とその役割

に対して過剰に反応する病態を**アレルギー**という．また，本来反応しない自己に対して反応する病態が**自己免疫疾患**（膠原病などの場合）である．**移植拒絶反応**やがんの発生にも免疫系がかかわる．

2 非特異的防御機構

A. 非特異的防御機構とは

病原体などの抗原が体内に侵入するのを防ぐ防御機構には，抗原がどんな種類であるかに関係なく作用する**非特異的防御機構**と，特定の抗原に対して作用する**特異的防御機構**がある（表1）．

B. 皮膚・粘膜の防御機構

皮膚，気道，消化管，尿路などは病原体が侵入しやすい場所である．最前線の非特異的防御機構として，皮膚や粘膜では物理的バリアーがはたらく．また化学的な非特異的防御機構として唾液，胃液，腸液，涙液，鼻汁，気道分泌液，生殖器分泌液などの成分（**リゾチーム**など）が作用する．

表1　**非特異的防御機構と特異的防御機構**

非特異的防御機構
物理的バリアー（皮膚，粘膜など）
化学的バリアー（唾液，涙液，鼻汁など）
自然免疫〔貪食細胞（好中球，マクロファージ），NK細胞〕
特異的防御機構
獲得免疫〔リンパ球（T細胞，B細胞）〕

C. 免疫系の非特異的防御機構

皮膚や粘膜のバリアーを突破して侵入してきた病原体などに対しては好中球やマクロファージなどの**貪食細胞**（異物を細胞内に取り込んで消化する細胞）がはたらく．好中球は白血球の一種であり，細菌などの病原体を細胞質内に取り込んでリソソームで消化殺菌する．細菌に抗体が付くと貪食しやすくなり，これを**オプソニン効果**とよぶ．非特異的な免疫防御機構は貪食細胞に加えて，**ナチュラルキラー（NK）細胞**などによって担われ，**自然免疫**ともよばれる．ウイルスなどの細胞内に侵入する病原体やがん細胞に対してNK細胞が作用する．非特異的免疫防御（自然免疫）はすべての抗原（病原体）に対して効果があるが，感染をくり返しても反応は増強しない．

3 生体防御機構における免疫系の特徴

A. 抗原の提示とは

抗原提示細胞は抗原を細胞内で処理し，抗原の情報をT細胞に提示する．マクロファージ，樹状細胞，B細胞などが抗原提示機能をもつ．例えば，非特異的免疫防御（自然免疫）を突破して体内に侵入してきた抗原をマクロファージは細胞内に取り込んで，適当な大きさのペプチド断片に分解する．マクロファージは非自己である**抗原ペプチド**と自己の目印である**HLAクラスII抗原**（本章 **6** 参照）の複合体を細胞表面に提示する．これを**抗原提示**とよぶ．提示された複合体をCD4$^+$ヘルパーT細胞が**T細胞受容体（TCR）**で認識する（図2）．

特異的免疫防御（獲得免疫）では抗原提示に**共刺激**

Column

腸管免疫系の不思議さ

消化管粘膜の表面積はテニスコート2面分にも匹敵し，食物をはじめ常に多くの異物（抗原）と接触する．食物を消化吸収するとともに，免疫反応によって感染を防御し，食物に対する免疫反応（アレルギー）を防止するというきわめて多面的な機能を担っている．腸管免疫系の特徴として分泌型免疫グロブリンA（sIgA）や経口免疫寛容（経口摂取した食物に対しては免疫応答しないシステム．経口トレランスともよぶ）を備えている．

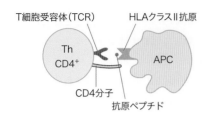

図2 抗原提示とヘルパーT細胞の認識
APC：antigen presenting cell. 抗原提示細胞
（マクロファージなど）
Th：ヘルパーT細胞

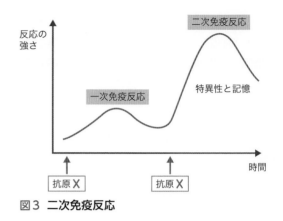

図3 二次免疫反応

が加わることによりヘルパーT細胞が作動しはじめる．T細胞の活性化にはTCRを介した抗原ペプチドの認識に加えて，T細胞上の共刺激分子（CD28など）を介した補助シグナルが必要である．

B. 免疫の特異性と記憶

特異的免疫防御（獲得免疫）の特徴として**免疫学的記憶**があげられる．特定の抗原に対する反応が一度目よりは二度目に強力に発現するしくみである．ある抗原に対して特異的に反応するB細胞およびT細胞集団（クローン）の一部は，**記憶細胞**として体内に生き続けている．そのため，二度目に同じ抗原が体内に侵入してきたときには速やかにより強い反応を起こすことができる（**二次免疫反応**，図3）．このことは，感染防御という点からは優れた利点となるが，アレルギーや移植拒絶反応などでも同様であるため，重症化することがある．

C. 免疫の多様性

免疫系は膨大な数の抗原に対して対応できる**多様性**を備えている．限られた数の遺伝子を用いて多様性を生み出すために，抗体を合成するB細胞およびT細胞は**遺伝子の再構成**[※1]を行う．

4 体液性免疫

A. 体液性免疫（液性免疫）とは

体液性免疫とは獲得免疫の1つで抗体や補体などの液性成分が主になる反応である．

B細胞（Bリンパ球）[※2]は**抗体（免疫グロブリン）**を産生し，主に体液性免疫にかかわる．ヒトでは骨髄内で分化・増殖すると考えられている．B細胞は細胞表面に抗体分子をもっている．B細胞は抗原が抗体分子に結合することによって刺激を受け，抗体産生へとスイッチが入る．そこにヘルパーT細胞から産生される**サイトカイン**〔インターロイキン（IL-4，IL-5，IL-6）など〕の刺激が加わると，B細胞は分裂増殖するとともに，**形質細胞**とよばれる抗体産生細胞に分化し，抗体を分泌するようになる．B細胞の一部は形質細胞に分化せずに，記憶細胞として残り，次の抗原刺激に対して速やかに反応できるように備える（図4）．

B. 抗体

抗体は**免疫グロブリン**[※3]とよばれるたんぱく質であり，血清たんぱく質では**γグロブリン分画**に存在する．

※1　B細胞の場合，抗体H（heavy）鎖の可変部をつくる遺伝子はV遺伝子，D遺伝子，J遺伝子の遺伝子断片群から無作為に1個ずつ遺伝子を選んで再構成する．L（light）鎖でも遺伝子の再構成が行われるため，膨大な数の組み合わせをつくることができる．T細胞でも同様の機構で膨大な数の抗原に対応するしくみをもっている．さらにB細胞では突然変異を起こすことによりその多様性が増す．
※2　B細胞は鳥類では消化管にあるファブリキウス嚢（bursa）で増殖分化することからB細胞とよばれる．ヒトでは骨髄（bone marrow）で増

殖分化するが，消化管も一部のB細胞の分化にかかわっているとされる．
※3　免疫グロブリン（immunoglobulin：Ig）の基本的な構造単位は同じで2本のH鎖と2本のL鎖からなる（図5）．5種類の免疫グロブリンの違いはH鎖の構造の違いによる．L鎖にはκ型とλ型がある．H鎖とL鎖の先端の部分は可変部（V領域）とよばれ，抗原を認識して結合する部位ぐある．抗体の多様性はこの可変部の多様性によって担われている．可変部以外の部分を定常部（C領域）とよぶ．

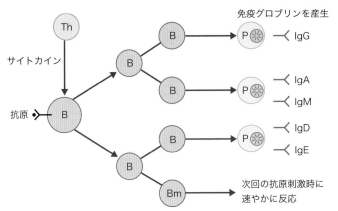

図4 B細胞の増殖と分化

Th：ヘルパーT細胞
B ：B細胞
Bm：記憶細胞
P ：形質細胞

免疫グロブリンを産生

サイトカイン

抗原

次回の抗原刺激時に
速やかに反応

表2 免疫グロブリン（抗体）の特徴

	分子量	血中濃度	特徴
IgG	15万	850〜1,800 mg/dL	胎盤通過性
IgM	90万（五量体）	40〜230 mg/dL	感染初期の防御
IgA	16万	80〜400 mg/dL	粘膜免疫
分泌型 IgA	39万（二量体）		
IgD	18万	9 mg/dL 以下	機能不明
IgE	20万	400 U/mL 以下	即時型アレルギー

免疫グロブリンには IgG, IgM, IgA, IgD, IgE の 5 つの
クラスがある（表2）. 血液中に最も多く存在するのは
IgG であり, その次に **IgA**, **IgM** である. IgD, IgE はご
く微量である.

　全身の免疫反応系において感染防御に中心的にはた
らくのは **IgG** である. IgG は**胎盤通過性**をもち, 母か
ら胎児へ移行する. 感染初期の防御機構として重要な
のは IgM である. IgG の構造を基本として IgM は**五量
体**を形成する. 一方, 粘膜免疫系から分泌される唾液,
消化液, 鼻汁, 気道分泌液, 涙液, 生殖器分泌液など
に多いのは IgA であり, 初乳中でも濃度が高い. 粘膜
から分泌される **IgA**（**分泌型 IgA**）は**二量体**を形成し,
消化酵素などによる分解を受けにくい構造となってい
る. IgE はアレルギー, 特に花粉症や喘息などの即時
型アレルギー発症や寄生虫感染に対する防御にかかわ
る（表2, 図5）.

C. 補体

　血清中に補体（complement）というたんぱく質成

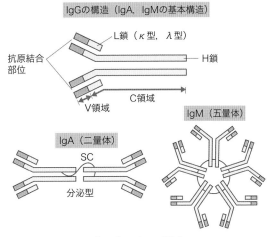

IgGの構造（IgA, IgMの基本構造）

L鎖（κ型，λ型）

抗原結合
部位

H鎖

C領域

V領域

IgA（二量体）

SC

分泌型

IgM（五量体）

図5 抗体（免疫グロブリン）の構造

SC：secretary component. 二量体を形成するための分泌成分

分が存在する. 細菌などの抗原に対して抗体が結合す
ると補体系が活性化され, 抗体を産生する B 細胞を活
性化するなど免疫反応を増強し, 生体防御にはたらく.
C1〜C9 までの成分があり, C1 または C3 から次々と
ドミノ式に補体成分が活性化され免疫反応が進行する.
C1 からはじまる経路を**古典経路**, C3 からはじまる経
路を**第二経路**とよぶ. また, マンノース結合レクチン
によって C4 から活性化される**レクチン経路**がある. 自
己免疫疾患の全身性エリテマトーデス（SLE）や急性
糸球体腎炎では免疫複合体が体内に過剰につくられ,
古典経路を介して補体系が活性化され組織障害を起こ
こす.

5 細胞性免疫

A. 細胞性免疫とは

細胞性免疫とはT細胞やマクロファージなどの細胞が主となる反応である.

T細胞は**胸腺**（thymus）で分化・成熟し，細胞性免疫において中心的な役割を担う．T細胞は機能の異なるいくつかの亜集団（サブセット）に分類される．この分類は細胞表面に存在するCD（cluster of differentiation）分子によってなされ，**CD4分子をもつ〔CD4分子陽性（CD4⁺）〕ヘルパーT細胞サブセット（Th1, Th2, Th17）とCD8分子陽性（CD8⁺）のキラーT細胞サブセット**がある．またCD4⁺制御性T細胞（Treg）は過剰な免疫反応を終了させる．

B. 細胞性免疫の作用

マクロファージなどの抗原提示細胞によって**抗原ペプチドとHLAクラスⅡ抗原**が提示され，さらに**共刺激**が加わると**CD4⁺ヘルパーT細胞**[※4]が作動開始する（概略図）．ヘルパーT細胞は分裂増殖をはじめるとともに，各種のサイトカインを産生しB細胞に指令を発する．刺激を受けたB細胞は分裂増殖し形質細胞に分化して免疫グロブリン（抗体）を産生する．免疫反応が終了するときには**CD4⁺制御性T細胞**から分泌されるサイトカインが，ヘルパーT細胞やB細胞の機能を抑制する．

一方，ウイルス感染に対する免疫応答にもT細胞が重要である．抗原提示を受けたCD4⁺ヘルパーT細胞はサイトカインを産生し，**CD8⁺キラーT細胞**を活性化する．刺激を受けたCD8⁺キラーT細胞はウイルス感染細胞の**HLAクラスⅠ抗原**に付着したウイルス抗原断片をT細胞受容体で認識し，分裂増殖してウイルス感染細胞を破壊する（図6）．移植の拒絶反応も個体のHLAの違いを認識した細胞性免疫の反応である．

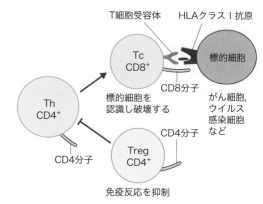

図6　免疫応答と調節
Th：ヘルパーT細胞，Tc：細胞傷害性（キラー）T細胞，Treg：制御性T細胞

6 免疫学的自己の確立と破綻

A. 主要組織適合遺伝子複合体とは

自己と非自己を認識・区別する重要な分子として**主要組織適合遺伝子複合体**（major histocompatibility complex：MHC）がある．ヒトでは**ヒト白血球抗原**（human leukocyte antigen：HLA）[※5]という白血球抗原の型がそれにあたり，免疫学的な自己の標識となる．**第6染色体**の上にHLAを決める遺伝子があり，HLA-A, B, C, DP, DQ, DRの6種類の遺伝子がそれぞれのHLA抗原たんぱく質を規定する．HLA-A, B, Cは**HLAクラスⅠ抗原**とよばれ，ほとんどすべての細胞に発現している．一方，HLA-DP, DQ, DRは**HLAクラスⅡ抗原**とよばれ，マクロファージや樹状細胞，B細胞，皮膚のランゲルハンス細胞など**抗原提示能をもつ細胞**に発現している．

B. 免疫学的自己の確立

骨髄系幹細胞に由来するT細胞の前駆細胞（胸腺細胞）は胸腺内で分化し，成熟T細胞となる．その際に自己と非自己を見分ける能力をもつ細胞が選択される．

※4　CD4⁺ヘルパーT細胞は産生するサイトカインの種類によりTh1型とTh2型さらにTh17型に分けられる．通常はそのバランスが保たれているが，Th1型の免疫反応が過剰になると自己免疫疾患を，Th2型が過剰になるとアレルギーを起こしやすくなる．

※5　ヒトはそれぞれ父親由来のHLA遺伝子と母親由来のHLA遺伝子を1セットずつもっており，その組み合わせによるバリエーションはきわめて多い．そのため骨髄移植などに際して，HLAが合致するドナーを探すのに登録制度がとられている．

胸腺内には自己のHLAクラスⅠ抗原およびクラスⅡ抗原を表出した**上皮細胞**が網目構造をつくっている。上皮細胞との接触のなかで，胸腺細胞のT細胞受容体が自己のHLAと強く反応する場合にはその細胞は**アポトーシス**という細胞死（プログラム死）を起こし，除去される。その過程で95％以上の胸腺細胞がアポトーシスを起こし，自己と強く反応しない胸腺細胞のみがT細胞として成熟分化する。

C. 免疫学的自己の破綻

前述のように，自己と強く反応するT細胞を胸腺で除去するシステムはあるが，体内で自己と反応するすべての細胞が除去されているわけではない。自己成分と反応するT細胞およびB細胞が生体内には存在しているため，その活性化を抑えるシステムとして**アナジー（無反応）**，**抑制性細胞**，**抑制性サイトカイン**などの機構が考えられている[6]。このようなしくみにより特定の抗原に対して免疫応答が作動しない状態を**免疫寛容（免疫トレランス）**とよぶ。しかし，この自己成分に対する免疫反応の抑制に破綻が起きると膠原病などの**自己免疫疾患**の発症へとつながる。

免疫の調節異常という点から非自己（異物）に対する免疫反応が過剰になると，**アレルギー**[7]や移植拒絶に，免疫反応が低下すると感染症になりやすくなる。一方，自己に対する反応が過剰になると自己免疫疾患に，自己由来のがん細胞に対する免疫反応が低下すると発がんに結びつくと考えられる。

※6　胎児という非自己を体内にもっている妊娠中には，HLAが胎盤内では消され，ホルモンも免疫応答を抑制する。すなわち非自己を免疫系が認識・排除しない機構がはたらく。

※7　**アレルギー**：特定の抗原（食物，花粉，ダニ，ハチ毒，薬物など）に対する過剰な免疫によって引き起こされる病態をアレルギーとよぶ。

免疫系の異常による疾患

免疫がかかわる疾患の種類

免疫系の異常によって起こる病気には食物アレルギー，膠原病，自己免疫疾患，免疫不全などがあげられる．食物アレルギーは特定の食物抗原（アレルゲン）に対してIgE抗体が産生され，Ⅰ型アレルギー（即時型）により発症する．食物アレルギーにより急激に多臓器の障害を起こし血圧低下をきたす危険な状態を**アナフィラキシーショック**とよぶ．アナフィラキシーはⅠ型（即時型）アレルギーの症状が複数の臓器にみられる病態であり，急激に血圧低下をきたすとショック状態になり，時に死に至ることもある．放置すると死に至るため適切な治療（アドレナリン投与など）が必要である．

膠原病（関節リウマチ，全身性エリテマトーデス，強皮症，皮膚筋炎・多発性筋炎など）は自己に対する免疫反応（自己免疫）により発症する．全身結合組織のフィブリノイド変性，慢性炎症という病理学的な特徴をもち，寛解や再燃をくり返し慢性・持続性に経過する．血清中にはさまざまな自己抗体（抗核抗体など）が検出され，免疫の調節機構に異常がみられる．膠原病以外の自己免疫疾患として重症筋無力症，バセドウ病，橋本病，自己免疫性肝炎，自己免疫性溶血性貧血など多くの病気がある．

免疫不全とは免疫機能の著しい低下をきたす状態であり，原発性と続発性がある．原発性免疫不全は遺伝的または先天的に免疫機能の一部あるいは全部がはたらかず，幼児期から感染を反復し悪性腫瘍の発生頻度が高い．続発性免疫不全は後天的な免疫不全であり，原因にはウイルス感染，放射線照射，免疫抑制療法などがあげられる．HIV感染に伴うエイズ（後天性免疫不全症候群）はその代表である．

関節リウマチ（rheumatoid arthritis：RA）

自己免疫疾患の1つであり，多発性関節炎を主徴とする全身性の慢性炎症性疾患である．関節の内腔を裏打ちする**滑膜の炎症**にはじまり，**パンヌス**という肉芽組織を形成し軟骨，骨の破壊により関節の変形，強直をきたす．好発年齢は30〜50歳代であり，女性に多く日本における患者数は約70〜80万人である．原因は不明であるが遺伝的素因に加えて，環境因子（感染，ストレスなど），免疫異常（自己免疫）など多因子が関与する．関節炎の病態にはTNF-αなどの炎症性サイトカインがかかわる．全身症状として微熱，全身倦怠感，体重減少，リンパ節腫脹などがみられる．関節症状として朝に起こる関節のこわばり，多関節の腫脹，疼痛がみられ，関節破壊の進行とともに日常生活に支障をきたす．血管炎，肺線維症，皮下結節など関節外症状を呈する場合がある．

検査所見では炎症反応が亢進〔血液検査でCRP（C反応性たんぱく質）の上昇および赤沈（赤血球沈降）亢進〕し，70〜80％の症例でリウマトイド因子陽性である．治療はメトトレキサートなどの抗リウマチ薬が主体であるが，新しい治療法として炎症性サイトカインの作用を調節する生物学的製剤が用いられる．RAに対する栄養療法は確立されていないが，**n-3系多価不飽和脂肪酸，抗酸化栄養素，プロバイオティクス**などが注目されている．

チェック問題

問 題

- ☐ ☐ **Q1** 抗原の提示とは何か，説明しなさい.
- ☐ ☐ **Q2** T細胞の主な機能は何か，説明しなさい.
- ☐ ☐ **Q3** 免疫グロブリンにはどのような種類があるか，説明しなさい.
- ☐ ☐ **Q4** HLAとは何か，説明しなさい.
- ☐ ☐ **Q5** 自己免疫疾患にはどのような疾患があるか，説明しなさい.

解答&解説

A1 マクロファージや樹状細胞などの抗原提示細胞が抗原を細胞内に取り込んで分解し，抗原ペプチドの情報をT細胞に提示すること.

A2 T細胞は胸腺で分化・成熟し，細胞性免疫にかかわる．T細胞はCD4$^+$ヘルパーT細胞とCD8$^+$キラーT細胞に分けられる.

A3 免疫グロブリンにはIgG, IgM, IgA, IgD, IgEの5つのクラスがある．血液中に最も多いのはIgGであり，胎盤通過性がある.

A4 HLAはヒト白血球抗原のことであり免疫学的な自己の標識となる．第6染色体の上にHLA-A, B, C, DP, DQ, DRの6種類の遺伝子が存在する.

A5 自己に対する免疫反応の抑制異常により自己免疫疾患が発症する．関節リウマチ（RA），全身性エリテマトーデス（SLE），強皮症などの膠原病をはじめとして多くの疾患がある.

本書関連ノート「第13章　免疫系」でさらに力試しをしてみましょう!

皮膚組織, 体温調節

Point

1 皮膚は全身を覆い, 微生物や有害物, 紫外線などの生物・化学・物理的侵襲から, 内臓などを保護している他, 生命の維持になくてはならないさまざまな機能を担っていることを理解する

2 皮膚は上層から表皮, 真皮, 皮下組織に分けられ, その下に筋肉, 骨などが存在することを理解する

3 人間をはじめ, 恒温動物には体温を一定(36〜37℃)にする機能が備わっている. 体温調節中枢は視床下部にあり, 内分泌系, 自律神経系, 体性神経系に作用し, 体熱の産生と放散をコントロールすることによって, 体温を一定に保っていることを理解する

概略図 皮膚の構造

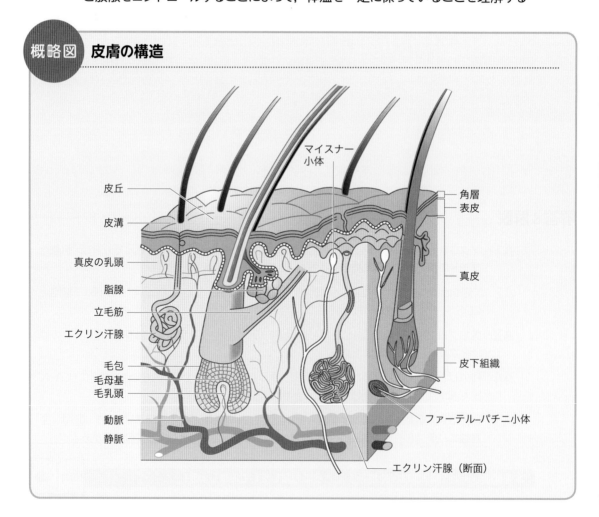

マイスナー小体
皮丘
皮溝
真皮の乳頭
脂腺
立毛筋
エクリン汗腺
毛包
毛母基
毛乳頭
動脈
静脈
角層
表皮
真皮
皮下組織
ファーテル-パチニ小体
エクリン汗腺(断面)

1 皮膚組織の構成と体温調節の機能

A. 皮膚組織の構成

　皮膚は全身を包む被膜であり，成人で平均1.6 m²の表面積をもち，皮下組織まで含めると約9 kgにも及ぶ人体で最も表面積の大きい器官である．皮膚は上層から**表皮**，**真皮**，**皮下組織**に分けられ，その下に筋肉，骨などが存在している．**毛**，**爪**，**脂腺**，**汗腺**も皮膚の一部であり，**皮膚付属器**とよばれる．皮膚や毛の色調は，人種・年齢・性・環境要因などによって多様であり，主として，**メラニン**の量と質が「肌の色」を決定する．

　皮膚の主なはたらきは，外界からの微生物や有害物，紫外線などの生物・化学・物理的侵襲から内部臓器を保護することや，体内の水分や電解質などを体外に喪失しないようにすることである．その他，皮膚には，**体温調整作用**，**分泌作用**，**知覚作用**，などのはたらきがある．

B. 体温調節の機能

　人間をはじめ，恒温動物には，体温を一定（36〜37℃）にするはたらきがある．**体温調節中枢は視床下部**にあり，内分泌系，自律神経系，体性神経系に作用し，体熱の産生と放散をコントロールすることによって，体温を一定に保っている．皮膚では，皮膚表面から分泌される汗には蒸散する際に気化熱を奪い，体温を下げるはたらきがあり，皮膚の血管は暑いときには拡張して体温を放散し，寒いときには収縮して，体温の放散を防いでいる．

2 皮膚組織

A. 皮膚組織の構造

　皮膚の表面には無数の細かい溝（**皮溝**）が交差し，その間に高まり（**皮丘**）が形成されている．皮溝に区画された領域は**皮野**という．皮膚の厚さは体の部位によって異なり，手掌と足底が最も厚い．手掌と足底には規則的な高まりと溝とがあり，**指紋**，**掌紋**，**足底紋**をつくる．これらの紋理（皮膚の模様）は各人で異なり，また，一生不変であることから，個体識別に用いられている．

　皮膚は3層に分かれており，表面の表皮（上皮組織），その下の真皮（結合組織），皮下組織（疎性結合組織）からなる（概略図）．

1）表皮

　表皮は，重層扁平上皮であり，表皮の最深層の**基底層**で細胞分裂によって生じた表皮細胞（ケラチノサイト）は，次第に上行しながら，**有棘層**，**顆粒層**，**透明層**（手掌と足底のみに存在する），**角層**へと分化し，約4週間で角層から垢やフケとして剥離していく（図1）．

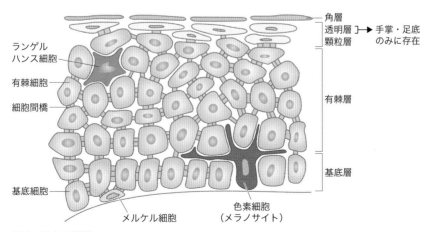

図1　表皮の構造

この表皮細胞の分化を**角化**といい，表皮細胞内に**ケラチン**という硬たんぱく質が蓄積して，細胞が硬くなっていく過程である．有棘層にある表皮細胞は**有棘細胞**とよばれ，細胞間橋とよばれる繊細な細胞突起によって強固に連結されている．細胞間橋の本体はデスモソームである．基底層にある表皮細胞は**基底細胞**とよばれ，立方体〜円柱状で一列に並ぶ単層構造からなり，数個おきに**色素細胞（メラノサイト）**が点在する．**紫外線**が照射されると色素細胞においてメラニン色素の合成が活発になる．メラニン色素は，発がん性のある紫外線が皮膚深部に到達することを防いでいる．色素細胞の皮膚面積あたりの数には人種差はないが，白人では有色人種に比べて，メラニン色素産生の機能が弱いうえに，メラニンの種類も異なるので，より皮膚や毛の色が薄く，人種によって肌の色がさまざまなのである．また，表皮内には抗原提示細胞の一種である**ランゲルハンス細胞**があり，異物の認識など，生体防御，免疫機構に重要なはたらきをしている．また，表皮には，触覚に関係するといわれている**メルケル細胞**も存在する．

2) 真皮

真皮は表皮の下に存在する線維成分・基質・細胞成分からなる線維性結合組織で，表皮の下面に向かって**真皮の乳頭**が突き出し，ここに毛細血管や神経終末が入り込んでいる（概略図）．線維成分は大部分が**膠原線維（コラーゲン線維）**で，少量の弾性線維を含んでいる．基質はムコ多糖や糖たんぱく質，血漿たんぱく質，水，電解質からなり，細胞成分はコラーゲン線維をつくる線維芽細胞や，マクロファージ，肥満細胞，白血球などからなる．

3) 皮下組織

皮膚の最下層が皮下組織である．皮膚とその下にある筋肉や骨との間にあたる部分で，保温，保護，脂肪蓄積などの役目をしており，脂肪細胞の集団が結合組織の隔壁で囲まれた脂肪小葉からなる．**膠原線維**と**弾性線維**が交錯して粗い網をつくり，間を脂肪細胞が満たしている．

4) 皮膚付属器

皮膚には**毛・爪・脂腺・汗腺**などの特殊な機能をもつ器官が存在し，これらを皮膚付属器という（図2）．

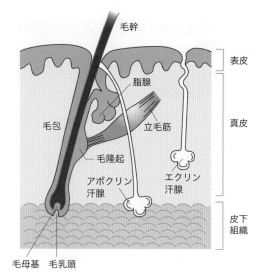

図2　皮膚付属器

①毛

毛は，口唇，手掌，足底以外の全身の皮膚に存在し，皮膚の保護や保温の役割を果たしている．頭髪，眉，腋毛，外陰部の太く硬い毛を硬毛，それ以外の部の毛を軟毛という．毛は，皮膚の一部が管状に落ち込み，その底部の表皮が変形して伸びたものである．毛を取り囲んで**毛包**が存在し，上から**アポクリン汗腺**と脂腺が連続して付着し，**立毛筋**がその下の**毛隆起**に付着している（図2）．毛包の最深部に**毛乳頭**があり，それを覆う上皮細胞の集団を**毛母**といい，この細胞が分裂して，毛を発育させる．しかし，毛母の細胞の元となる幹細胞は毛隆起に存在するといわれている．毛は外側を皮質，内側を髄質といい，皮質に含まれるメラニンの量と質が毛の色を決定する．頭毛やひげは0.3〜0.5 mm/日で伸びるが，無制限に伸びるわけではなく，毛が伸びる時期（**成長期**：2〜6年），アポトーシスが起こって，毛の成長が停止し，退縮する時期（**退行期**：2〜3週間），発毛停止の時期（**休止期**：4〜5カ月）の3周期をくり返す．これを毛周期（ヘアサイクル）という（図3）．

②爪

爪は，指背の末端部で表皮が分化してできたものである．爪部は主に**爪甲**，**爪郭**，**爪床**，**爪母**からなる（図4）．爪は指先の保護と感覚・機能に関係する．爪は爪母で新たにつくられ，後深部から前浅方に向かっ

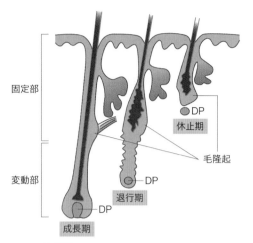

図3 毛周期
DP：毛乳頭

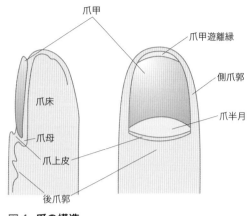

図4 爪の構造

て押し出されていく．爪の成長は0.1 mm/日であり，手の爪は約3カ月，足の爪は約6カ月で生え替わる．

③脂腺・汗腺

皮膚には，毛に付属する脂腺と汗を分泌する汗腺がある（図2）．脂腺は脂肪性の分泌物を出して，皮膚や毛の表面をなめらかにする．脂腺の多くは毛包に付属する毛包腺で，導管が毛包に開口する．分泌された皮脂は皮膚の表面に膜をつくり，皮膚の乾燥を防ぐ他，殺菌の作用もある．

汗腺には**エクリン汗腺**と**アポクリン汗腺**とがあり，エクリン汗腺は，皮膚表面から汗（大量の水分）を分泌し，体温の調節に重要な役割を果たす．アポクリン汗腺は，哺乳類の芳香腺の退化したものといわれ，腋窩・乳房・外陰・会陰・肛門に多く存在し，その排泄管は毛包漏斗部に開口する．アポクリン汗腺は思春期とともに急激に発達し，ときに腋臭症（わきが）の原因となる．なお，母乳を分泌する乳腺は，アポクリン汗腺が変化したものと考えられている．

5）皮膚の血管と神経

真皮にある血管は，皮膚に栄養を与えるとともに，体温を調節するはたらきをしている．また，皮膚にある神経には自律神経と知覚神経とがある．**自律神経**はエクリン汗腺，立毛筋，血管周囲に多数存在し，これらの器官を支配する．**知覚神経**は痛覚，掻痒，触覚，圧覚，冷温覚を司る．自由神経終末は真皮上層・乳頭層，ときに表皮内に分布する．

B. 皮膚組織の機能

皮膚の主なはたらきは，①外界からの微生物や有害物，紫外線などによる生物・化学・物理的侵襲を防ぐことである．特に，皮膚表面は頑丈な角層で覆われているため，傷がない限り，ほとんどの微生物は皮膚から体内に侵入することはできない．また，メラニン色素は，発がん性のある紫外線が皮膚深部に到達することを防いでいる．その他，②外部環境についての情報を感覚として受け取る，③発汗や血流調節によって体温を調節する，④水分や一部の物質を汗として排出する，さらに，⑤水分などの生態にとって必要なものを体の外に失わないようにする役割ももつ．

3 体温調節

恒常性（ホメオスタシス）の維持の1つとして，人間をはじめ，恒温動物は，体温をほぼ一定（36〜37℃）に保つはたらきがある．熱の産生量と放散量が等しくないと体温を一定に維持することはできない．体熱は運動や代謝などにより産生される．一方，熱の放散は水（汗）の蒸発や放射など主に物理的機序により行われる（図5）．1日の熱産生量と熱放散量については表に示す．なお，成人男性が1日に食物から摂取する熱量に相当する2,700 kcalの熱は，体重に近い60 kgの水の温度を45℃ほど上昇させる．

体温計による検温法には，直腸検温法，口内検温法，腋窩検温法などがあるが，通常，腋窩で測定する．直

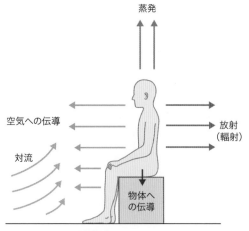

図5 体熱の放散機序

表 **1日の熱産生量と熱放散量の一例**

1日の熱産生量 (kcal)			1日の熱放散量 (kcal)	
骨格筋	1,570	(59％)	放射	1,181
呼吸筋	240	(9％)	伝導および対流	833
肝臓	600	(22％)	蒸発	558
心臓	110	(4％)	食物を温める	42
腎臓	120	(4％)	吸気を温める	35
その他	60	(2％)	その他	51
合計	2,700		合計	2,700

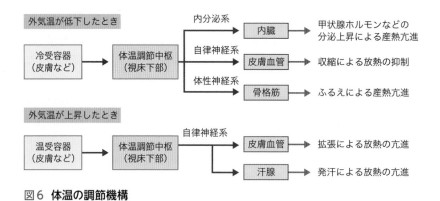

図6 体温の調節機構

腸温が最も高く，次いで口内温で，腋窩温が最も低い．直腸温と腋窩温の差は0.4〜0.6℃くらいである．体温は，午前3〜6時頃に最低となり，以後上昇し，午後3〜6時頃に最高となる．成熟女性では性周期によって，体温が変動する．

図6に示すように，**体温調節の中枢は視床下部**にあり，**内分泌系，自律神経系，体性神経系**にはたらきかけ，体熱の産生と放散を指示して，体温を一定に保っている．外気温が低下した場合，その情報は皮膚の冷受容器を介して視床下部にある体温調節中枢に伝えられ，内分泌系の刺激により，甲状腺ホルモンや副腎髄質カテコールアミン（カテコラミン）の分泌が亢進し，内臓の代謝が亢進して産熱が高まる．自律神経系では交感神経の活動が亢進して，皮膚血管が収縮し，皮膚の血流量が減少し，体表からの放熱が防がれる．また，

体温調節中枢からの刺激が体性運動神経のはたらきに影響を与えるため，不随意的に骨格筋のふるえが起こり，骨格筋の代謝も高まって産熱が高まる．

外気温が上昇すると，自律神経系による皮膚血管の拡張や，発汗などによって体表からの放熱が高まり，体温の上昇を抑える．

体温が高くなった状態を**発熱**といい，発熱を起こす物質を**発熱物質**という．細菌，ウイルスなどの外因性発熱物質と，インターロイキン–1（IL–1），腫瘍壊死因子（TNF）などの内因性発熱物質とがある．このような発熱物質は外気温と無関係に体温調節中枢に作用し，産熱機構を高め放熱機構を抑制する．このため，発熱時には，悪寒，ふるえ，などの症状がみられる．

Column

皮膚呼吸を妨げると体によくない？

　「人間の皮膚でも呼吸しており，それが阻害されると，お肌のトラブルが生じ，極端な場合，死に至ることもある」と信じている人がいるかもしれない．しかし，皮膚で呼吸しているのはカエルなどの両生類などだけであり，ヒトでは，まったく生理的な意味がない．したがって，「皮膚呼吸を妨げない」ことをうたった化粧品や治療法などはすべて，科学的根拠はない．

　一方，哺乳類の皮膚には，脂腺や汗腺といったさまざまな外分泌腺が存在しており，皮膚の状態を正常に保つとともに身体の恒常性維持などに関与している．特に，ヒトの場合には汗腺から分泌される汗が体温調節の機能をも担っている．したがって，皮膚表面に何らかの塗布を行うことは，これら汗や皮脂のはたらきを妨げるため，吹き出物やあせもなどの皮膚疾患を生じ，皮膚を通じた体温の発散も妨げられるため体温調節上も好ましくなく，熱中症をも誘発しかねない．しかし，「皮膚呼吸」を阻害したからではない．管理栄養士を目指す方々は，こんな「えせ科学」にだまされてはならない．

褥瘡とは

褥瘡とは，「とこずれ」ともいわれ，寝たきりや麻痺などで体位を変えることが困難な高齢者，身体障害者などに生ずる慢性の皮膚の潰瘍である．仙骨部，大転子部，踵，その他，骨が突出している部分など，圧迫を受ける部分に生じる．はじめは圧迫を受けた皮膚が赤くなり，水疱などが現れるのみであるが，体位変換などの処置を怠ると，その部分が潰瘍になり，さらに悪化すると，潰瘍が皮下に拡大して，ポケットを形成する．こうなると治療がきわめて困難になってくる．特に，体力が衰えている高齢者などでは，褥瘡の感染創から全身的な感染を引き起こし，生命が危険になることも稀ではない．褥瘡は，老人保健施設や療養病床などの高齢者や身体障害者のケアをしている施設では，転倒，誤嚥とともにしばしばみられ，かつ，困難な問題となっている．

褥瘡の原因

褥瘡発生の最大の要因は，寝たきりなどで，自分の力での体位変換が困難で，身体に加わった外力が分散できず，皮膚の一定の部分に持続的な圧迫が生じるからである．持続的な圧迫が皮膚に加わると，皮膚の血管が圧迫されて血流が減少する．特に骨突起部には体圧が集中しやすく，そのため，循環障害が増大する．このような虚血状態が一定時間以上続くことにより不可逆的な皮膚組織の壊死が生じて褥瘡となる．したがって，適切な体位変換を怠るなど，不適切な看護・介護，不適切なベッド・医用器具・寝具の使用などが直接的な褥瘡の発生要因となる．

また，栄養状態が悪化すると，低たんぱく質のため，傷の治りが悪くなり，慢性化しやすくなる．低栄養が進むと皮下脂肪および筋肉組織が減少し，骨突出につながりやすい．また，低栄養は免疫力の低下を招き，これまた褥瘡の発生，悪化の原因となる．

褥瘡の予防，管理

局所皮膚の処置，適切な体位変換，適切な寝具の選択，などはもちろんであるが，褥瘡は低栄養によっても引き起こされるため，栄養管理をしっかり行うことが予防や治療に有効である．たんぱく質やエネルギーの補給ばかりでなく，貧血は褥瘡にとって悪化因子であるので，鉄の摂取も重要であろう．また，亜鉛が不足すると褥瘡の治癒が遅くなるということから，亜鉛の供給を勧める考えもある．栄養状態は個々人，そのときそのときの状況で異なるので，定期的に栄養のアセスメントを総合的に行い，食品だけでは十分な栄養素を摂取できない場合は栄養補助食品やサプリメントを利用することも必要と思われる．

褥瘡対策における管理栄養士の役割

高齢者や体の不自由な方では，褥瘡の発生が問題となっており，多くの病院，高齢者施設で，職種をこえて，「褥瘡対策委員会，もしくはチーム」を立ち上げて，その予防，治療にあたっている．メンバーは医師，看護師，理学療法士，薬剤師，臨床検査技師，そして，管理栄養士である．また，栄養サポートチーム（nutrition support team：NST）でも褥瘡対策は重要な課題となっている．低栄養，低たんぱく質が褥瘡の大きな要因なので，そういったチームでの管理栄養士の役割，責任は重大である．管理栄養士は，褥瘡の発生要因，病態，予防，治療などに理解，精通し，褥瘡の予防，治療のために積極的に対応していかなければならない．

チェック問題

問題

□ □ **Q1** 皮膚は生体防御機構のなかでどのような機能を担っているか，説明しなさい.

□ □ **Q2** 表皮を構成する細胞について説明しなさい.

□ □ **Q3** 人種，個人によって，肌や髪の毛の色が異なるのはなぜか，説明しなさい.

□ □ **Q4** 体温調節の機構における皮膚の役割について，説明しなさい.

解答&解説

A1 皮膚表面は丈夫な角層で覆われているため，外界からの微生物や有害物，紫外線などによる生物・化学・物理的侵襲を防ぐ機能を担っている．また，メラニン色素は，発がん性のある紫外線が皮膚深部に到達することを防いでいる.

A2 表皮は，主として表皮細胞（ケラチノサイト）からなり，下層から角化していき，約4週間で角層から垢（あか）やフケとして剥離していく．基底層には色素細胞（メラノサイト）があり，メラニン色素が生成される．その他，表皮内には抗原提示細胞の一種であるランゲルハンス細胞や，触覚に関係するといわれているメルケル細胞がある.

A3 色素細胞の皮膚面積あたりの数には人種差はないが，白人では，その機能が弱く，有色人種では，色素細胞の機能が強いので，人種によって肌の色が異なるのである.

A4 皮膚から分泌される汗には蒸散する際に気化熱を奪い，体温を下げるはたらきがある．また，皮膚表面に存在する血管は暑いときには拡張して体温を放散し，寒いときには収縮して，体温の放散を防いでいる.

第
14
章

皮膚組織，体温調節

本書関連ノート「第14章 皮膚組織，体温調節」でさらに力試しをしてみましょう！

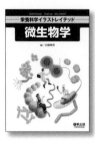
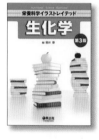
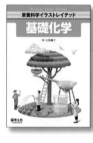
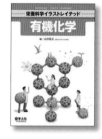
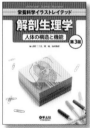
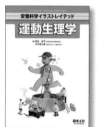
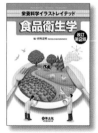
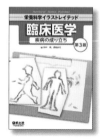

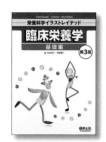
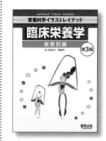
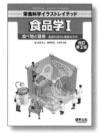
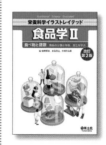
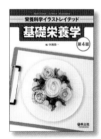
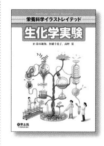
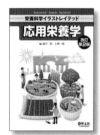
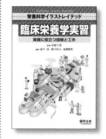
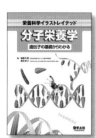

■ 編者プロフィール

志村二三夫（しむら ふみお）十文字学園女子大学学長・同大学院人間生活学研究科長　保健学博士

1948年生．'72年東京大学医学部保健学科卒．'77年同大学院医学系研究科博士課程（保健学専攻）修了．東京大学医学部保健学科助手（'77年）などを経て，2004年十文字学園女子大学人間生活学部食物栄養学科教授，'07年同人間生活学部長，'10年同副学長，'17年同学長．この間，コーネル大学生理学部門リサーチアソシエート（1980～'82年），厚生労働省管理栄養士国家試験委員（2003～'13年），日本栄養改善学会編集委員長（'07～'09年）など．内閣府消費者委員会臨時委員・同新開発食品評価第一調査会座長，厚生労働省薬事・食品衛生審議会専門委員，東京都食品安全情報評価委員会委員長などを歴任．
編著，共著に『機能性食品素材便覧』（薬事日報社），『生化学』（光生館），『消化・吸収—基礎と臨床』（第一出版），『脳機能と栄養』（幸書房），『カレント 人体の構造と機能および疾病の成り立ち1・2』（建帛社）など．

岡 純（おか じゅん）東京家政大学 名誉教授　医学博士

1948年生．'73年京都大学医学部卒．同附属病院研修医を経て同大学院で医化学専攻．'82年国立栄養研究所（現・国立研究開発法人医薬基盤・健康・栄養研究所）入所．米国デューク大学派遣留学，室長，研究部長を経て2004年東京家政大学教授．同家政学部栄養学科長，同家政学部長を歴任．'19～'22年同健康科学部リハビリテーション学科特任教授．'13～'17年厚生労働省管理栄養士国家試験委員．日本栄養改善学会名誉会員．
監修・編著に『肥満とメタボリックシンドローム・生活習慣病』（大修館書店），『Visual栄養学テキスト 生化学』（中山書店），『Nブックス 生化学の基礎』（建帛社）など．

山田和彦（やまだ かずひこ）女子栄養大学 名誉教授　保健学博士

1952年生．東京大学医学部保健学科卒．東京大学大学院医学系研究科博士課程保健学専攻．'80年米国アリゾナ大学医学部小児科栄養部門リサーチアソシエート．'82年東京大学医学部保健学科保健栄養学教室助手．明治製菓株式会社生物化学研究所主任研究員，独立行政法人国立健康・栄養研究所（現・国立研究開発法人医薬基盤・健康・栄養研究所）室長，研究部長，食品保健機能プログラムリーダーを経て2009年女子栄養大学教授．生化学などを担当．
編著，共著に『基礎栄養学』（東京化学同人），『基礎から学ぶ生化学 改訂第3版』（南江堂），『健康・栄養食品アドバイザリースタッフ・テキストブック』（第一出版）など．

栄養科学イラストレイテッド

解剖生理学　人体の構造と機能　第3版

		編　集	志村二三夫，岡 純，山田和彦
2010 年 1 月 25 日	第1版 第1刷発行	発行人	一戸裕子
2014 年 2 月 5 日	第1版 第6刷発行	発行所	株式会社 羊 土 社
2014 年 11 月 15 日	第2版 第1刷発行		〒 101-0052
2019 年 2 月 1 日	第2版 第6刷発行		東京都千代田区神田小川町 2-5-1
2020 年 3 月 1 日	第3版 第1刷発行		TEL　03（5282）1211
2023 年 9 月 15 日	第3版 第5刷発行		FAX　03（5282）1212

E-mail　eigyo@yodosha.co.jp
URL　www.yodosha.co.jp/

© YODOSHA CO., LTD. 2020
Printed in Japan

装　幀　堀　直子（ホリディ デザイン事務所）
印刷所　株式会社 加藤文明社印刷所

ISBN978-4-7581-1362-5